国家社科基金阶段性成果

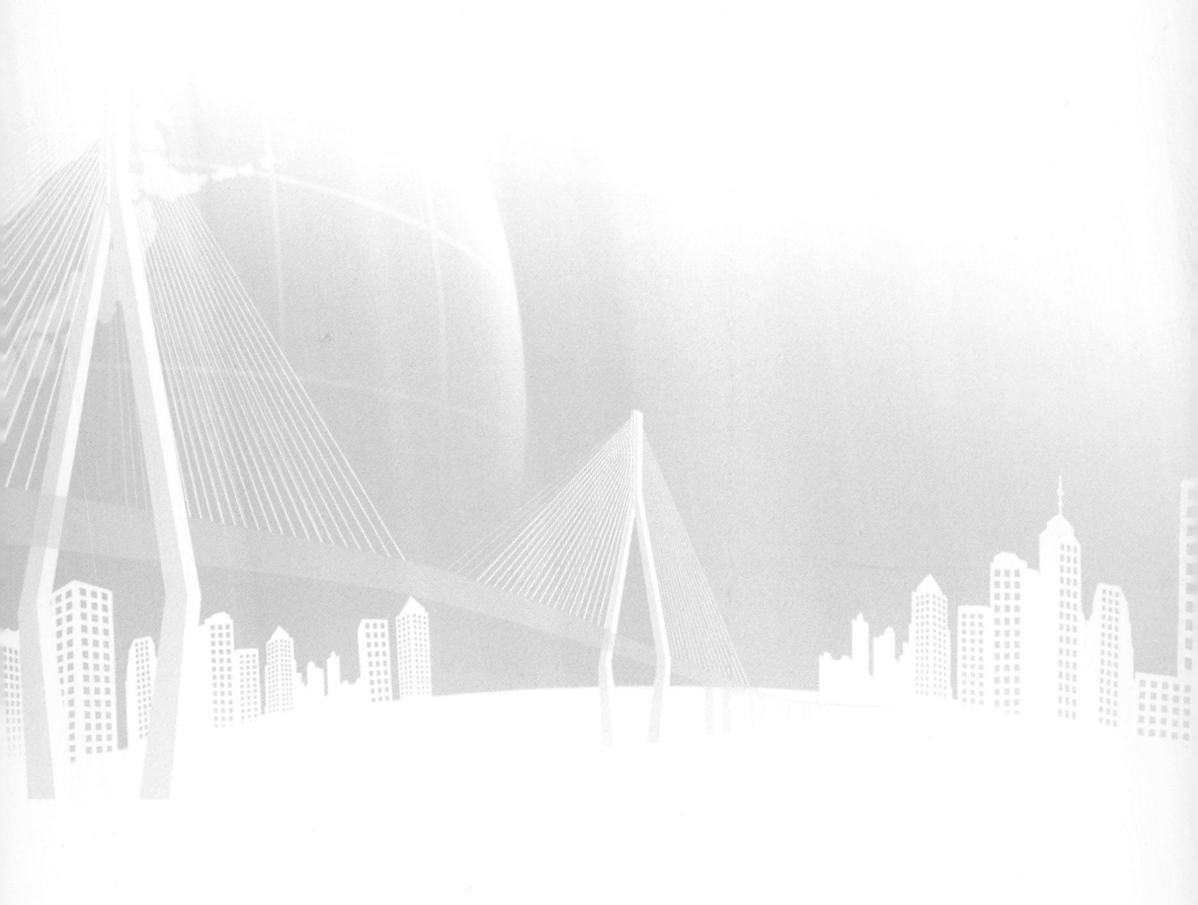

国家治理能力现代化框架下的公共卫生应急管理体系研究

胡汝为　著

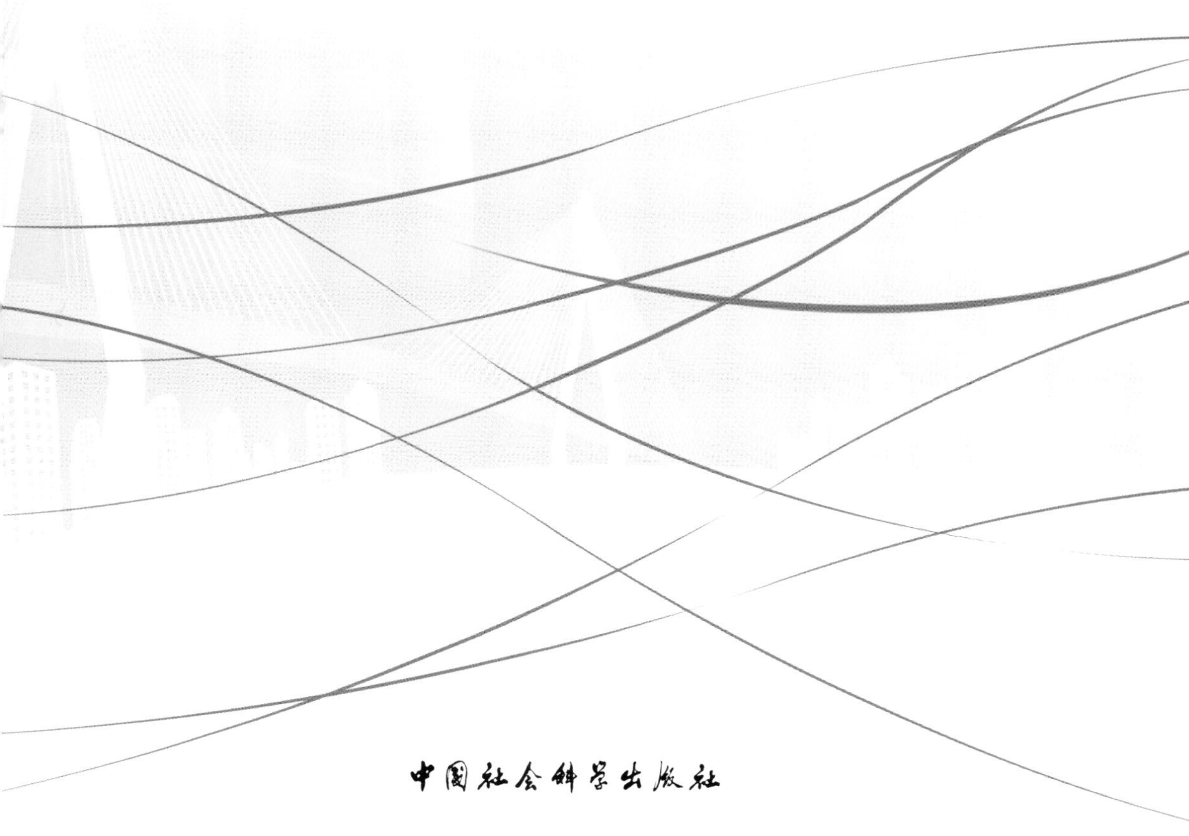

中国社会科学出版社

图书在版编目（CIP）数据

国家治理能力现代化框架下的公共卫生应急管理体系研究 / 胡汝为著.
—北京：中国社会科学出版社，2021.12
ISBN 978-7-5203-9298-3

Ⅰ.①国… Ⅱ.①胡… Ⅲ.①公共卫生—突发事件—卫生管理—管理体系—研究—中国 Ⅳ.①R199.2

中国版本图书馆 CIP 数据核字（2021）第 223695 号

出 版 人 赵剑英
责任编辑 许 琳
责任校对 李 硕
责任印制 郝美娜

出 版 中国社会科学出版社
社 址 北京鼓楼西大街甲 158 号
邮 编 100720
网 址 http://www.csspw.cn
发 行 部 010-84083685
门 市 部 010-84029450
经 销 新华书店及其他书店

印 刷 北京君升印刷有限公司
装 订 廊坊市广阳区广增装订厂
版 次 2021 年 12 月第 1 版
印 次 2021 年 12 月第 1 次印刷

开 本 710×1000 1/16
印 张 16.75
字 数 276 千字
定 价 98.00 元

凡购买中国社会科学出版社图书，如有质量问题请与本社营销中心联系调换
电话：010-84083683

序

公共卫生是旨在保障和促进公众健康的社会事业，它是通过国家与社会的多元共治，促进形成人人健康的环境，从而预防和控制疾病，保障公众的生命安全和身心健康。公共卫生安全是非传统国家安全的重要内容，公共卫生应急管理是国家防范化解风险的重要内容。“没有全民健康，就没有全面小康。”人民的健康问题既是政治问题，又是民生问题。在完成“两个一百年”奋斗目标的过程中，发展公共卫生事业从始至终处于基本性地位，与国家总体战略方针密切连接，发挥着至关重要的支撑效果。必须要从推进国家治理体系与治理能力现代化的高度，理顺体制机制，提高专业水平，明晰能力定位，架构全过程动态的公共卫生应急管理体系，为实践“人民至上、生命至上”的价值、理念，防范控制各种突发公共卫生事件做出有力保障。习近平主持召开中央全面深化改革委员会第十二次会议强调，要完善重大疫情防控体制机制，健全国家公共卫生应急管理体系。这次新冠肺炎疫情，是新中国成立以来在我国发生的传播速度最快、感染范围最广、防控难度最大的一次突发公共卫生事件。全面做好公共卫生特别是重大疫情防控救治的补短板、堵漏洞、强弱项工作，加强公立医疗卫生机构建设，这已成为当前保障人民群众身体健康和生命安全、促进经济社会平稳发展、维护国家公共卫生安全的一项紧迫任务。“只有构建起强大的公共卫生体系，健全预警响应机制，全面提升防控和救治能力，织密防护网、筑牢筑实隔离墙，才能切实为维护人民健康提供有力保障。”这些重大部署为我国公共卫生风险全过程动态防控体系的下一步发展指明了前进方向。

我国应对2020年初以来新冠肺炎疫情，大致经历了“失灵—调整—平稳”的过程。为消除既有制度架构中的非制度化因素，我们在稳固了“政治上统一，行政上协调，管控上隔离”体制的基础上，通过优化制度结构，打通科学研判、政府决策和行政执行的壁垒，从而让疫情真正进入可防可控的状态。反思这段时期的经验教训，如何进一步发挥中国特色社会主义制度优势，以发展的方式解决现存的体制机制问题，就需要我们以习近平总书记提出的“人类卫生健康共同体”重要思想为指导，深入探究公共卫生应急管理体系的构建机理、运行机制，及其相应的制度设计、制度实践、制度保障与制度创新等内容。通过发展人民卫生健康治理理论，来科学地探讨与回答：如何以提升国家治理能力为抓手，以人民卫生健康治理理论为主轴，以人类卫生健康发展的共性规律、价值和原则来构建我国动态全过程的公共卫生应急管理体系这一重大的理论与实践问题。

公共卫生应急管理体系总体设计上坚持“体现针对性”“抓关键问题”“运用逻辑与历史相统一的方法”“突出问题导向和实际应用价值”。

第一，体现针对性。本书回应习近平总书记提出的“构建起强大的公共卫生体系，为维护人民健康提供有力保障”① 的要求，结合疫情防控全球化和常态化的背景，针对公共卫生风险，基于对人类卫生健康发展的共性规律、价值和原则的证成，构建本土化的理论框架，通过研究制度设计、制度实践、制度保障、制度创新，为完善我国全过程动态的公共卫生应急管理体系提供对策建议。

第二，抓关键问题。人民安全是国家安全的基石。习近平总书记指出，要从保护人民健康、保障国家安全、维护国家长治久安的高度，把生物安全纳入国家安全体系，系统规划国家生物安全风险防控和治理体系建设，全面提高国家生物安全治理能力。公共卫生安全是生物安全的重要一环，当前传染病流行和传播特征也发生了新变化，新老问题和难点问题交织，防治形势复杂，防控难度增大。公共卫生应急管理体系是保障公共卫

① 刘杨：《习近平：构建起强大的公共卫生体系　为维护人民健康提供有力保障》，中国政府网，http：//www. gov. cn/xinwen/2020-09/15/content_ 5543609. htm。

生安全、维护人民健康的“防护网”“隔离墙”，必须织紧织密、筑牢筑实。

第三，运用逻辑与历史相统一的方法，实现理论创新。本书从“护卫生命”这一中华文化的原初语境出发，阐发“人民卫生健康”思想的基本寓意、当代价值与现实意义，从而探索传统卫生学、预防医学与现代公共卫生理念融合的思想方法，探索如何超越现代性，通过对人类卫生健康共同体思想的领会与把握，来建设与发展现代化的“健康中国”，完善人民卫生健康治理理论。

第四，突出问题导向和实际应用价值。本书将重点放在我国全过程动态的公共卫生应急管理体系的顶层设计和实施手段上，针对公共卫生风险“防”与“控”，尤其是在新冠肺炎疫情应对中暴露出来的体制机制短板、制度失灵问题，围绕多点触发预警机制，以合作共治为导向，指导公共卫生应急管理体系建设的实践发展与制度创新真正实现“健康融万策”，从而推动制度设计由“后果控制”“预防控制”到“合作治理”的转型升级，切实为维护人民健康、国家安全、全球卫生安全提供有力保障。

从学术价值的角度，本书从跨学科、整体性视角对公共卫生应急管理体系进行理论和经验研究，促进学科交叉与视阈融合。涉及管理学、公共卫生与预防医学、流行病学、临床医学、统计学、法学、医疗保障学、社会学、经济学等多个学科的综合性研究，必须采取多学科、多理论、多方法的综合理论研究视角来进行研究，多学科、多角度研究已经成为学术研究的突出特点。因此，本书更注重各学科之间的结构平衡和智力协作，搭建一个多元知识体系交互的研究平台，各学科的研究成果进一步融合，从国家安全建设和公共治理的两个维度进行观点交流和理论创新，实现不同学科知识的“化学式”交互，共同形成新时代我国公共卫生应急管理体系的理论基础，从而更好、更综合地指导公共卫生全过程动态应急管理体系设计和实践。通过将公共卫生应急管理体系研究嵌套在全球化流行疾病常态化防控的大背景中，从制度设计、制度实践、制度保障和制度创新的逻辑层次构建体现人类卫生健康共同体的公共卫生全过程动态应急管理体系。以往的侧重单中心的具象研究无法满足体系的多中心合作治理需求，重资源分配结果轻国家能力分析，割裂的机构和人群研究带来割裂的体系设计，而今后应以健康权保障的国家义务为起点，通过与公共选择理论、风险规制理论和应急管理理论的多学科融合形成科学的治理模式及操作路径，注重深化国家治理能力现代化与社会共治在公共卫生领域的应用，把体系中的行动者放入同一行动舞台有机分层研究，推动学科发展。

此外，从应用价值的角度，本书通过分析制度难题，找出制度性瓶颈和关键性节点，提升公共卫生应急的治理能力。通过分析防控体系各个环节来破解公共卫生应急管理体系存在的断裂式、滞后性、缺少弹性以及重“控”轻“防”等难题，指导公共卫生应急管理体系建设的实践发展与制度创新，提升国家公共卫生的治理能力。习近平主席在全国抗击新冠肺炎疫情表彰大会上发表的重要讲话中，概括和阐释了中国抗疫精神，那就是“生命至上、举国同心、舍生忘死、尊重科学、命运与共”。这种精神不仅将贯穿中国抗疫斗争伟大实践的全过程，也将通过构建公共卫生的全过程动态应急管理体系转化为全面建设社会主义现代化国家、实现中华民族伟大复兴的强大力量，是运用制度固化中国经验，提升全球卫生治理能力和影响力。

最后，从社会意义的角度，本书通过公共卫生应急管理体系实现经济与社会协调发展。全球正处于疫情常态化防控时期，如何建构一套适应全球化发展需求的体现人类卫生健康共同体的公共卫生应急管理体系是保障经济与社会协调发展，恢复社会正常秩序和生活的重要基础。通过系统分析国内外公共卫生应急管理体系的历史与现状、发展及挑战，聚焦于公共卫生风险治理，有利于缓解快速的工业化、城市化为公共卫生发展体系带来的资源环境压力，缓和社会矛盾，实现经济与社会协同发展，增强卫生健康领域的可持续发展能力。通过公共卫生全过程动态应急管理提高人民的获得感和安全感，提升党与政府执政能力。公共卫生应急管理是否有效，不仅仅关系到国家安全、公共安全、生物安全等不同层面的问题，也关系到每个公民健康权的保障。改善基本民生是提升获得感、幸福感、安全感的基础工作。在新冠肺炎疫情发生后人民最关心最直接最现实的利益问题与健康权的保障密切相关，这是党和政府最需要投入精力和资源开展的重点工作，关系到党与政府是否能够把握国家治理范式的转换，处理由公共卫生事件带来的一系列全球性、社会性公共行政问题，同时也是对党与政府执政能力的一次“大考”。

本书是集体的结晶，大部分章节都是由我和社科基金项目成员以及研究生共同完成。我拟定了总体框架，规划并实施各章节的写作，并对全书进行了修订统稿，人员分工为：胡汝为、刘劲宇、卢俊峰（第一章）；胡汝为、吴婷婷、吴兢兰、朱雪萌（第二章）；胡汝为、吴兢兰、颜海娜（第三章）；刘汝青、胡汝为、何群、杜梅芳（第四章）；贺宁、胡汝为（第五章）；卢俊峰、刘隽、王境嘉（第六章）。感谢团队及家人在“实鼠不易”的二零二零年为本研究做出的倾力贡献。

胡汝为

二零二壹年于广州 康乐园

目　　录

第一章　绪论

第一节　公共卫生应急管理体系的发展

公共卫生应急管理体系是医疗服务与公共卫生在应急管理领域的结合，决定了国家应对突发事件的能力和效率。2003 年严重急性呼吸综合征（SARS）暴发推动了我国突发公共卫生事件应急机制的建立，自此，我国逐步建立起以“一案三制”为基本框架的公共卫生应急管理体系，2008 年的政府工作报告中提出“全国应急管理体系基本建立”。在随后几年国内公共卫生应急管理体系建设以及卫生援外活动中，我国的突发公共卫生事件监测预警与应急处置能力也在不断提高。但近几年突发公共卫生事件频发，多点触发机制未达预期成效，早期预警失灵，需要我们持续思考公共卫生应急管理体系的建设完善问题。

一　公共卫生防疫史

在人类历史早期，人口数量少，靠采集和捕猎为生的旧石器时代的人类食物相对丰富，来源相对可靠，加上游牧生活避免了不卫生的居住环境，当时的人类相对比较健康。① 但随着人口压力的增长，大规模群居带来了各种各样影响健康的问题，如人、畜粪便和垃圾的大量堆积，经蚊

① 黄建始：《公共卫生简史》，豆丁网，https：//www. docin. com/p-488538318. html。

子、苍蝇、老鼠等传播的传染病和食物源性及水源性疾病在人群中的流行等。① 因此人类为了继续生存和发展，就必须通过有组织的努力来解决因大规模群居带来的负面健康问题，公共卫生的概念和实践也就在这个过程中产生了。②

农业革命的进行使得以村长为特征的部落文化进化为以城市为特征的古代文明，该文明具有 4 个特征，（1）人类食品的生产出现剩余；（2）乡镇和城市及政府开始出现；（3）劳动分工；（4）记录时间的系统形成和书写的发明（Milleretal，2000）。以上 4 个文明的发展都与有组织出现的公共卫生行为紧密相关。粮食紧缺要求人类解决水和食品的数量和质量安全问题；乡村和城市的出现要求政府解决城市建设中的供水和处理污水及其他城镇化进程带来的环境卫生问题以及由于群居和个人卫生所带来的控制传染病流行问题；劳动分工的出现要求解决职业病问题；而形成记录时间的系统和发明书写则对人类公共卫生理论体系与记录实践和积累起到了异常巨大的推动作用。

中世纪欧洲公共卫生服务已见雏形。尽管当时并没有具体的公共卫生科学知识，但是中世纪的城市已经具备能力建立合理的公共卫生体系来应对基本的公众健康问题。然而，大部分农村人口的营养、教育、住房和环境卫生条件都很差。在欧洲历史上，中世纪最具毁灭性的瘟疫是 1348—1361 年的黑死病（鼠疫），据估计因黑死病死亡的人数在 2400 万—5000 万，这几乎是当时三分之一的欧洲人口。

---

① 黄建始：《公共卫生的起源和定义》，中华预防医学会（Chinese Preventive Medicine Association）、世界公共卫生联盟（World Federation of Public Health Associations）、全球华人公共卫生协会《转型期的中国公共卫生：机遇、挑战与对策——中华预防医学会第三届学术年会暨中华预防医学会科学技术奖颁奖大会、世界公共卫生联盟第一届西太区公共卫生大会、全球华人公共卫生协会第五届年会论文集》，北京，2009 年，第 8 页。

② 黄建始：《公共卫生的起源和定义》，中华预防医学会（Chinese Preventive Medicine Association）、世界公共卫生联盟（World Federation of Public Health Associations）、全球华人公共卫生协会《转型期的中国公共卫生：机遇、挑战与对策——中华预防医学会第三届学术年会暨中华预防医学会科学技术奖颁奖大会、世界公共卫生联盟第一届西太区公共卫生大会、全球华人公共卫生协会第五届年会论文集》，北京，2009 年，第 8 页。

文艺复兴时期，劳动与思想结合，工匠与学者结合，致使科学异常繁荣，为构建在科学基础上的现代公共卫生的出现创造了条件。在现代化进程中出现的全球性贸易、工业和军事活动产生了新的公共卫生需求，这些新的需求催生了现代公共卫生事业。① 促进和保护公民的福利和健康成为现代国家治理的一项非常重要的功能。

英国是第一个实现现代工业化的国家。英国作为现代公共卫生起源地，最早面临工业革命带来的威胁人类健康的新环境。欧洲工业革命加快了经济发展，但并未带来健康保障。19 世纪中期，欧洲工业化城市暴发霍乱，繁荣的国际贸易和发达的航海业加快了霍乱的世界性大流行。直至 19 世纪末，卫生改革运动已经发展遍欧洲并有所成效。在有组织地开展垃圾和污水处理以及实现清洁环境和安全供水的地方，传染病明显减少流行。

历史上众多著名的突发公共卫生事件往往发生于城市化、工业化进程中的重要城市，比如英国伦敦的霍乱流行和烟雾事件、洛杉矶光化学烟雾事件、日本痛痛病和水俣病等突发公共卫生事件（见表 1-1），不仅影响到各主要城市几十万人的健康，还带来了严重的经济损失。纵观世界历史上突发公共卫生事件，一旦发生便对国家和人民的生命财产安全带来血的教训。总结这些经验教训，除了通过公共卫生和医学科学研究进行病因探索、药物防控外，社会治理措施在这些事件的防控中起到了很关键的作用，比如颁布公共卫生相关法律法规、开展针对传染病暴发流行的改水工程、实施对入境人员的检测和隔离措施等。

---

① 黄建始：《公共卫生的起源和定义》，中华预防医学会（Chinese Preventive Medicine Association）、世界公共卫生联盟（World Federation of Public Health Associations）、全球华人公共卫生协会《转型期的中国公共卫生：机遇、挑战与对策——中华预防医学会第三届学术年会暨中华预防医学会科学技术奖颁奖大会、世界公共卫生联盟第一届西太区公共卫生大会、全球华人公共卫生协会第五届年会论文集》，北京，2009 年，第 8 页。

表 1-1　100 年以来世界范围内突发公共卫生事件

年份	名称	城市	成因	造成后果
1910	中国东北鼠疫大流行	满洲里(中国)	鼠疫杆菌	死亡人口达 4.2 万人以上
1930	马斯河谷烟雾事件	马斯河谷(比利时)	二氧化硫粉尘	1 周内近 60 人死亡
1932	中国霍乱大流行	上海(中国)	霍乱弧菌	涉 23 个省,病人多达 10 万人
1952	伦敦烟雾事件	伦敦(美国)	烟尘和二氧化硫	先后死亡 1 万人
1953—1956	日本水俣病事件	熊本县(日本)	汞污染	大量病人中枢神经中毒,60 多人死亡
1968	日本米糠油事件	九州、四国(日本)	食用含多氯联苯米糠油	中毒患者超过 1 万人,死亡 16 人
1976	唐山大地震	唐山市(中国)	自然灾害	造成 24.2 万人死亡
1977	埃博拉出血热	姆班达卜(刚果)	埃博拉病毒	发病 1058 人,死亡 746 人
1981	艾滋病	—	艾滋病病毒	截至 2002 年累计死亡 300 万人
1988	上海甲肝大暴发	上海(中国)	食用不洁毛蚶	发病 310746 人,死亡 31 人
2001	美国纽约“9·11”	纽约(美国)	恐怖事件	罹难人数达 2797 人
2002	河北白沟苯中毒	高碑店市(中国)	急性职业中毒	25 人中毒,5 人死亡
2003	SARS	顺德市(中国)	SARS 冠状病毒	发病 8098 人,死亡 774 人

我国有着悠久的城市防疫史，最早的卫生保健与医事制度可以追溯到夏商周时代，进入工业社会以来，我国开始汲取西方科技文明的成果，将科学防控和社会治理两大类措施结合起来运用。例如，21 世纪以来我国采用“两手抓”的措施应对了一系列突发公共卫生事件，包括非典（2003 年）、甲流（2009 年）、人感染 H7N9 禽流感（2013 年）、埃博拉（2014 年）、中东呼吸综合征（2015 年）、寨卡（2016 年）等，并逐渐构建起城市突发公共卫生事件的应急体系。尽管在每次风险发生后我们都会吸取教训、总结经验、改进体系，但面对今年席卷全球的突发公共卫生事件，仍未能及时控制。即使被作为现代公共卫生体系建设典范的美国，以

及全科医疗被喻为“王冠上的宝石”的英国等发达国家，也都未能经受住突发公共卫生事件的考验。

从本次突发公共卫生事件的暴发可以看出，生物安全问题已经成为全世界、全人类面临的重大生存和发展威胁之一，必须从保护人民健康、保障国家安全、维护国家长治久安的高度，把生物安全纳入国家安全体系。全球公共卫生安全的定义是为尽可能减少对危及不同地理区域以及跨国范围公众群体健康的紧急公共卫生事件脆弱性而采取的预见性和反应性行动。因此，公共卫生不仅与居民健康有关，而且是生物安全、国家安全的重要组成部分。公共卫生安全事关人民健康和公共安全，公共卫生体系和服务能力现代化是健康中国建设的重要支撑，应对重大突发公共卫生事件是对国家治理体系和治理能力的考验，是中国特色社会主义制度优势的重要体现①。

公共卫生安全涉及社会安全和生物安全，因此保障公共卫生安全也是国家安全的内涵，本书认为，各体系关系如下（见图 1-1）。因此，在现有体系远不足以有效防控突发公共卫生风险的情况下，总结历次防控经验和教训，确立哪些主体作为公共卫生风险的“防御单元”，建立一套全过程动态的公共卫生应急管理体系已迫在眉睫。

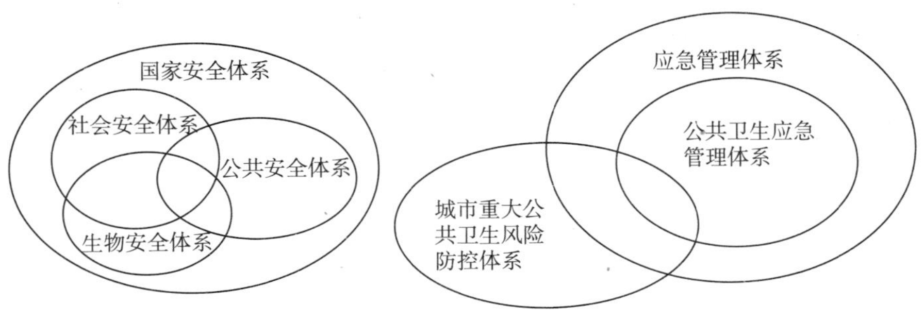

图 1-1　体系关系

① 吴超：《从卫生防疫到全民健康——新中国的疫病防控和公共卫生安全事业》，《中国井冈山干部学院学报》2020 年第 2 期。

二　公共卫生应急管理体系的内涵

突发公共卫生事件暴发之后，习近平总书记在中央全面深化改革委员会第十二次会议上强调，要“从体制机制上创新和完善重大公共卫生事件防控举措，健全国家公共卫生应急管理体系，提高应对突发重大公共卫生事件的能力水平”①。

公共卫生是旨在保障和促进公众健康的社会事业，它是通过国家与社会的多元共治，促进形成人人健康的环境，从而预防和控制疾病，保障公众的生命安全和身心健康。② 工作范围包括传染病防控、慢性病防控、环境卫生、职业卫生、妇幼保健、大众健康教育等。在人类不断与病毒、瘟疫做斗争的过程中，各国对公共卫生核心内涵的认识日益丰富。现代公共卫生有两个特性：一个是公益性、利他性，它往往由社会和政府主导，需要多领域合作。另一个是群体性，即从群体的角度看待医学问题，用社会的方法解决医学问题；现代公共卫生还有两个内涵：一是卫生，卫生是我们应对传染病过程中形成的一整套方法和理论；二是公众健康，即关注所有人的健康，尤其是穷人，这是公共卫生的初衷。③

17 世纪的英国斯图亚特王朝曾提出“保障国家的公共卫生”的计划，力图通过加强医疗管理保障公共健康；18 世纪末到 19 世纪初，德国开始使用“国家医学”的概念，其中主要包括“卫生监督”的内容；此后，英国受其“公共卫生之父”查德威克（Edwin Chadwick）思想的影响，通过了《1848 年公共卫生法》；到 19 世纪中叶，“公共卫生”一词得到普遍使用，并与卫生监督、政治医学和国家医学等概念互换使用。1920 年，美国学者温思络（Charles-Edward A. Winslow）提出公共卫生是“通过有组织的社会努力来预防疾病、延长寿命、促进健康和提高效益的科学和艺术”。

---

① 新华网：《习近平主持召开中央全面深化改革委员会第十二次会议强调　完善重大疫情防控体制机制　健全国家公共卫生应急管理体系　李克强王沪宁韩正出席》，新华网，http：//www. xinhuanet. com/politics/leaders/2020-02/14/c_ 1125575922. htm。

② 张守文：《公共卫生治理现代化：发展法学的视角》，《中外法学》2020 年第 3 期。

③ 唐金陵：《大疫之后的公共卫生》，聂广科学网博客，http：//blog. sciencenet. cn/blog-279293-1240589. html。

公共卫生体系是建立和完善公共卫生应急管理体系的基础。新中国成立至20世纪70年代末，覆盖城乡的三级医疗服务网络初步形成。爱国卫生运动对当时的传染病、寄生虫病流行防控发挥了巨大作用。80年代后期，公共卫生服务体系受市场化影响，造成卫生服务不均等。其间《关于城镇医药卫生体制改革的指导意见》的出台，对以大型医院为中心和以社区卫生服务为基础的新型城市两级医疗服务体系的形成具有巨大的推动作用。2003年"非典"暴发，国家领导人吴仪第一次公开提出建立突发公共卫生事件整套机制。从2003年10月通过《关于完善社会主义市场经济体制若干问题的决定》，第一次涉及我国预警和应急机制，强化政府处置突发性公共事件的能力到紧急出台《应急预案编制指南》，对各级政府应急预案的制定提出，纵向通行各级政府，横向覆盖政府、市场、社会、公众的要求。① 公共卫生应急管理不仅是政府卫生部门的责任，更需要政府各部门以及全社会共同配合。《突发公共卫生事件应急条例》的公布施行，在我国建立起"信息畅通、反应快捷、指挥有力、责任明确"的处理突发公共卫生事件的应急法律制度。这标志着突发公共卫生事件应急处理工作纳入法制化的轨道。此后国家不断推动以"一案三制"为核心内容的应急管理体系的建设。

"中央—省—市—县"四级的疾病预防控制体系和卫生监督体系相继建立。应急管理体系核心要素包括预案、体制、机制、法制四大要素，合称为"一案三制"。"一案"指应急预案。"三制"则指应急管理体制、应急管理机制和应急管理法制。

应急预案即预先制定的紧急行动方案，是针对可能发生的突发事件，为迅速、有效、有序地开展应急行动，政府组织管理、指挥协调应急资源和应急行动的整体计划和程序规范。

应急管理体制（或称应急体制）也可称为行政应急管理体制，是行政管理体制的重要组成部分。通常是指应急管理机构的组织形式，也就是综合性应急管理机构、各专项应急管理机构以及各地区、各部门的应急管理机构各自的法律地位、相互间的权力分配关系及其组织形式等。根据现

① 王亚文：《中国政府应急管理体系变迁与思考》，《经济研究导刊》2020年第9期。

行《突发事件应对法》，我国的应急管理体制的架构遵循如下规定："国家建立统一领导、综合协调、分类管理、分级负责、属地管理为主的应急管理体制"。

应急管理机制可以界定为：突发事件预防与应急准备、监测与预警、应急处置与救援以及善后恢复与重建等全过程中各种制度化、程序化的应急管理方法与措施。机制方面，我国探索并形成了一套包含前期监测、预警与报告网络、中期疫情控制和医疗救治，后期完善的应急管理机制①，并将应急物资管理体系、社会动员与社会治理等内容等纳入此机制。

应急管理法制一般分为狭义与广义两种。狭义的应急管理法制指应急管理法律、法规和规章，即在突发事件引起的公共紧急情况下处理国家权力之间、国家权力与公民权利之间、公民权利之间各种社会关系的法律规范和原则的总和，广义的应急管理法制还包括各种具体制度，为通过公共卫生法律和法规确立的体制和机制；公共卫生应急管理体制的目的在于保障公共安全，预防、应对突发重大传染病疫情，避免或减少疫情带来的危害。形成一套以政府为核心，公众及社会组织参与的开放式体系。实际应用中，各级政府主要依据《传染病防治法》《突发事件应对法》以及《突发公共卫生事件应急条例》（以下简称《条例》或国家《条例》）开展公共卫生应急管理处置。

2008 年的政府工作报告中提出"全国应急管理体系基本建立"，标志着具有中国特色的现代应急管理体系实现了历史性的跨越，显著地提高了我国应对突发事件的能力和效率。2009 年新一轮医疗体制改革提出建设"四梁八柱"，特别是党的十八大以来，明确了新时代党的卫生健康工作方针，坚持预防为主，稳步发展公共卫生服务体系。《"健康中国 2030"规划纲要》颁布实施，提出"为人民群众提供全方位、全生命周期的卫生健康服务"的目标，成为公共卫生应急管理体系发展的

① 唐犀、张培田、周倩琳：《国家及广东省应对突发重大传染病疫情立法检视》，《法治论坛》2020 年第 2 期。

行动纲领。[①] 2020 年 6 月 1 日实施的《基本医疗卫生与健康促进法》体现"健康入万策"及健康权保障的法律化和制度化。2020 年 5 月 28 日通过的《中华人民共和国民法典》宣誓性地规定了生命权、身体权与健康权的权利内容，体现生命科技时代立法者对人之生命、身体与健康的高度关注。全国人大通过《十三届全国人大常委会强化公共卫生法治保障立法修法工作计划》，推动多层次的覆盖广泛的公共卫生法律制度体系的形成[②]。目前我国公共卫生应急管理法治体系包括三部法律，即《突发事件应对法》《传染病防治法》和《国境卫生检疫法》；两部行政法规，即《突发公共卫生事件应急条例》和《国境卫生检疫法实施细则》；多部部门规章，包括《传染病防治法实施办法》《突发公共卫生事件与传染病疫情监测信息报告管理办法》《医疗机构传染病预检分诊管理办法》等；以及国务院《突发事件应急预案管理办法》《突发事件公共卫生风险评估管理办法》、原卫生部《全国不明原因肺炎病例监测、排查和管理方案》《法定传染病疫情和突发公共卫生事件信息发布方案》、各级地方政府的突发公共卫生事件应急预案等规范性文件。

三 公共卫生应急管理具体制度结构

按照突发公共卫生事件应急管理的框架，可以把具体制度结构分为事前、事中和事后 3 个阶段。

（一）事前：风险预防和应急准备

1. 应急物资储备制度

从应急物资储备角度看，物资储备种类繁多，主要包括应急设施、设备、救治药品和医疗器械以及其他物资和技术。其中，我国在医药应急物资储备方面政策较为健全。20 世纪 70 年代初，我国建立国家医药储备制

---

① 钟开斌：《中国应急管理机构的演进与发展：基于协调视角的观察》，《公共管理与政策评论》2018 年第 6 期；代涛：《我国卫生健康服务体系的建设、成效与展望》，《中国卫生政策研究》2019 年第 10 期；王坤、毛阿燕、孟月莉等：《我国公共卫生体系建设发展历程、现状、问题与策略》，《中国公共卫生》2019 年第 7 期；屈腾佼、谷仕艳、李萌竹等：《中国卫生应急管理发展现状及面临挑战》，《中国公共卫生管理》2019 年第 4 期。

② 张守文：《公共卫生治理现代化：发展法学的视角》，《中外法学》2020 年第 3 期。

度，并修建13个药品储备库；1984年，我国在第一版《中华人民共和国药品管理法》中，提及国家实行药品储备制度；1989年第一版《中华人民共和国传染病防治法》将“应急设施、设备、救治药品和医疗器械以及其他物资和技术的储备与调用”写入应急预案；1997年，国务院发布了《关于改革和加强医药储备管理工作的通知》首次提出建立中央与地方两级医药储备制度；1999年，国家经贸委发布了《关于印发〈国家医药储备管理办法〉的通知》，管理办法再次指出要建立中央与地方两级医药储备制度，同时明确了我国医药储备的相关权责机构；2003年5月9日，在非典暴发后国务院颁布《突发公共卫生事件应急条例》，进一步细化明确了县级以上各级人民政府的应急管理物资的相关工作；2007年卫生部发布《全国卫生部门卫生应急管理工作规范（试行）》更进一步规范了医药应急物资的储备管理，并提出制订日常应急物资储备计划；2008年汶川地震后，应急物资的数量和种类显著增加；2011年，我国对2003年版的《突发公共卫生事件应急条例》进行修订，同年，国务院发布了《国家自然灾害救助应急预案》，再一次强调了物资储备和保障的重要性；2019年，《中华人民共和国基本医疗卫生与健康促进法》颁布，该法案明确了国家建立中央与地方两级医药储备机制，以用于保障重大灾情、疫情及其他突发事件等应急需要。

2. 公众指导制度

提高社会应对突发公共卫生风险的能力需要建立常态化的公众指导机制。2009年公布的《中华人民共和国基本医疗卫生与健康促进法》提出建立健康教育制度，保障公民获得健康教育的权利，提高公民的健康素养。2019年通过的《中华人民共和国基本医疗卫生与健康促进法》提出各级人民政府应当加强健康教育工作及其专业人才培养，建立健康知识和技能核心信息发布制度，普及健康科学知识，向公众提供科学、准确的健康信息。在这次新冠肺炎疫情中，由于信息化时代传播形式的多样化，信息传播快、覆盖面广，公众面对庞大的信息量，真伪难辨，网络信息传播中出现的群体极化现象使重大突发事件的应对和处理更为复杂。①

① 孙悦津：《新冠肺炎疫情防控带来的启示与思考》，《山东行政学院学报》2020年第3期。

3. 监测预警制度

监测预警方面，突发卫生事件预警制度分散在《传染病防治法》《突发事件应对办法》《突发公共卫生事件应急条例》等数部相关法律法规中，没有任何一部系统性阐述卫生事件预警制度。在应对突发公共卫生事件的应急响应领域，主要分为事前准备和事中应对机制建设。事前准备上，2007 年全国人大通过的《中华人民共和国突发事件应对法》提出为做好突发事件的预防与应急准备，县级以上人民政府应当建立健全突发事件应急管理培训制度，定期培训具有相应处理突发事件职责的人民政府及其有关部门的工作人员。我国多数基层医疗机构按照要求制定了本部门应急预案，成立了卫生应急管理办公室，基本建立突发公共卫生事件“一案三制”。

（二）事中：风险处置与救援

1. 事件报告制度

突发公共卫生事件发生时，及时、准确、全面的事件报告制度建设尤为重要。2003 年国务院公布的《突发公共卫生事件应急条例》建立了国家突发事件应急报告制度，规定了 4 类重大、紧急疫情信息报告情形以及报告时限。同时建立突发事件举报制度，向公众发布统一的突发事件报告、举报电话。任何一家单位和任何一个个体都有权利和责任向当地人民政府及其相关部门报告突发事件隐患，举报政府部门面对突发事件应急处理的失职情况。建立突发公共卫生事件的信息对外公布制度，规定国务院卫生行政主管部门负责向全社会发布突发公共卫生事件的信息，必要时可以授权省、自治区、直辖市人民政府卫生行政主管部门。2007 年全国人大通过的《中华人民共和国突发事件应对法》提出面对突发事件，县级人民政府应当在居民委员会、村民委员会和有关单位建立专职或者兼职信息报告员制度。2020 年中共国家广播电视总局党组发布《中共国家广播电视总局党组关于坚决贯彻落实中央精神、加强党的领导、为打赢突发公共卫生事件防控阻击战提供坚强政治保证的通知》，提出突发公共卫生风险防控期间需严格落实值班值守制度，严格执行每日突发公共卫生事件零报告制度，有令必行、有禁必止。

除了政府部门公共卫生应急管理信息报告制度建设，国务院还针对各相关主体规定了信息报告机制。交通领域内，2004 年《突发公共卫生事件交通应急规定》指出针对县级以上人民政府交通行政主管部门应当建立突发事件交通应急值班制度、应急报告制度和应急举报制度，公布统一的突发事件报告、举报电话，保证突发事件交通应急信息畅通。针对各级各类医疗机构主体，2006 年卫生部发文《突发公共卫生事件与传染病疫情监测信息报告管理办法》，规定其需承担责任范围内突发公共卫生事件和传染病疫情监测信息报告任务，执行首诊负责制，严格门诊工作日志制度以及突发公共卫生事件报告制度，负责突发公共卫生事件监测信息报告工作。针对各级疾病预防控制机构，提出应当建立突发公共卫生事件和传染病疫情定期分析通报制度，常规监测时每月不少于 3 次疫情分析与通报，紧急情况下需每日进行疫情分析与通报。

2. 资源调配制度

在资源调配方面，充足的应急物资储备是应急情况下可以快速调动所需物资、成功应对突发事件的重要前提和基本保障。我国政府高度重视应急物资储备工作。如《中华人民共和国突发事件应对法》第 32 条规定："国家建立健全应急物资储备保障制度，完善重要应急物资的监管、生产、储备、调拨和紧急配送体系。设区的市级以上人民政府和突发事件易发、多发地区的县级人民政府应当建立应急救援物资、生活必需品和应急处置装备的储备制度"。《国家突发公共事件总体应急预案》也提出，要切实做好应对突发公共事件的人力、物力、财力、交通运输、医疗卫生及通信保障工作，保障应急救援工作的需要和灾区群众的基本生活，使灾后恢复重建工作得以顺利进行。此外，《中华人民共和国防洪法》《中华人民共和国防震减灾法》等法律法规中都对应急物资储备做出了相应的规定。目前我国已初步形成了国家、省、市三级政府应急物资储备体系。

3. 人员救治制度

在人员救治方面，突发公共卫生事件医疗救治体系的加强和完善，救治能力和水平的提高，是加快公共卫生事业稳定发展，保护人民群众身体健康和生命安全，促进我国经济和社会协调稳定综合发展，实现社会长治久安的战略性举措。2003 年 9 月 9 日，国家发展改革委、卫生部发布

《突发公共卫生事件医疗救治体系建设规划》，规划指出力争用 3 年左右时间，完成疾病预防控制系统、传染病救治系统和信息系统建设。2020 年 5 月，国家发展改革委发布《关于印发公共卫生防控救治能力建设方案的通知》，通知指出公共卫生调整优化医疗资源布局，提高平战结合能力，强化中西医结合，集中力量加强能力建设。在此次突发公共卫生事件救治中，仍面临着基础设施不尽完善、院区布局偏于拥挤、预检分诊不完全合要求、部分员工知识层次偏低、高龄患者较多等问题，而这些问题归根结底是体制机制的不完善所致。因此，建立健全科学研究、疾病控制、临床治疗的有效协同机制，完善突发重特大公共卫生风险防控规范和应急救治管理办法。健全优化重大公共卫生事件救治体系，建立健全分级、分层、分流的传染病等重大公共卫生事件救治机制是及时、高效、科学、有序地救治伤病员和处理事件的关键所在。

4. 协同应对制度

公共卫生突发事件需要政社协同应对，相关制度建设了各主体协同参与公共卫生突发事件应急管理的机制保障。2006 年国务院发布的《国家突发公共事件总体应急预案》中提出建立联动协调制度，充分动员和发挥乡镇、社区、企事业单位、社会团体和志愿者队伍的作用，依靠公众力量协同建立应急管理机制。

（三）事后：善后处理制度

在突发公共卫生事件发生后，需要进行对公众的社会心理疏导和人员安抚保障。在新冠病毒肺炎疫情暴发后，国务院发布《国务院应对新型冠状病毒感染肺炎疫情联防联控机制关于进一步做好民政服务机构疫情防控工作的通知》，提出面对突发公共卫生事件影响，需要做好特殊群体兜底保障，各地要建立社区干部联系帮扶一线医务人员家庭制度，帮助解决老幼照护等实际困难，解除一线医务人员后顾之忧。

四　公共卫生应急管理体系的特点

（一）公共卫生应急管理体系是全球公共卫生体系的重要组成

全球卫生是将改善健康和实现全世界所有人的健康平等作为优先级的

研究和实践领域。① 与20年前全球卫生主要针对具体疾病的防控任务相比，当今世界面临更加错综复杂的公共卫生问题，如全球化带来的全球卫生安全危机、气候变化对人类生活健康以及媒介宿主和病原的影响、抗生素耐药极大威胁着疾病的预防和治疗、健康的差距和不平等正在增大、新发再发传染病和逐渐增加的非传染性疾病负担日渐加重、城镇化和移民剧增带来更多的公共卫生问题、女性生殖权和男女的不平等问题、全球公共物品与健康商品可用性和可及性等均存在巨大差距。② 2019年9月，联合国大会通过的《联合国健康全覆盖政治宣言》将全球卫生置于发展的核心地位。

随着全球化、区域化的不断深入，国际关系行为体之间相互依存空前加深，相互联系更为密切，“你中有我、我中有你”的国际体系新格局正在形成。在变动中的国际格局中，任何国家都不可能单打独斗，也没有哪个国家可以包打天下，最理性的做法是合作共赢，改革完善现有全球治理机制，推动构建人类命运共同体，开创人类共同的光明未来。③ 此次突发公共卫生事件，是继“非典”、埃博拉、寨卡病毒之后的又一次严重公共卫生事件。

人类卫生健康共同体作为人类命运共同体理念的重要有机组成部分，是增进整体健康福祉和维护人类公共卫生的重要理论创新，是全球公共卫生治理的共同方案和中国智慧，着眼于人类卫生健康事业的长远发展。全球治理危机凸显了人类卫生健康共同体的时代价值。推动构建人类卫生健康共同体，是破解突发公共卫生事件威胁的科学指引与强大武器，同时也是人类命运共同体理念在公共卫生领域的生动诠释。人类卫生健康共同体有着最基本的民生需求和最广阔的合作空间。构建全方位、多层次、立体化的人类卫生健康共同体，要以国际卫生制度建设为核心，以“健康丝绸之路”建设为重点，以周边命运共同体建设为首要并以共同发展为长

① Jeffrey P. Koplan, T. Christopher Bond, Michael H. Merson, K. Srinath Reddy, Mario Henry Rodriguez, Nelson K. Sewankambo, Judith N. Wasserheit, “Towards a common definition of global health”, *Lancet*, Vol. 373, June 2009, p. 9679.

② 戚晓鹏：《中国参与全球卫生治理的思考》，《疾病监测》2020年第7期。

③ 谭苑芳：《构建人类命运共同体的哲学意义》，《理论导报》2019年第4期。

远导向。①

（二）公共卫生应急管理体系属于国家安全的重要内容

2014 年 4 月 15 日，习近平总书记主持召开中央国家安全委员会第一次会议并发表重要讲话。他强调，要准确把握国家安全形势变化新特点新趋势，坚持总体国家安全观，走出一条中国特色国家安全道路，构建集政治安全、国土安全、军事安全、经济安全、文化安全、社会安全、科技安全、信息安全、生态安全、资源安全、核安全等于一体的国家安全体系。此后，他又加入了海外利益安全、太空安全、深海安全、极地安全。② 如今，生物安全问题已经成为全世界、全人类面临的重大生存和发展威胁之一，必须从保障国家安全、保护人民健康、维护国家长治久安的高度，系统规划国家生物安全风险防控和治理体系建设，把生物安全纳入国家安全体系，全面提高国家治理能力。这一具有重大战略意义的变化进一步丰富了中国国家安全理论与实践，动态地完善了中国总体国家安全观，体现了贯穿新型国家安全观的“以人为本”精神，有助于真正落实“始终把人民群众生命安全和身体健康放在第一位”的要求。③

公共卫生应急管理体系属于国家安全，具有普通性与绝对性等特性，因此要从总体国家安全观的视角建立公共卫生应急管理体系，要把突发公共卫生安全事件上升到生物安全、国家安全的高度，把防控新发突发传染病与应用实验室生物安全、生物技术安全、生物资源和人类遗传资源的安全、防范外来物种入侵与保护生物多样性、生物恐怖袭击、防御生物武器威胁等安全内容融合为有机整体，提升国家安全治理的能力和水平。④ 在提升国家治理体系和治理能力现代化的同时，树牢“全过程管理”意识，提高重大灾害和突发公共卫生事件的风险防控能力。

---

① 王明国：《类卫生健康共同体的科学内涵、时代价值与构建路径》，《当代世界》2020 年第 7 期。

② 赵磊：《把生物安全纳入国家安全体系》，《理论探索》2020 年第 4 期。

③ 徐彤武：《新冠肺炎疫情：重塑全球公共卫生安全》，《国际政治研究》2020 年第 3 期。

④ 李文良：《把生物安全纳入国家安全体系意味着什么》，《光明日报》2020 年 3 月 2 日第 2 版。

（三）公共卫生应急管理体系属于传统公共卫生领域

早期的公共卫生概念和实践产生于人类对农业革命副作用的应激反应，现代公共卫生的理论和实践产生于人类对科学革命和工业革命副作用的应对反应，发展于人类现代化的过程中。今天，公共卫生已经成为现代化国家最重要的功能之一。①

公共卫生体系的水平和能力不仅是反映一个国家卫生健康事业发展程度的关键指标，而且关系到国家公共安全、社会政治稳定、国民健康安全和国民经济发展。公共卫生服务能力和体系现代化是健康中国建设的重要支撑，应对突发公共卫生事件是对国家治理体系和治理能力的考验，是中国特色社会主义制度优势的重要体现。②

在公共卫生体系的研究中，秦江梅通过对 2009—2016 年的基本公共卫生服务政策开展情况进行系统梳理，认为自 2009 年新医改以来基本公共卫生服务项目的内容在质量和数量上均得到提升，人均筹资水平和总体财政投入也不断增加，居民健康状况得到改善并回应了新医改对基本医疗卫生服务平等性的要求③；赵鹏宇等学者认可了前者对我国基本公共卫生服务体系建设在服务内容、筹资水平、绩效考核等方面的积极评价，但在项目调整机制、医防融合与信息化建设方面需要继续加强④。于梦根等学者通过对国外基层医疗卫生服务整合的文献研究，认为通过体系、机制、个人三层面分别加强立法与筹资保障、促进机构间跨学科交流合作、培养以全科医生为主体的基层医疗卫生机构“守门人”，能够提升基层基本公

---

① 黄建始：《公共卫生的起源和定义》，中华预防医学会（Chinese Preventive Medicine Association）、世界公共卫生联盟（World Federation of Public Health Associations）、全球华人公共卫生协会《转型期的中国公共卫生：机遇、挑战与对策——中华预防医学会第三届学术年会暨中华预防医学会科学技术奖颁奖大会、世界公共卫生联盟第一届西太区公共卫生大会、全球华人公共卫生协会第五届年会论文集》，北京，2009 年，第 8 页。

② 吴超：《从卫生防疫到全民健康——新中国的疫病防控和公共卫生安全事业》，《中国井冈山干部学院学报》2020 年第 2 期。

③ 秦江梅：《国家基本公共卫生服务项目进展》，《中国公共卫生》2017 年第 9 期。

④ 赵鹏宇、尤莉莉、刘远立：《基于 Donabedian 质量理论国家基本公共卫生服务项目实施效果评价》，《中国公共卫生》2020 年第 5 期。

共整合型服务水平。① 周光清等学者认为，我国人口结构老化、慢病高负担化以及健康政策导向是导致社区健康管理事业发展的客观原因，在健康中国新形势下，为实现健康老龄化，城市基层社区卫生服务机构应在居民健康管理中发挥应有的作用。② 李江等学者通过多种研究方法对华东地区 17 家机构健康管理发展现状进行研究，认为不同类型的单位发展健康管理事业的水平参差不齐，现在社区卫生服务中心的客观发展条件和管理水平均优于企业、社会健康机构，因此应进一步发挥社区卫生服务中心健康管理职能，建设以社区为单位的健康管理服务网络，推进分级诊疗体系建设③；隋梦芸等对国内外社区健康管理模式进行研究认为，社区健康管理能够进行健康教育并控制疾病进展，国外在社区医疗卫生服务与健康管理融合的探索中创新服务方式，措施具体，可操作性强，强调跨机构合作与社会力量引入，可对我国基层医疗卫生服务提供方式提供借鉴④。周葭蔚等学者对我国公共卫生医师培养现状进行研究，认为目前公共卫生重视程度得到提升且公共卫生医师培养模式已基本形成，但高层次人才仍旧供不应求，根本原因在于行业整体财政投入不足，导致缺乏指导性标准以建设规范公共卫生医师培养体系。⑤ 谢琪等利用组别间差异性管理方式，分析社区健康管理对慢性病管理的效果，认为相较于常规健康管理，社区健康管理模式能够显著提高慢性病控制效果，具有较高应用价值⑥；张敏等进一步研究认为慢性病社区健康管理虽有一定成效，但目前投入产出比较

① 于梦根、袁蓓蓓、孟庆跃：《基层医疗卫生服务整合的国际经验及对我国的启示》，《中国卫生政策研究》2018 年第 6 期。

② 周光清、付晶、夏瑶等：《城市社区健康管理理论与实践经验探讨》，《中国全科医学》2018 年第 36 期。

③ 李江、陶沙、李明等：《健康管理的现状与发展策略》，《中国工程科学》2017 年第 2 期。

④ 隋梦芸、叶迎风、苏锦英等：《国内外社区健康管理模式研究》，《医学与社会》2020 年第 4 期。

⑤ 周葭蔚、付航、王若溪等：《我国公共卫生医师培养现状及影响因素研究》，《中国卫生政策研究》2020 年第 2 期。

⑥ 谢琪、郝义彬、田庆丰：《社区健康管理在城市社区慢性病管理中的应用及对慢性病控制率影响分析》，《智慧健康》2019 年第 4 期。

低，效果、效率、公平性亟待提高，需要从机制上进行改善①；而彭国强等认为可以通过开展家庭医生社区健康管理的模式，促进公共卫生与基本医疗的融合，家庭医生式社区健康管理可成为健康干预、慢性病管理的主要路径之一。②

公共卫生安全是生物安全的一部分，公共卫生体系的能力和水平不仅是反映一个国家卫生事业发展水平的重要指标，而且关系到国民健康安全、国家公共安全、社会政治稳定和国民经济发展。公共卫生体系和服务能力现代化是健康中国建设的重要支撑，应对重大突发公共卫生事件是对国家治理体系和治理能力的考验，是中国特色社会主义制度优势的重要体现。③ 公共卫生应急管理体系属于传统公共卫生领域，服从概率论等科学特性。传染病学基本理论认为，传染源、传播途径和易感人群是导致传染病流行的 3 大环节，缺少其中任何一环，都无法造成传染病的流行即引发重大突发公共卫生事件。因此，公共卫生的预防也主要围绕传染源、传播途径和易感人群 3 个方面展开。

因此通过分析公共卫生应急管理体系与公共卫生体系或传染病学理论的关联逻辑，可以了解到“早发现、早报告、早隔离、早治疗”是面对突发公共卫生事件时必须坚持的原则。

（四）公共卫生应急管理体系属于应急管理体系领域

钟开斌学者认为我国的应急管理体系自新中国成立以来经过 4 个发展阶段的深刻变迁，目前正处于以总体国家安全观为纲领、以“一案三制”为核心的发展时期，为推进国家治理体系和治理能力现代化，必须加强应急管理体系与应急能力建设，释放制度效能，以保障国内公共安全。④ 薛

---

① 张敏、肖月、袁静等：《我国慢性病社区健康管理现状研究》，《成都医学院学报》2019 年第 5 期。

② 彭国强、吴伟、黄杰等：《开展家庭医生式社区健康管理主路径探索》，《中国初级卫生保健》2015 年第 3 期。

③ 吴超：《从卫生防疫到全民健康——新中国的疫病防控和公共卫生安全事业》，《中国井冈山干部学院学报》2020 年第 2 期。

④ 钟开斌：《国家应急管理体系：框架构建、演进历程与完善策略》，《改革》2020 年第 6 期。

澜教授认为，我国当前面临综合安全风险增大与应急体系发展不够充分的矛盾，应急体系现代化建设应着力解决跨部门间与上下级部门间分工合作的制度建设问题①；而公共卫生应急管理体系建设应以加强早期监测预警能力建设为要务，优化直报系统为主体的多来源信息通道，提高专业科学研判能力。姜长云等学者认为此次突发公共卫生事件暴露出公共卫生应急管理中“属地管理为主”的机制薄弱，需要通过加强地方日常管理实现公共卫生风险早期有效预警。② 欧阳桃花等学者则通过中国本土应对此次重大公共卫生事件的案例分析，构建公共卫生应急管理框架，并为常态化公共卫生风险防控提供切入思路。③ 张瑞利、丁学娜提出可在“互联网+”的背景下，利用数字信息平台协同基层社区多主体共同参与突发卫生事件应急管理④；渠慎宁、杨丹辉认为，智能化技术和设备运用于公共卫生应急管理具备一定可行性，通过人工智能、区块链等智能技术的运用能够提高突发公共卫生事件的智能化应对水平。⑤ 靳彬等通过调研数十家医疗机构的形式，认为当前医疗机构的卫生应急体系基本建成，除人财物等资源需加强保障以外，需要进一步规范医疗系统应急体系，从而提高整体公共卫生应急管理能力；⑥ 孔建芬等认为，重大突发公共卫生事件发生时，医疗机构存在人流量大、应急物资紧张等问题，为此应健全医疗机构应急管理体系，从人员筛查与检测、人流控制、早期预警、应急物资储

---

① 薛澜：《应急管理体系现代化亟待解决的问题》，《北京日报》2020 年第 17 期。

② 姜长云、姜惠宸：《新冠肺炎疫情防控对国家应急管理体系和能力的检视》，《管理世界》2020 年第 8 期。

③ 欧阳桃花、郑舒文、程杨：《构建重大突发公共卫生事件治理体系：基于中国情景的案例研究》，《管理世界》2020 年第 8 期。

④ 张瑞利、丁学娜：《“互联网+”背景下突发公共卫生事件中社区应急管理研究》，《兰州学刊》2020 年第 7 期。

⑤ 渠慎宁、杨丹辉：《突发公共卫生事件的智能化应对：理论追溯与趋向研判》，《改革》2020 年第 3 期。

⑥ 靳彬、骆达、詹引等：《医疗机构卫生应急体系建设现状研究》，《中国卫生事业管理》2019 年第 1 期。

备调配等机制建立上提高医疗机构公共卫生防护水平；① 李耀华等从应急预案、监测预警能力、人才队伍建设、公共卫生经费投入、医务人员业务培训和应急演练、应急物资储备以及居民卫生应急素养健康教育7个方面探讨基层医疗卫生机构提高突发公共卫生事件应急管理能力的可能性②。

应急管理体系作为社会安全中公共安全的组成部分③，是一个国家在应对突发事件上的理念、制度安排与相关资源保障的总和。当前，人类社会面对的安全风险日益增加，给各国人民生命财产安全和社会秩序带来严峻挑战，如何加强和改善应急管理、有效应对各类突发事件，既考验着各国政府的治理能力，也体现了各国应急管理体系和能力现代化的程度。由于突发事件具有紧迫性、不确定性、破坏性等特征，日常的政府管理模式难以应对，需要不断探索应急管理的新模式与新能力，以应对不断变化的各类安全风险。国家应急管理体系和能力现代化就是在先进科学理念指导下持续地实现从低级到高级的突破性变革的动态演进过程，从而实现应急管理体制的优化协同、应急管理能力的合理精干、应急管理结果的满意高效。④

公共卫生应急管理体系是公共卫生与应急管理两个重要领域的结合，是一个国家应对突发事件的理念、制度安排与各类资源的总和，其构成和演变决定了应对突发事件的能力和效率⑤，体现了其在复杂局面的驾驭、社会局势的稳定、公共利益的维护、人民群众的生命安全等方面发挥的重要作用。公共卫生应急管理体系是指为应对突发公共卫生事件而建立的组织

---

① 孔建芬、邵浙新、袁菁鸿：《重大突发公共卫生事件中医疗机构应急防控的难点与对策分析》，《卫生经济研究》2020年第8期。

② 李耀华、赵金香、何晅扬：《健康中国视域下基层医疗机构突发公共卫生事件应急管理问题研究》，《中国初级卫生保健》2020年第8期。

③ 王宏伟：《总体国家安全观下的公共安全与应急管理》，《社会治理》2015年第4期。

④ 薛澜：《学习四中全会〈决定〉精神，推进国家应急管理体系和能力现代化》，《公共管理评论》2019年第3期。

⑤ 薛澜、刘冰：《应急管理体系新挑战及其顶层设计》，《国家行政学院学报》2013年第1期。

结构，是保证应急管理工作有效运行的一系列组织安排和条件保障，是应急管理的基础和核心。公共卫生应急管理体系包括指挥、监测预警、反应、信息发布、保障5个系统。其中的重点是各系统的连接、配合和协作的整体应急治理能力的现代化。公共卫生应急管理体系侧重于对突发事件的应急响应和紧急救援，呈现灾害破坏之后在最短时间内恢复到原始状态的工程思想。建设有“弹性”的公共卫生应急管理体系强调在提高系统自身抵御能力的同时，全面增强其适应性和创新性，从而在远期提升公共卫生系统的整体韧性，体现了不断演进和发展的生态思想。

第二节　公共卫生应急管理研究现状述评

一　公共卫生应急管理的风险管理研究

（一）公共卫生

公共卫生目的是公共健康。美国学者温思络对公共卫生的经典定义如下：“通过有组织的社会努力，来预防疾病、延长寿命、促进健康并提高效益的科学和艺术”。1952年，世界卫生组织（World Health Organization，WHO）采纳此定义，此后一直沿用至今。

（二）风险管理

“风险”作为一个经典的社会学概念，1986年，德国著名社会学家乌尔里希·贝克首次提出“风险社会”的概念，他以西方社会为研究语境，指出现代社会已进入风险社会。随着全球一体化的发展，贝克于1999年又出版了《世界风险社会》一书，把风险社会的研究语境从西方延伸至全世界，指出风险社会逐渐演变为全球风险社会。全球知名危机管理专家斯蒂文·芬克早期提出的危机生命周期理论认为，危机有如人的生命周期一样，从诞生、成长、成熟到死亡危机等不同的阶段，并在各阶段具有不同的生命特征。危机生命周期理论的主要内涵是指危机在不同的阶段，有不同的生命特征，从动态的角度分析了风险管理的过程，并指出掌握其每个阶段的发展特征，对处理和解决风险带来的影响是至关重要的。① 根据引发公共卫生风险的来源，研究将特大城市重大公共卫生风险分为 3 大类：第一类是自然因素引起的突发性风险，包括已知疾病、易燃物引发火灾、自然灾害等；第二类是人为因素引起的突发性风险，包括未知疾病、人为火灾、人祸、人为灾难等；第三类是综合因素引起的突发性风险，即自然和人为因素共同引起的突发性风险，包括重大公共卫生事件。② “公共风险”甚至“公共危机”的潜在性和高发性，意味着国家紧急性和应急性高权介入危机处理的不可避免，因为风险防范、应对和化解的复杂性、技术性特别是紧迫性特征，对行政的应急力和执行力、统筹力和整合力，均提出了相当高的即时性命题。随着现代社会进程的加快，风险持续进行更迭与演进，风险治理是风险社会的根本选择。

西方学者最早对突发事件的研究主要集中在对自然灾害的处置方面，这些研究并未成为一门独立的学科。随着突发公共事件的频繁发生，人们逐渐认识到突发公共事件已经渗透蔓延到生活中的各个方面。于是，世界各地才开始逐步投入大量的资源，包括人、财、物等，专门用于突发公共事件处置方面的研究，很多不同研究方向的专家学者也开始将突发公共事件处置这一方向纳入自己学科的研究视野，使之成为由关于危机的预防、管理、治理等理论相互结合的一门综合学科。危机管理最早由美国知名专家史蒂文·芬克在《危机管理为不可预见危机做计划》中进行系统的阐述。近 50 年来，国外很多学者和专家都相继投身到危机管理的研究中，也取得了不少研究成果。其中，代表性研究成果有：劳伦斯·巴顿的《组织危机管理》和《危机管理》、罗伯特·希斯的《危机管理》、罗森塔尔所著的《危机管理：应对灾害、暴乱与恐怖主义》、赫尔曼的《国际危机》以及威廉·L. 沃的《应对危机四伏的生活：突发事件管理导论》等。风险管理是根据风险评估和对法律、政治、社会、经济等因素的综合

① 赵巍博：《基于危机生命周期理论的城市突发公共事件处置研究》，硕士学位论文，青岛大学，2015 年。

② 戴建兵、王磊：《特大城市重大突发性公共卫生风险防治研究》，《科研管理》2020 年第 8 期。

考虑所采取的一种风险控制措施，是面临风险时进行风险估测、风险识别、风险控制、风险评价，对风险实施有效的控制和妥善处理风险所致损失，期望达到以最小的成本获得最大安全保障的一项管理活动。

风险管理作为一项企业管理活动，最早起源于20世纪50年代的美国。1953年8月3日，美国通用汽车公司因设备起火造成了巨额损失，这场意外震动了美国的学术界和企业界，成为风险管理科学发展的契机。到了20世纪60年代，风险管理首先在美国成为了一门新的管理科学，并引起了欧美国家的普遍重视。20世纪七八十年代，风险管理迅速发展，美国、英国、日本、法国、德国等国家纷纷建立起地区性和全国性风险管理协会。1986年10月，在新加坡召开的风险管理国际学术研讨会表明，风险管理逐渐成为一种国际性运动。很多学者开始寻求风险管理方法的多样化，从不同学科领域研究风险管理的方法，并取得了丰硕的成果。在技术和财务方面，法国学者围绕经营管理中偶发风险的控制问题和资产保全问题，研究保险管理型和经营管理型风险管理理论并取得进展；德国学者提出风险管理的主要手段是风险的限制、分散、补偿、分割、防止、阻断、抵消等，并根据企业的实际状况加以灵活运用。在社会学方面，学者更多地研究主观感知风险给社会带来的变化，从文化、制度、价值观等方面反思，提出风险感知、风险社会、风险文化等理论，极大地扩大和丰富了风险管理的边界和内涵。

（三）风险治理与应急管理

2001年“9·11”恐怖袭击事件发生后，风险管理进入了一个新的阶段，开始得到各国政府的全面重视。各国纷纷投入大量的人力、财力和物力，强调政、研、企多方合作，不断深化与风险有关的理论研究和实践运作，风险管理逐步从单一风险管理走向综合风险管理，并且从关注传统风险转向关注新型风险。特别地，在社会风险领域，公众参与的“风险治理”概念逐渐凸显并取代了强调财务和技术的“风险管理”概念，并且成为制定政策和政府管理的重要方面。洛克认为政府要把公共卫生安全作为一种公共物品来提供，由此强化政府角色的人性化和公共服务性特征。

（四）公共卫生的价值和原则

劳伦斯（Lawrence O. Gostin）认为，公共卫生的基础性价值是健康，公共卫生的核心价值则是社会正义①。Tom Beauchamp 等学者提出公共卫生的“道德要点”如下：促进健康收益、避免和消除伤害、成本效用最大限度平衡、负担及收益的分配公平、保证公众参与（程序公平）、尊重自主选择和行为、保护隐私、承诺责任、信息公开透明以及维持社会信任。丛亚丽提出的公共卫生伦理核心价值有：促进健康公平；平衡公共善和个人自由；团结互助、协同合作；信息公开透明、公众知情；最小伤害、适度干预。② 张雷等提出公共卫生伦理核心价值体系如下：公共利益至上、促进健康公平；公共卫生资源分配公平和受益最大化；健康最大化、伤害最小化；平衡公众健康权益和公民个人权利的矛盾；信息公开透明。③

（五）公共卫生应急管理体系的原则

突发事件应急管理中，地方政府应当遵循 3 大处置原则：信息及时、科学应对、以人为本。④ 具体至突发公共卫生事件，突发公共卫生事件应急管理的基本原则为：①政府主导、社会参与；②预防为主、以人为本；③公平性与效率性；④时间性与协同性。⑤ 宋林飞建议完善一套及时报告、科学识别、信息公开、风险区分与早防早治、靠前指挥、激增能力、社会动员、法治保障、科技支撑、统筹推进、公平分配的国家公共卫生风险预警应急管理原则体系。⑥ 李维安等建议，为确保应急治理体系良好运行，应注重顶层设计原则、借用原则、分类治理原则、成本分摊原则及信

① ［美］劳伦斯·高斯汀、［美］林赛·威利：《公共卫生法：权力·责任·限制》，苏玉菊、刘碧波、穆冠群译，北京大学出版社 2020 年版。

② 王春水、翟晓梅、邱仁宗：《试论公共卫生伦理学的基本原则》，《自然辩证法研究》2008 年第 11 期。

③ 张雷、郝纯毅、廖红舞等：《公共卫生伦理学的主要问题与核心价值》，《中国医学伦理学》2019 年第 1 期。

④ 张俊、许建华：《突发事件应对中地方政府的处置原则研究》，《灾害学》2014 年第 1 期。

⑤ 韩锋：《基于应急体系视角下的我国突发公共卫生事件应急管理的特点、原则及重要意义》，《改革与开放》2014 年第 23 期。

⑥ 宋林飞：《国家公共卫生应急管理原则与指标体系》，《社会学研究》2020 年第 4 期。

息披露原则。①

二　公共卫生应急管理的制度研究

（一）公共卫生应急管理体系的组织结构建设

中国应急管理体系核心内容和基本框架是“一案三制”。其中，应急管理体制通常是指应急管理机构的组织形式，也就是综合性应急管理机构、各部门的应急管理机构各自的法律地位、各专项应急管理机构以及各地区、相互间的权力分配关系及其组织形式等。② 国家应急管理体系建设是一项系统工程，应急管理体制是一个由纵向机构和横向机构、社会组织与政府机构相结合的复杂系统。从纵向机构看，它包括中央、省（自治区、直辖市）、市、县各级政府；从横向角度看，它包括不同职能部门的职能分担和分工协作；从应急管理的参与主体看，它包括企事业单位、政府、非政府组织以及其他社会力量。③ 薛澜、潘松涛、郝爱华等学者研究认为国家应急管理体制在横向上体现的是不同政府职能部门之间的分工协作和责任分担问题，突发公共卫生事件的处置涉及医疗卫生、交通、通信、安全等多部门参与，各部门之间及时、高效的协调与沟通是有效应对和处置的前提。④ 汪永清、胡颖廉认为中国传统的应急管理体制是一种建立在政治动员基础上的平战转换和部门分割型体制，应对突发事件的责任不够明确，存在职责交叉和管理脱节现象，统一协调、灵敏应对突发事件

---

① 李维安、张耀伟、孟乾坤：《突发疫情下应急治理的紧迫问题及其对策建议》，《中国科学院院刊》2020 年第 3 期。

② 钟开斌：《“一案三制”：中国应急管理体系建设的基本框架》，《南京社会科学》2009 年第 11 期。

③ 薛澜：《从更基础的层面推动应急管理——将应急管理体系融入和谐的公共治理框架》，《中国应急管理》2007 年第 1 期；钟开斌：《“一案三制”：中国应急管理体系建设的基本框架》，《南京社会科学》2009 年第 11 期。

④ 薛澜：《从更基础的层面推动应急管理——将应急管理体系融入和谐的公共治理框架》，《中国应急管理》2007 年第 1 期；潘松涛：《浅谈突发公共卫生事件应急体系建设》，《中国公共卫生管理》2010 年第 1 期；郝爱华、马聪媛、何群等：《美国卫生应急管理的组织结构与职责及经验借鉴》，《中国公共卫生管理》2014 年第 3 期。

的体制尚未形成，存在模糊性、临时性、协调不畅等问题。① 医疗机构信息化建设和公共卫生系统还不能有机结合，日常工作不能及时信息共享，导致医疗系统与疾控系统缺乏紧密结合、连续服务、有效衔接的长效机制和工作模式。② 张海波、诚然等学者认为，需要建立综合协调部门，明确不同政府职能部门之间在突发事件管理上的责任，形成横向政府间在应急职能方面的衔接和配合机制。在中国，国务院直接领导特大和重大应急管理，但因为国务院主要工作还是常态管理，所以需要有一个专门机构代表国务院来处理应急管理事务，这就需要在国务院设立应急管理指挥协调机构，解决目前应急管理中存在的部门分割、条块分割和力量分散等问题，强化政府的综合协调、统一指挥能力。③

（二）跨域公共卫生应急管理工作的合作联动

唐苏南等学者提出，跨域突发公共事件也已经成为日益普遍的现象。④ 杨安华等学者认为，由于现代社会及其运行机制的深刻变化导致现代危机特性发生了根本性变化，跨边界传播日益成为现代危机的本质特征。⑤ 王薇、刘兵等学者认为跨域突发公共事件通常是指跨越了地理边界或者社会功能边界，突破了既有应急管理体制，需要跨区域、跨部门、跨系统的联动机制以有效应对的风险。⑥。陈安认为跨域突发公共事件具有

① 汪永清：《〈突发事件应对法〉的几个问题》，《中国行政管理》2007 年第 12 期；胡颖廉：《中国应急管理组织体系比较研究——以突发公共卫生事件为例》，《北京科技大学学报》（社会科学版）2012 年第 2 期。

② 王睿、戈志强、曹红梅等：《新冠肺炎疫情背景下我国卫生服务体系发展策略研究》，《江苏卫生事业管理》2020 年第 6 期；王坤、毛阿燕、孟月莉等：《我国公共卫生体系建设发展历程、现状、问题与策略》，《中国公共卫生》2019 年第 7 期。

③ 张海波：《中国应急预案体系：结构与功能》，《公共管理学报》2013 年第 2 期；诚然、韩锋：《政府突发公共卫生事件应急管理机制探析》，《中国卫生资源》2014 年第 5 期。

④ 唐苏南、张玮：《跨区域突发公共事件应急处置体系研究》，《三峡大学学报》（人文社会科学版）2008 年第 2 期。

⑤ 杨安华：《近年来我国公共危机管理研究综述》，《江海学刊》2005 年第 1 期。

⑥ 王薇：《动物疫情公共危机政府防控能力建设研究》，博士学位论文，湖南农业大学，2015 年；刘兵、彭明强：《后疫情时代对我国国家公共卫生应急管理体系思考》，《中国公共卫生》2020 年第 12 期。

突发性强、危害性大的特点，不同类型的突发事件会在传播、扩散、演化中发生变化，其所跨越的不仅仅是地理上的空间边界，也包括在应急应对时行政部门的政策边界和职能边界。在指导思想方面，我国在长期的“条块分割，属地为主”指导思想下形成的应急管理体制缺乏整体性，为协调联动机制的运行带来了许多障碍。[①] 在具体问题方面，学者们从不同角度探析了我国跨区域应急协调联动机制存在的问题：从行动上看，责任人指挥不到位不及时[②]、区域协同治理的动力和意愿不足[③]；从结构上看，现有区域协同治理合作的范围、内容和程度失衡，重大突发公共事件区域协同治理的社会力量缺位[④]；从制度上看，跨区域应急协调联动制度体系建设滞后，各区域政府应急管理合作机制不健全[⑤]，相关法律和预案不完善[⑥]；从组织上看，跨区域应急指挥协调组织体系不健全，[⑦] 跨行政体系应急处置的协调缺乏权威；[⑧] 从技术上看，应急技术支持较薄弱，[⑨] 科技信息技术有待提升。[⑩]

目前学界对于跨区域应急协调联动的特定类型事件研究主要集中在环境污染、交通建设、工业事故、自然灾害、消防安全等领域，对于公共卫生领域的研究较少。在现有关于公共卫生领域的研究中，第一类是围绕技术问题所展开的研究。如跨区域信息平台建设应急物资跨区域运输、跨区域医疗救援模式等。第二类是围绕联动方式、路径与机制所展开的研究。

---

① 刘雅静：《跨区域公共危机应急联动机制研究》，《福州党校学报》2010 年第 6 期。

② 唐苏南、张玮：《跨区域突发公共事件应急处置体系研究》，《三峡大学学报》（人文社会科学版）2008 年第 2 期。

③ 黄明涛：《重大突发公共事件的区域协同治理研究》，《社科纵横》2020 年第 10 期。

④ 黄明涛：《重大突发公共事件的区域协同治理研究》，《社科纵横》2020 年第 10 期。

⑤ 刘雅静：《跨区域公共危机应急联动机制研究》，《福州党校学报》2010 年第 6 期。

⑥ 毛庆欣、王梓玥：《区域应急联动机制研究》，《现代经济信息》2017 年第 3 期。

⑦ 刘雅静：《跨区域公共危机应急联动机制研究》，《福州党校学报》2010 年第 6 期。

⑧ 唐苏南、张玮：《跨区域突发公共事件应急处置体系研究》，《三峡大学学报》（人文社会科学版）2008 年第 2 期。

⑨ 刘雅静：《跨区域公共危机应急联动机制研究》，《福州党校学报》2010 年第 6 期。

⑩ 毛庆欣、王梓玥：《区域应急联动机制研究》，《现代经济信息》2017 年第 3 期。

程蔼隽等提出了重大疾病区域联防联控应遵循的基本原则，总结了纵向、横向、广泛联合3种形式和6大合作方式。① 齐峰分析了泛长三角地区公共卫生安全区域治理的现状与困境，并从多元主体、共赢理念、共同利益、合作组织和制度机制五个维度提出了公共卫生安全区域治理的路径。② 欧阳鹏等梳理了国内外推进跨区域联防联控的主要举措和经验，并对国内外在推进联防联控工作方面的差异进行比照分析，在此基础上提出了应对重大公共卫生事件的跨区域联防联控的思路③。黄明涛从我国应对突发公共卫生事件的现实情况出发，分析了我国重大突发公共事件区域协同治理存在的问题，提出了我国重大突发公共事件区域协同治理的路径。④。陈安基于“4L—5S”模型的流程层和操作层与突发公共卫生事件在生命周期中5个阶段的应急响应举措，提出具有实践可操作性的跨域突发公共卫生事件的协作应对机制，即府际应急合作协议机制、联席会议制度机制、联动应急预案编制机制、应急信息通报共享机制、联合应急处置机制以及应急资源共享机制。⑤

（三）医防结合的公共卫生体系

王睿等学者认为公共卫生机构的主要职责是让居民少生病、不生大病，是居民健康防线的上游；基层医疗卫生机构和医院为居民提供基本医疗服务和疾病诊疗服务，是居民健康的第一道和最后一道防线。⑥ 李立明提出，医防结合包括健康管理与疾病管理的衔接、医学科学研究与临床防

---

① 程蔼隽、戚海、左贵峰等：《重大疾病区域联防联控》，《预防医学情报杂志》，2007年第1期。

② 齐峰：《区域治理视阈下泛长三角公共卫生安全合作探析》，《中共合肥市委党校学报》2015年第2期。

③ 欧阳鹏、刘希宇、钟奕纯：《应对重大疫情事件的跨区域联防联控机制探讨》，《规划师》2020年第5期。

④ 黄明涛：《重大突发公共事件的区域协同治理研究》，《社科纵横》2020年第10期。

⑤ 赵帅、陈安：《新型冠状病毒肺炎疫情应急中的十类机制问题及其解决方案设计》，《中国防汛抗旱》2020年第3期。

⑥ 王睿、戈志强、曹红梅等：《新冠肺炎疫情背景下我国卫生服务体系发展策略研究》，《江苏卫生事业管理》2020年第6期。

治实践的结合、医学研究成果与卫生政策制定的结合。① 回溯发展历程，医防结合在很大程度上取决于对“防”的重视程度，从公共卫生体系的发展演变中可以看出我国对于预防理念重视程度的发展变化。张丽萍研究认为，20 世纪 80 年代后期，尽管“预防为主”的理念倡议没有改变，但实际上在过去几十年中公共卫生防御逐渐从“重防御”转向了“重医疗”“预防为主”的理念已成为一句空口号。② 同时，由于经济体制改革和财政体制的推进以及其他经济社会条件的变化，公共卫生服务体系遭受了较大冲击，特别是农村的疾病预防体系功能逐渐削弱。③ 目前我国的医防教学不衔接，临床医生只关注个体疾病，忽略了人群疾病流行模式的变化，公共卫生领域虽然注重健康教育和危险因素控制，但不能发挥临床医学在疾病早发现、早治疗中的作用。④

目前文献中对于公共卫生应急管理体系主要有 3 个层面的研究，宏观上对现有公共卫生应急管理体系的发展现状进行梳理。围绕存在的优点和不足展开，结合国际上公共卫生应急体系构建的不同模式及实践经验，对构建新型公共卫生应急管理体系建设进行宏观把握；中观上研究不同层级、不同地区的参与机构如何实现协调联动，对其中存在的制度性障碍进行整体分析；微观上通过实证分析研究防控工作中，公共卫生应急管理在具体操作层面存在的问题及其制约因素。但已有文献大多是通过对现象的描述和理论论证的方法进行静态分析，且宏观、中观和微观层面的研究未能有机结合。

（四）系统论

系统是处于相互作用中、并与环境相互联系、从而构成组织整体的元素

---

① 李立明：《关于医防结合的思考》，《浙江省预防医学会浙江省预防医学会第五届之江公共卫生论坛资料汇编》，2017 年第 8 期。

② 张丽萍：《略谈突发公共卫生事件管理存在的问题及对策》，《读天下》2016 年第 14 期。

③ 王坤、毛阿燕、孟月莉等：《我国公共卫生体系建设发展历程、现状、问题与策略》，《中国公共卫生》2019 年第 7 期。

④ 楚安娜、许迎喜、吕全军等：《公共卫生政策理论研究进展》，《公共卫生与预防医学》2013 年第 5 期。

的集合。系统思想是一般系统论的基础世界观，认为任何系统均具备整体性、关联性、动态性、层次性、统一性等本质特征，要求人们以上述视角来看待系统内各子系统间、各要素间、系统与外界环境系统间的相互作用，其核心目标是寻找复杂系统中潜在的一般性规律，并达到系统的最优化。

公共卫生应急管理体系涵盖公共卫生、应急管理科学、医学、法学、传播学等领域，囊括监测预警、医疗救治、药物研发、物资供应、市场监管、交通运输、舆论引导等多条战线的统一部署。① 系统论思维为探索复杂的公共卫生应急管理体系提供了科学有效的研究视角，也为本研究借助公共卫生、法学、应急管理学等学科来探讨公共卫生应急管理体系的探究方向提供了指导。

（五）公共卫生应急管理体系的研究评述

我们应看到，我国公共卫生体系还不够完善，特别是在应对突发公共卫生事件，暴露出在重大公共卫生风险防控体制机制、公共卫生应急管理体系等方面存在的明显短板。其中，公共卫生服务和医疗服务相分离，重治疗、轻预防，基层医疗机构服务能力弱等问题尤为突出。构建强大的公共卫生体系，必须抓紧补短板、堵漏洞、强弱项。

公共卫生应急管理体系现有的组织结构安排难以实现“防得住”“控得牢”目标。宏观层面上，尚未构建起统一、高效、协调的全链条公卫应急管理常态化协调机制以及长效、动态的督察和反馈体系，缺少常设主体，更未能建立起以政府为核心的“多中心”社会共治体系。中观层面上，公共卫生应急管理管理链条衔接性有待加强，疾病预防控制机构的纵向联动机制无法支撑“一锤定音”的专业化要求，疾病预防控制与公共卫生事件救治体系割裂。微观层面上，“医防结合”的疾病预防控制与公共卫生事件防控救治体系尚未形成有机整体，基层网底防控救治能力有待提升。

公共卫生应急管理体系现有的制度保障难以实现“兜得住”目标。公共卫生专业人才储备不能覆盖应急管理的全链条各环节，防控物资储备平战结合机制不完善；公共卫生应急管理基础设施整体建设和储备不能支

① 方正：《系统论视域下中国疫情防控体系的建设与优化》，《北方民族大学学报》2020 年第 4 期。

持重大公共卫生事件暴发时迅速响应和恢复的弹性功能；防控资金储备及调用机制不健全；战时面临资源挤兑问题时医疗资源、社会资源、公共部门资源分配能力不协调；社会医疗保障基金调剂和风险化解能力缺少长效保障；尚未形成统一领导、权责匹配、权威高效、动态督察、程序规范、执行有力的全链条法治保障体系。

公共卫生应急管理体系现有的智慧化和技术水平难以实现“撑得起”目标。研究发现由于现行预警监测系统在预警关口、数据来源、监测技术及相应的数据分析利用上存在不足，风险控点前移的智慧化预警多点触发机制、数据共享的数字化联防联动机制还需持续强化，难以实现对防控体系进行动态、全过程的有效支撑。

公共卫生应急管理体系尚未找准应急管理与社会治理的“契合点”，难以实现“放得开”目标。“放得开”是指及时放开经济社会运行，回复动态循环，构建能够应对各种风险、有弹性的、有迅速恢复能力的“韧性城市”，提升应对外来冲击的缓冲能力和适应能力，从变化和不利影响中反弹的能力。韧性城市一方面强调应对外来冲击的适应能力和缓冲能力，从不利影响和变化中反弹的能力；另一方面强调对于困难情境的准备、预防、响应及快速恢复的能力。相较于传统的城市应急应变系统，韧性城市更具长效性和系统性，也更加尊重城市系统的演变规律。韧性城市规划强调在提高系统自身抵御能力的同时，全面增强其创新性和适应性，从而在远期提升城市系统的整体韧性，体现了发展和不断演进的生态思想。① 然而目前常态化科学精准防控与局部应急处置能力相结合的机制仍需进一步完善，做到应急管理与常态化经济社会发展并行。

三　公共卫生应急管理的法治研究

（一）公共卫生应急管理法治体系结构

1. 公共卫生法

王晨光指出，公共卫生法旨在规范、调整因保障群体健康而形成的法

① 邴启亮：《建设韧性城市，应对重大突发公共卫生事件》，《城乡建设》2020 年第 6 期。

律关系和相关制度，与医疗法、药事法等共同构成完整的卫生健康法律制度。具体包含健康促进、公共卫生应急防控、环境治理、其他疾病防治（如慢性职业病）等。① 劳伦斯指出，公共卫生法应：①规定政府权责范围；②关注群体而非个体的健康安全；③厘清政府与社会的关系；④推动公共卫生基本服务；⑤为强制个人或企业采取保护及准备措施的行为提供依据。公共卫生法的首要目标是：怀有社会正义价值观，追求最高水平的群体健康。② 卫生法学是将健康权作为核心的部门法学，作为其子学科，公共卫生法学则以公众健康为其核心。

由于公共卫生行为需由国家行政机关参与，在调整公共卫生法律关系过程中，不可避免地涉及国家机关内部及其与企事业单位、社会团体和公民之间的行政法律关系，因此，公共卫生法及其母领域卫生法可被归于行政法门类。此外，有学者指出，公共卫生法“研究边界不清，与其他法律和卫生的交叉研究相互重叠”“在医学、法学范围内，长期被双重边缘化”。③

2. 公共卫生法律法规的层次结构

立法是公共卫生事件防控的第一道制度动力和防线。习近平总书记在中央全面依法治国委员会第三次会议上指出：“要完善疫情防控相关立法，加强配套制度建设，完善处罚程序，强化公共安全保障，构建系统完备、科学规范、运行有效的疫情防控法律体系”。这为重大公共卫生事件防控法律体系的构建提供了根本遵循。重大公共卫生事件防控法律体系构建是一项庞大的系统工程，涉及多个层面、多方面事宜、多个环节、多层责任主体，具有极强专业性、应急性、广泛性和全面性。

公共卫生法治的建立健全是有效预防和及时化解突发公共卫生事件的重要保障。在新中国成立初期，政府确立了“预防为主”的方针，发挥“群众运动”和“举国体制”优势，制定了《法定传染病管理条例草

---

① 王晨光：《为完善我国公共卫生法治提供参考》，《北京日报》2021 年第 12 期。

② ［美］劳伦斯·高斯汀、［美］林赛·威利：《公共卫生法：权力·责任·限制》，苏玉菊、刘碧波、穆冠群译，北京大学出版社 2020 年版。

③ 王晨光：《为完善我国公共卫生法治提供参考》，《北京日报》2021 年第 12 期。

案》，从无到有建立起了卫生防疫体系。党的十一届三中全会后，《急性传染病管理条例》《加强计划免疫工作的通知》《全国计划免疫工作条例发布》等条例通知相继颁布。1988 年上海暴发大型甲肝疫情，1989 年第七届全国人民代表大会常务委员会第六次会议通过了《中华人民共和国传染病防治法》，它标志着我国公共卫生法制建设进入了一个新的时期。其后，颁布了《职业病防治法》《食品卫生法》《红十字法》等多部公共卫生法律，国务院颁布了《公共场所卫生管理条例》《艾滋病监测管理的若干规定》《传染病防治法实施办法》《国内交通卫生检疫条例》《使用有毒物品作业场所劳动保护条例》《突发公共卫生事件应急条例》等 20 余部配套法规和相应法定技术标准。1998 年，我国首次提出对卫生法律体系建构进行研究。2003 年 SARS 暴发之后颁布《突发公共卫生事件应急条例》。2004 年《中华人民共和国传染病防治法》修订，明确管理甲、乙、丙 37 类传染病，细化不明原因传染病的上报规定。2005 年，《疫苗流通和预防接种管理条例》颁布。2019 年 12 月 28 日《基本医疗卫生与健康促进法》颁布，这是我国卫生与健康领域第一部基础性、综合性的法律，人民的健康权利从此有了立法保障。本轮突发公共卫生事件的暴发，暴露出公共卫生法治体系仍存在漏洞，如禁食野生动物问题、突发公共卫生事件中信息公开问题等，需要全面加强和完善公共卫生领域相关法律法规建设。《中华人民共和国生物安全法》已由第十三届全国人大常委会第二十二次会议于 2020 年 10 月 17 日通过。

2020 年 4 月 17 日第十三届全国人民代表大会常务委员会第五十次委员长会议通过强化公共卫生法治保障立法修法工作计划。第一部分是拟在 2020—2021 年制定修改的法律，共有 17 件。其中，关于全面禁止非法野生动物交易、革除滥食野生动物陋习、切实保障人民群众生命健康安全的决定，修改固体废物污染环境防治法、生物安全法、民法典已通过。2021 年 1 月 22 日，《中华人民共和国动物防疫法》由第十三届全国人民代表大会常务委员会第二十五次会议修订通过，自 2021 年 5 月 1 日起施行。第二部分是拟综合统筹、适时制定修改的相关法律，共 13 件。这些立法项目都是健全国家公共卫生应急管理体系、与公共卫生相关的。第三部分是根据公共卫生领域深化改革、健全制度体系的需要，适时安排审议制定新的法律、修改其他法律。

3. 突发公共卫生事件的法律法规层次结构

我国已经初步建立了一套公共卫生体系，拥有一批预防、医疗服务机构和专业技术队伍，这是建立和完善公共卫生应急管理体系的基础。

在中央层面，我国有关突发公共卫生事件应对的综合性法律、行政法规共有 4 部。其中法律有《传染病防治法》（1989 年）和《突发事件应对法》（2007 年），《传染病防治法》在 2003 年 SARS 事件后进行了大幅修改，现行体例包括 9 章 80 条，从传染病的防治、传染病暴发后的报告与通告、控制措施、医疗救治、监督管理和法律责任这几个方面做了综合性、基础性的规定。根据《突发事件应对法》第 3 条的规定，该法是一部应对自然灾害、事故灾难、公共卫生事件、社会安全事件这 4 类突发事件的综合性法律规范，共 7 章 70 条，包括突发公共事件的预防与应急准备、监测与预警、应急处置与救援、事后恢复与重建和法律责任。行政法规方面有《传染病防治法实施办法》（1991 年）和《突发公共卫生事件应急条例》（2003 年），其中《传染病防治法实施办法》虽作为《传染病防治法》的配套法规，但因“年久失修”，与经历过 2004 年、2013 年两次修改的《传染病防治法》已无法衔接。《突发公共卫生事件应急条例》为应对 2003 年 SARS 事件而在一个月内紧急出台，是当前对突发公共卫生事件的预防和处置较具针对性、专门性、系统性的行政法规，使得突发公共卫生事件在应对的操作上有法可依。上述 4 部法律法规确立了突发公共卫生事件处置的基本制度和基本程序，为各级政府及工作部门在应对突发公共卫生事件时提供了法律依据和行动指南。为了增强上述法律法规的可操作性，国务院各部门还结合本部门的工作实际制定了相应的部门规章，如国务院卫生部颁布的《突发公共卫生事件与传染病疫情监测信息报告管理办法》（2003 年），国家质量监督检验检疫总局颁布的《国境口岸突发公共卫生事件出入境检验检疫应急处理规定》（2003 年）等。

在地方层级，各地方立法机关和工作部门依据上述法律法规确定的框架，结合本地突发事件实际情况，制定了相应的地方性法规、政府规章及其他规范性文件，进一步细化了突发公共卫生事件应急处置制度。据统计，当前，全国范围内共有 19 个省、自治区、直辖市人民政府已对《突发公共卫生事件应急条例》进行了细化：广东省人大常委会 2003 年以地方性法规的形式，制定了《广东省突发公共卫生事件应急办法》，其余 18 个省级政府以地方政府规章的形式出台了细化实施办法。有 18 个省级人大常委会以地方性法规的形式对《突发事件应对法》进行了实施性立法，江苏、四川、湖北、福建 4 省以地方政府规章的形式制定了本省的突发事件应对办法。

此外，在“一案三制”应急管理体系下，各种应急预案大量存在，如国务院制定的《国家突发公共事件总体应急预案》《国家突发公共卫生事件应急预案》，原卫生部印发的《群体性不明原因疾病应急处置方案（试行）》《全国不明原因肺炎病例监测、排查和管理方案》，以及各级地方政府依据这些预案编制的本级政府突发公共卫生事件应急预案。就应急预案的效力而言，有学者认为，受“预案先行”应急理念的影响，无论在理论上还是实务中，这些预察已经被当作在法律上具有同一属性的事物来对待。同时，为应对突发公共卫生事件，各级政府及工作部门在防控疫情过程中还发布了大量的通知、公告等规范性文件，这些文件与上述法律法规、规章共同组成了我国突发公共卫生事件应急管理法律法规体系。

（二）公共卫生应急管理法治体系的价值和原则

1. 法的价值和原则

对于如何解释“价值”一词，马克思曾提及并引用《试论哲学词源学》，认为其源于古代梵文及拉丁文的“保护、加固、掩盖”，由此派生的“尊敬、喜爱”衍生出价值“起保护作用的、可珍视的、可尊重的”的含义。法是一定价值观的产物和载体，法的价值则为一项法学理论及部门法学关注的基本问题，其种类狭义上包括正义、自由和秩序；广义上还包括效率、平等、人权等。① “就其性质而言，价值是主观的、相对的、有条件的，建立于人类思想、感觉和愿景等心理活动基础上。价值既不能用事实来证成，也不能用逻辑来推论”②。卓泽渊指出，法的价值有指引、

---

① 刘琪琪：《法的价值冲突及解决方法》，《法制与社会》2016 年第 21 期。

② 周安平：《法律价值何以是与何以不是》，《深圳大学学报》（人文社会科学版）2020 年第 3 期。

评判、整合3大功能。是包括立法、执法、守法、法的监督、法律宣传、教育在内的法律活动的思想基础。它有助于人们恰当理解法律精神、合理执行法律规定、总结经验教训、修正现实法律法规、引导法律未来发展；能使各种法、法现象，包括法规范、法部门、法意识、法作用等相互吸收融合。①

“原则”（principle）的词源为拉丁语词 principium，意为“开始、起源、基础、原理、要素”②。法的原则是整个法制活动（包括立法、司法、执法和守法）的指导思想和根本准则，虽具有一定抽象性，但更具备抽象性延伸出的包容性和适应性。法的原则的基础功能为规制法律规则及其实际操作，分为立法原则与司法原则。前者意在对立法者进行约束，是立法时必须遵守的指导原则；后者意在约束执法者的自由裁量，必须贯彻于司法过程。法的原则体现了法的价值和精神。有学者总结，法律原则的表现形式或者形态即为一般条款。法律原则是法律基本精神内涵及价值取向的进一步体现，所以它可以指导不确定概念和一般条款的具体化。③ 法律条款可由原则证成：法律原则经基础性推理可证成法律条款的正当性；在司法中，因应用具体条款而导致不公正时，为达平衡与救济，可直接适用法律原则以填补法律适用的不足。④

由此可从法学视角区分价值和原则：法律价值源于人类的公平、正义等观念，是一种法律的理想，是先验的，且不可证成；而法律原则虽比法的具体规则更为抽象和笼统，但仍是可证成的，其依据即是法律价值。

2. 卫生法的价值和原则

作为重要的部门法，卫生法的价值和原则在学界论述较多。丁朝刚主编的《卫生法学》主张卫生法基本原则为保护生命健康、预防为主、卫生公平性、个体卫生权益和社会卫生权益协调发展⑤。杜仕林主编的《卫

① 卓泽渊：《法的价值论》，法律出版社2006年版。

② 佟占军：《国际经济法基本原则新探》，《北京农学院学报》2002年第3期。

③ 王明成：《论〈传染病防控法〉基本原则的重构——基于新型冠状病毒肺炎疫情防控的思考》，《社会科学研究》2020年第3期。

④ 周安平：《行政程序法的价值、原则与目标模式》，《比较法研究》2004年第2期。

⑤ 丁朝刚：《卫生法学》，北京大学出版社2015年版。

生法学》则区分卫生法的实体性原则及程序性原则，实体性原则包括尊重并保障公民生命健康权、卫生法治、重视医学伦理，程序性原则包括公平对待、公众参与。① 汪建荣认为，我国卫生法立法须遵循：预防为主原则；卫生保护原则；公平原则；保障社会健康原则；患者自主原则。② 刘鑫、连宪杰则认为我国基本医疗卫生法的基本原则应当是国家干预和提供基本保障原则、法治原则、预防为主原则。③ 董文勇提出，卫生母法应遵循以下原则：保障和促进国民健康；国家最终责任原则；公平效率平衡原则；健康事业与经济社会发展相协调原则，而卫生基本法的原则定位应遵循：政府主导、社会协同原则；平等服务原则；公益为主原则；政府必要责任原则。④ 解志勇将卫生法基本原则确定为：生命健康权保障原则，科技促进与伦理约束原则。⑤

3. 公共卫生法的价值和原则

直接讨论公共卫生法价值和原则的文献资料较少。但是，作为整个公共卫生领域的制度规范，公共卫生法应当遵循并体现公共卫生本身的价值原则；作为卫生法的子领域，公共卫生法也应当体现与卫生法的价值和原则。申卫星认为，公共卫生法治的核心价值取向在于实现公共卫生安全与公民基本权利保障的平衡。⑥

劳伦斯指出，公共卫生法应遵循 3 个基本原则：防止对他人构成风险的不伤害原则、保护无行为能力者的最佳利益原则、保护身心健全成年人免受自我伤害的父爱主义原则。新冠肺炎疫情期间，他又主张公共卫生应急状态下公共健康和个人权利的平衡 6 原则：（1）政府干预手段应基于

---

① 安若梦：《解志勇：卫生法基本原则论要 | 法宝推荐》，民主与法制网，http：//www.mzyfz.com/html/1335/2019-05-29/content-1395326.html。

② 汪建荣：《我国卫生法的概念、特征和基本原则》，《中国卫生法制》2001 年第 3 期。

③ 刘鑫、连宪杰：《论基本医疗卫生法的立法定位及其主要内容》，《中国卫生法制》2014 年第 3 期。

④ 董文勇：《论基础性卫生立法的定位：价值、体系及原则》，《河北法学》2015 年第 2 期。

⑤ 解志勇：《卫生法基本原则论要》，《比较法研究》2019 年第 3 期。

⑥ 申卫星：《公共卫生法治的价值取向和机制建设》，《人民周刊》2020 年第 8 期。

科学和数据，而非政治考量；（2）行政管理者要评估当地风险特征，制定有针对性的策略；（3）强制措施的实施需遵循比例原则；（4）为实现公共健康目标，应放弃限制更小原则（Less Restrictive Alternatives）；（5）被限制权利的个体应拥有合法申诉途径；（6）应确保公平正义，避免污名化及对个体、群体的歧视。①

公民个人权利与公众健康权在某些情境下可能存在着冲突，故而突发公共卫生事件的处置常需要限制个体权利乃至公民基本权利。中国特色社会主义法治道路的基本法理共识是坚持人民主体地位、以人为本，凝练为一个典型法治原则，即为权利保障原则。此原则体现在突发公共卫生事件的应对中，就是要将确保人民群众生命安全及身体健康放在优先地位。此原则所涉及的具体权利，不单指生命权、生存权、健康权，还包括“人民对突发公共卫生事件和疫情防控信息的知情权、建议权和监督权，保护患者或疑似病例的治疗权、预防权、个人信息权、人格权、隐私权、财产权等”②。其他基本原则必须在权益保障原则的指引下加以展开。

依法行政意在强调法律缺乏明文规定时，不得随意行政，又被称为行政法定原则或合法性原则，可解释为职权法定、法律优先及法律保留3个子原则。职权法定原则，可表述为：“行政机关实施行政行为，应依照法定权责，法无授权不可为、法定职责必须为”；“行政机关违法或不当行使职权、履行职责的，应依法承担法律责任”。法律优先原则，可表述为：“行政机关实施行政行为，必须以法律、法规、规章为依据，不得与其抵触”；“若行政法规、规章与法律抵触时，需以法律为根据”。法律保留原则，可表述为：“凡由法律规定的事项，行政机关不得擅自作规定”；“法律明确授权的，行政机关可依法作规定”。③ 在公共卫生应急处置工作情境下，何为公权力决策、行使的科学依据；权力行使、自由裁量权边界何在，都应保证有法可依，法律先行。

---

① ［美］劳伦斯·高斯汀、［美］林赛·威利：《公共卫生法：权力·责任·限制》，苏玉菊、刘碧波、穆冠群译，北京大学出版社2020年版。

② 张文显：《依法治疫长治久安》，《法制与社会发展》2020年第2期。

③ 侯国文：《依法行政原则的内涵及其应用》，《区域治理》2019年第51期。

比例原则属行政法的基本原则，是大陆法系公法领域的重要原则。比例原则所包含的子原则目前有二分法及三分法两种学说。目前学界多认可三分法，将此原则分解为适当性原则、最小损害原则（最小侵害原则）以及狭义比例原则。① 比例原则要求所采取措施强度必须得当，可获得利益须大于可预期损失。最小损害原则则要求选择对公民权利带来最少克减，损害程度最低的强制措施。其法理意涵在于，公权力行使对公民权利所造成的侵害应当尽量最小。在应对突发事件和保障人权之间，比例原则的目的在于规制行政紧急权力，包括其行使条件、强度、措施。在我国突发公共卫生事件管理中，行政紧急权力的比例原则可体现于立法规定的行政手段上，在可达到的最大利益与可造成的最小危害间找到尽可能合理的度，尽量避免对个人或集体利益造成侵害，是公共卫生应急政策的决策实施中必须遵循的黄金律。② 在应急管理体系应考量的价值和原则中，比例原则具有不可替代的地位，亦有学者将比例原则归为合理行政原则。

法的效能原则亦被称为效率原则，用以指代法律满足人们追求效率的价值需求、实现人们追求效率的终极目标的属性。法将社会生活中的某些行为以规范形式进行限制，可以减少一些不必要的中间环节，从而提高办事效率，节省社会成本，保持社会良性运转。在重大公共卫生事件应急措施的部署和执行中，效能最优是必须考量的原则，应充分发挥我国举国体制下的综合应急能力，快速反应、判断、处置，合理高效决策，保障应急管理体系的稳健运行。

（三）公共卫生应急管理的法治研究评述

尽管新冠肺炎疫情“大考”为应急管理立法领域提供了广阔的研究空间，然而经梳理文献，本书认为仍然有一定遗憾。

1. 研究视角较为细化

可以看到，长期以来，在应急管理领域，对应急管理体系整体理论框

---

① 胡博远：《论比例原则对突发事件应对中行政紧急权力的规制》，硕士学位论文，天津师范大学，2015 年。

② 宋佳宁、张容：《重大突发公共卫生事件防控中比例原则的适用与完善》，《阅江学刊》2020 年第 4 期。

架的研究较多，聚焦于公共卫生应急管理体系的研究较少，且相对集中地出现于非典及本次突发公共卫生事件之后；在立法领域，单纯关注卫生法或应急法的研究较多，细化至公共卫生法的较少；本体系的立法保障相关文献或探讨应急管理体系立法的合法性、必要性，或针对突发公共卫生事件中的争议性事实进行法律视角分析，却鲜有综合各领域视角对这一体系整体价值原则的反思或阐释。

对任何复杂体系的研究必然要遵循“各个击破”“分而治之”的思路，但从系统论出发，建立起整体的、动态的思维依然是不可或缺的。

2. 价值与原则混淆

由于“价值”与“原则”在不同语境下语义空间相对模糊，大部分研究中并未将二者加以区分。在许多文献中，虽然研究者们更偏好使用“原则”一词，但其具体阐述却往往更偏向价值层面；即使是对同一概念例如“公平”，有研究将其归纳为价值，亦有研究将其概括为原则。严格来说，法律价值既是对立法者的基本要求，又是对法律思想的升华，是法律原则的终极根据。法的价值制约着法律原则的选择，并决定着立法的最终定位，二者既存在相通之处，又有所区别，故而在政策制定及立法研究中，有必要厘清何为价值、何为原则。

3. 缺乏对地方公共卫生立法的关注

根据我国《立法法》，地方立法机关立法权限主要有三：一是为贯彻实施国家有关法律法规，结合本地区实际的实施性（执行性）立法；二是针对本区域地方事务管理活动的自主性立法；三是对于中央立法机关立法权限范围之外的事项的创制性（先行性）立法。

《突发事件应对法》颁布以来，已有多个省级行政区对其进行了地方执行性立法。本次突发公共卫生事件后，在《突发公共卫生事件应对法》尚未颁布之际，许多省级行政区亦出台了地方突发公共卫生事件应急管理条例（办法），但研究者对此关注普遍不多，对相关地方立法文本的研究更是少之又少。

四　公共卫生应急管理体系下的基本医疗研究

新中国成立后的计划经济时期，医疗服务体系发展总体满足了人民基本医疗服务需求，由于历史的特殊性，当时的就诊秩序通过医保制度严格保障，有学者称该时期为“指定就诊式”的分级诊疗。① 自20世纪80年代以来，我国医疗服务体系在市场的自发推动下以医院联合或集团化形式进行整合，到1986年已成立各类医联体184个。② 2009年新医改方案提出，在政府大力引导下，城市和农村分别建立起以社区卫生服务机构和乡镇卫生院为基础的医疗服务网络。③ 而城市医疗服务供给侧改革以公立医院与基层医疗服务机构改革的双线模式推进，并逐渐建立起与国际接轨的“三层级医疗服务体系”，即由基层医疗服务机构提供常见病多发病诊疗、慢性病照护、康复护理等一级基本医疗服务；社区医院提供二级普通专科诊疗服务；三级综合医院提供疑难杂症的诊疗、急诊等高级专科诊疗服务。为促进医疗资源下沉与合理就医秩序的实现，加强不同层级与不同类别医疗服务机构之间的沟通协作，2005年，上海浦东推出全国首个跨城乡区域医疗联合体（简称医联体），同年，国务院办公厅下发《关于推进分级诊疗制度建设的指导意见》提到建设包括医联体在内的不同层级医疗机构合作的资源优化配置模式；2017年国务院正式出台《关于推进医疗联合体建设和发展的指导意见》，全面启动医联体建设，将其作为构建分级诊疗制度的关键性抓手予以推进；2019年国家卫生健康委员会（以下简称卫健委）主导推进县域紧密型医共体及城市医联体建设，推动分级诊疗格局的实现。在健康中国背景下，未来不仅需要克服当前整合过程中医疗服务体系内部的分工不彻底、衔接不流畅等问题，还需要充分调动政府、市场、民间各自的优势力量以加强整体性社会健康管理建设。

而基本医疗作为我国医疗服务体系的基础部分，决定了整个医疗服务体系的效能④，基本医疗服务体系在城乡分别以乡镇卫生院与社区卫生服

---

① 谢宇、于亚敏、佘瑞芳等：《我国分级诊疗发展历程及政策演变研究》，《中国医院管理》2017年第3期。

② 张怡民：《中国卫生五十年历程》，中国古籍出版社1999年版。

③ 代涛、陈瑶、韦潇：《医疗卫生服务体系整合：国际视角与中国实践》，《中国卫生政策研究》2012年第9期。

④ 赵茜、陈华东、伍佳等：《我国基层医疗体系的发展与展望》，《中华全科医学》2020年第3期。

务中心（站）为核心，承担慢性病管理、重点人群健康管理、常见病多发病诊疗、康复护理等基本医疗服务项目，为区域内居民提供全方位全生命周期集预防、诊疗、康复于一体的健康管理服务，为分级诊疗体系承担基础分流作用。2009 年，中共中央国务院出台《中共中央国务院关于深化医药卫生体制改革的意见》（中发〔2009〕6 号），明确医改的目标是"到 2020 年，覆盖城乡居民的基本医疗卫生制度基本建立。人人享有基本医疗卫生服务"，并提出改变基层社区医疗机构服务模式，以居民健康"守门人"的身份承担健康管理职责，本次意见于顶层设计的高度重申了基本医疗服务体系建设的重要性。2016 年《"健康中国 2030"规划纲要》中进一步提出将"以基层为重点"列为六项战略方针的首位。2019 年底在第十三届全国人大常委会第十五次会议上表决通过了《中华人民共和国基本医疗卫生与健康促进法》（以下简称《基本医疗法》）并于 2020 年初施行，从医疗基本法立法层面确认了基本医疗服务体系，以制度的形式对公民的健康权利进行了保障。2020 年"十四五"规划纲要中对基本医疗服务体系的规划编制问题提出更高要求，为人民群众全方位全生命周期健康服务的供给提供体系化保障。

三级综合医院由于其占有的资源优势在整个医疗服务体系的供给端和需求端都形成"虹吸"效应①，进一步固化医疗服务资源的不合理配置，并在一定程度上加剧了基层医疗服务机构资源紧缺的问题，导致基层医疗服务机构无力支撑其基层健康管理职能。例如面对慢性非传染性疾病发生率的不断上升，基层医疗服务机构缺少对该类疾病复杂成因的有效识别机制和控制体系，造成医疗护理成本的增加。② 而此次突发公共卫生事件应对情况也暴露出基层医疗服务体系应急管理上的不足，如公共卫生医师的权利义务法律规范不足，基层医疗服务机构与基层公共卫生不协调、人力资源质与量不对应，最终导致新发重大传染病面前基层医疗应对乏力。因

---

① 申梦晗、李亚青：《医疗保险干预能否缓解三级医院的"虹吸效应"？——基于某大城市的实证研究》，《公共行政评论》2021 年第 2 期。

② ［美］劳伦斯·高斯汀、林赛·威利：《公共卫生法：权力·责任·限制》，苏玉菊、刘碧波、穆冠群译，北京大学出版社 2020 年版。

此，在疫情常态化背景下，亟须从“平战结合”的角度出发，在公共卫生应急管理体系的框架内进行基本医疗卫生服务的变革与发展，使得社区健康的日常长效管理，能够服务和助力新发传染病应急管理，进而提高公共卫生应急管理效率和水平，推动社区健康治理体系和治理能力的现代化。

为促进实现我国基本公共卫生服务均等化，原国家卫生计生委于2017年2月公布《国家基本公共卫生服务规范（第三版）》，规定了包括慢性病健康管理、重点人群健康管理与传染病和突发公共卫生事件应急处置在内的13项基本公共卫生服务项目。所以，乡镇卫生院和社区卫生服务中心（站）等基层医疗卫生机构提供健康管理在政策依据上详细可考，但在机构建设和机制设计上仍需要通过基层“医防融合”加强应急管理能力在社区健康管理中的效用。公共卫生应急管理体系是医疗服务与公共卫生在应急管理领域的结合，决定了国家应对突发公共卫生事件的能力和效率。2003年严重急性呼吸综合征暴发推动了我国突发公共卫生事件应急机制的建立，自此，我国逐步建立起以“一案三制”为基本框架的公共卫生应急管理体系，2008年的政府工作报告中提出“全国应急管理体系基本建立”。在随后几年国内公共卫生应急管理体系建设以及卫生援外活动中，我国的突发公共事件监测预警与应急处置能力也在不断提高。但近几年突发公共卫生事件频发，多点触发机制未达预期成效，早期预警失灵，需要我们持续思考公共卫生应急管理体系的建设完善问题，从“医防融合”角度建设提升基层社区健康管理水平。

从公共卫生学科的视角来看，我国在基本公共卫生服务建设方面已经有了一定的进展，但是面对日益复杂严峻的社会挑战，需要从体系和能力现代化建设上进行突破。秦江梅通过对近年基本公共卫生服务政策开展情况进行研究提出，自2009年新医改以来随着总体财政投入和人均筹资水平的增加，基本公共卫生服务项目在数量和质量上均有所提升，居民健康状况得到改善并回应了新医改对基本医疗卫生服务平等性的要求①；赵鹏宇等在Donabedian卫生评估框架下探讨我国基本公共卫生服务体系的建

① 秦江梅：《国家基本公共卫生服务项目进展》，《中国公共卫生》2017年第9期。

设现状，客观上认可了前者对其在服务内容、筹资水平、绩效考核等方面的积极评价，但提出在项目调整机制、医防融合与信息化建设方面需要继续加强①。基于我国客观条件下人口结构老化、慢病高负担化以及健康政策导向助推社区健康管理事业发展②；组织层面上基层健康管理主要依靠基层医疗卫生机构③；实施层面上高层次公共卫生人才供给不足④等的现实情况，我国需要通过对比学习国内外社区健康管理模式，在社区医疗卫生服务与健康管理融合的探索中创新我国基层医疗卫生服务提供方式⑤，从体系、机制、个人三层次进行改革，以提高整合型基层医疗与公共卫生服务水平⑥。

该观点得到了医疗体制改革领域内许多学者如李玲等的支持，提出为突破现有的医防分离发展路径，必须从根本的卫生理念和激励机制出发，创新医防合作发展机制，建设医疗卫生应急与常态化健康管理体系，促进我国医疗卫生治理能力现代化。⑦ 在此总体框架下，梁思园等通过对医联体模式的建设情况进行梳理，提炼出区域医联体的实践有助于搭建不同类型和层级间医疗卫生机构合作关系的观点；但为保证服务连续性，构建整合型区域内医疗卫生服务体系⑧，刘国恩进一步提出可以通过开放市场吸

---

① 赵鹏宇、尤莉莉、刘远立：《基于 Donabedian 质量理论国家基本公共卫生服务项目实施效果评价》，《中国公共卫生》2020 年第 5 期。

② 周光清、付晶、夏瑶等：《城市社区健康管理理论与实践经验探讨》，《中国全科医学》2018 年第 36 期。

③ 李江、陶沙、李明等：《健康管理的现状与发展策略》，《中国工程科学》2017 年第 2 期。

④ 周葭蔚、付航、王若溪等：《我国公共卫生医师培养现状及影响因素研究》，《中国卫生政策研究》2020 年第 2 期。

⑤ 于梦根、袁蓓蓓、孟庆跃：《基层医疗卫生服务整合的国际经验及对我国的启示》，《中国卫生政策研究》2018 年第 6 期。

⑥ 隋梦芸、叶迎风、苏锦英等：《国内外社区健康管理模式研究》，《医学与社会》2020 年第 4 期。

⑦ 李玲：《探索全民健康体系的中国方案》，《人民日报》（海外版）2020 年 6 月 9 日。

⑧ 梁思园、何莉、宋宿杭等：《我国医疗联合体发展和实践典型分析》，《中国卫生政策研究》2016 年第 5 期。

纳社会资本的方式，倒逼医疗体系龙头的公立医院进行改革以改变医疗服务供应模式①。

从社会保障的视角下进行探索，社会政策的本质是为人实现更高水平生活的工具，因此满足居民各类社会需求包括健康需求是其基本职能②，但现有的社会政策体系受到客观经济社会发展水平的限制，尚不能有效回应健康中国战略的要求，因此除在顶层法律设计上对健康权利进行确认以外，需要从制度层面保障公民权利，并在政策理念上明确健康导向，逐步建构全民健康的社会政策体系③。高丽茹和彭华民进一步研究特殊人群的社会福利，提出困境儿童是当前中国的重要社会问题，中国儿童福利体系需要再取得更纵深意义上的发展；流动人口作为当代中国的另一社会现象，可以通过社会政策的嵌入，实现对其聚居区的有效治理。④

郑功成和桂琰总结医疗保障体系作为中国社会保障制度体系重要组成部分，现已取得重要进展，但在人口老龄化、疾病普变化、健康需求增加等现实挑战面前，仍存在法制不健全、体系残缺、内部领域不协调等体系建设问题，需要从理念更新、制度建构、政策落实各个层次对医保体系进行完善。⑤ 申曙光和彭浩然也认同人群间、区域间的具体制度差异制约医保公平性，在实现全面医保的过程中只有兼顾保障程序正义与实质正义，才能真正实现“人人都享有公平的基本医疗保障制度”的目标。⑥ 郑彬睿和韩克庆利用福利制度的社会兜底性作用，提出将突发事件应急管理的刚性控制与福利制度的弹性调节相结合，有效发挥政府在危机中的调节作

① 刘国恩：《以放开医疗市场倒逼公立医院改革》，《中国医药报》2014 年第 6 期。

② 岳经纶、黄博函：《健康中国战略与中国社会政策创新》，《中山大学学报》（社会科学版）2020 年第 1 期。

③ 岳经纶、程璆：《新中国成立以来社会福利制度的演变与发展——基于社会权利视角的分析》，《北京行政学院学报》2020 年第 1 期。

④ 刘玉兰、彭华民：《社区抗逆力培育：流动人口聚居区治理的社会工作策略研究》，《人文杂志》2019 年第 8 期。

⑤ 郑功成、桂琰：《中国特色医疗保障制度改革与高质量发展》，《学术研究》2020 年第 4 期。

⑥ 申曙光、彭浩然：《全民医保的实现路径——基于公平视角的思考》，《中国人民大学学报》2009 年第 2 期。

用，缓解突发事件给予社会的负面冲击，保障民生安全。①

从交叉学科的视角来看，谢琪等设计随机对照试验并使用卡方检验的统计方法，提出社区健康管理模式能够显著提高慢性病控制效果②；张敏等使用文献分析的方法，采用多维度评价体系，对我国目前慢性病社区健康管理现状进行分析，提炼出慢性病社区健康管理虽取得一定成效，但目前投入产出比较低，效果、效率、公平性亟待提高，需要从机制上进行改善的结论③。而通过开展家庭医生式社区健康管理的模式，或可成为健康干预、慢性病管理的路径之一，促进公共卫生与基本医疗的融合。④ 在"互联网+"的背景下，张瑞利和丁学娜挖掘利用数字信息平台协同基层社区多主体共同参与突发卫生事件应急管理的思路⑤；渠慎宁和杨丹辉则进一步提出运用通过人工智能、区块链等智能技术提高突发公共卫生事件的智能化应对水平⑥。靳彬等通过 10 家医疗机构的问卷调查与结构化访谈，得到当前医疗机构的卫生应急体系基本建成，需从资源保障和体系规范上进一步建设医疗系统应急体系，从而提高整体公共卫生应急管理能力。⑦ 孔建芬等总结重大突发公共卫生事件发生时，发现医疗机构存在人流量大、应急物资紧张等问题，为此可从人员筛查与检测、人流控制、早期预警、应急物资储备调配等方面健全医疗机构应急管理体系，提高医疗

---

① 郑彬睿、韩克庆：《如何协同福利体制与应急体系？——新冠肺炎疫情跨界危机中的制度衔接》，《公共行政评论》2020 年第 3 期。

② 谢琪、郝义彬、田庆丰：《社区健康管理在城市社区慢性病管理中的应用及对慢性病控制率影响分析》，《智慧健康》2019 年第 4 期。

③ 张敏、肖月、袁静等：《我国慢性病社区健康管理现状研究》，《成都医学院学报》2019 年第 5 期。

④ 彭国强、吴伟、黄杰等：《开展家庭医生式社区健康管理主路径探索》，《中国初级卫生保健》2015 年第 3 期。

⑤ 张瑞利、丁学娜：《"互联网+"背景下突发公共卫生事件中社区应急管理研究》，《兰州学刊》2020 年第 7 期。

⑥ 渠慎宁、杨丹辉：《突发公共卫生事件的智能化应对：理论追溯与趋向研判》，《改革》2020 年第 3 期。

⑦ 靳彬、骆达、詹引等：《医疗机构卫生应急体系建设现状研究》，《中国卫生事业管理》2019 年第 1 期。

机构公共卫生防护水平。① 而作为医疗卫生体系的基石，基层医疗卫生机构的应急管理能力建设必须得到保障，李耀华等从应急预案、监测预警能力、人才队伍建设、公共卫生经费投入、医务人员业务培训和应急演练、应急物资储备以及居民卫生应急素养健康教育 7 个方面探讨了提高其突发公共卫生事件应急管理能力的可能性。②

从国家治理的视角来看，随着社会复杂性和脆弱性的增加，应调整社会治理思路，改革政府治理模式，调整政府与其他社会参与主体之间的关系。卫生保健治理体系调整的关键问题之一在于体系建设的末端缺失，即基层建设不足导致卫生保健服务无法充分实践。从公共卫生学科的视角来看，现有框架下建立的公共卫生体系无法适应日益复杂的突发紧急状况，因此可从公卫系统的基本要素出发，调整所应做的公共卫生应急准备工作。在医疗卫生体制改革的研究方面，其改革思路可以从卫生保健服务的上游供给切入，即考虑上游的重大卫生政策制定或变更。以疾病预防控制中心为例，通过提供国内技术援助；协助计划及程序的制定；沟通国内机构与国际伙伴、多边组织合作等方式来支持世界各国扩充公共卫生应急管理（Public Health Emergency Management，PHEM）容量，这一思路契合了《2005 年国际卫生条例》中增强 PHEM 核心能力的要求。从社会保障的视角来看，COVID-19 大流行进一步揭示出“社会经济平等、健康公平与人类健康”之间的关系，启示各国应制定相应的社会政策，并采取系列近期和长期的干预措施防范突发重大公共卫生事件，促进社会公正平等，保障人民健康。

纵观国内外相关研究文献，既有从理论分析角度对基本医疗卫生体系发展进行的总结，也有适应我国具体国情进行的实证分析研究，但较少有文献是从国家治理体系与治理能力现代化与基本医疗卫生体系的发展相结合的角度出发进行相关研究。

---

① 孔建芬、邵浙新、袁菁鸿：《重大突发公共卫生事件中医疗机构应急防控的难点与对策分析》，《卫生经济研究》2020 年第 8 期。

② 李耀华、赵金香、何晅扬：《健康中国视域下基层医疗机构突发公共卫生事件应急管理问题研究》，《中国初级卫生保健》2020 年第 8 期。

第三节　国家治理能力现代化框架下公共卫生应急管理体系的构建逻辑

构建公共卫生应急管理体系与推进国家治理现代化密不可分。对于公共卫生应急管理体系与国家治理现代化的紧密联系可以从以下两个层面加以理解：一方面，公共卫生应急管理体系的构建是推进国家治理现代化的一个重要抓手。公共卫生应急管理体系是国家安全治理的重要内容，亦是国家治理体系和治理能力现代化的重要组成部分；另一方面，只有将公共卫生应急管理纳入国家治理的视域，才能更好应对重大公共卫生事件，这也契合了习近平总书记所提到的："要从顶层设计上提高公共卫生体系在国家治理体系中的地位"。因此，进一步完善公共卫生应急管理体系，必须从国家治理现代化视角出发。

全面构建和完善我国公共卫生应急管理体系，既是全球化疫情防控常态化时期的重中之重，也是学术界面临的重大理论挑战。基于此，本书的核心研究问题确定为：如何以提升国家治理能力为抓手，以人民卫生健康治理理论为主轴，以人类卫生健康发展的共性规律、价值和原则来构建我国公共卫生应急管理体系。具体来说，包括客观评价和总结不同经济、文化和政治制度的国家和地区公共卫生应急管理体系构建的经验教训，提出适合我国国情的公共卫生应急管理体系的价值、原则和理论框架，推动关于中国公共卫生应急管理理论创新和体系构建，并在此基础上通过科学合理的制度设计辅之以有效的制度实践和保障，通过制度创新为完善公共卫生应急管理体系提供技术支撑和创新方向，做好顶层设计和路径规划。

本书沿着"理论基础—制度设计—制度实践—制度保障—制度创新"的逻辑思路展开。

首先，理论基础部分包括国内外研究述评、国家治理能力和治理体系在公共卫生应急管理中的产生和发展的相关理论、突发公共卫生事件防控的相关经验和制度优越性、构建公共卫生应急管理体系的价值和原则。

其次，在以上理论研究基础上，进行以线性化控制为主导的应急管理制度设计，以应对突发性强、传播速度快、致病率高的公共卫生风险事件的挑战。为解决线性化控制中的制度失灵等问题，通过反思既有制度设计的前提与机理等内容，以合作共治为导向，引入“多点触发”机制为优化与再造制度设计提供新的思路、方法与理念，从而实现由“后果控制”“预防控制”到“合作治理”的制度设计转型升级。

再次，在制度设计的基础上，以强化临床研判—公共卫生风险评估—行政管理决策—防控协同能力支撑的突发公共卫生事件的全周期应对机制为目标，并通过基于制度分析与发展框架进行实然性的对比与检验，从权利与救济（操作选择规则）—权力部门（集体选择规则）—政治运作（宪法选择规则）3个层面对公共卫生应急管理体系内的行动者和行动舞台进行分析，提出形成一个包含多因素的全过程的动态决策模型，形成党、政、企、社、民、媒的全领域全方位协调合作、联防联控、群防群控机制，打造时间、空间、人群间和媒体舆论“四维”格局，综合提高突发公共卫生事件的智慧应对能力，进而实现国家治理体系与治理能力现代化在公共卫生领域的实践。

复次，从现实出发，根据“全过程管理”“动态应对”“平战结合”等原则贯穿现行制度保障，在遇到公共卫生风险时能够迅速获得信息，广泛调动专业知识和物质支持网络，迅速调整行为和结构以适应不断变化的环境，增加公共卫生应急管理体系的弹性和复原力。

最后，基于新一代信息技术，以增强公共卫生应急管理体系的韧性为基础，总结在平战结合全流程的应用实践经验，论析其概念和内涵，归纳公共卫生的特点与数字化前沿技术的优势和不足，提出打造公共卫生应急管理的数字化新模式，进行公共卫生应急管理体系的创新与发展研究。

第二章　国家治理能力和治理体系在公共卫生应急管理中的现代化

新中国成立以来，党领导人民经历了国家统治、国家管理和国家治理现代化的三个发展阶段。2013 年党的十八届三中全会首次提出“全面深化改革的总目标是完善和发展中国特色社会主义制度，推进国家治理体系和治理能力现代化”；2019 年党的十九届四中全会从新的历史高度对推进国家治理体系和治理能力现代化进行系统总结，提出与时俱进完善和发展的前进方向和工作要求；2020 年党的十九届五中全会提出，“到 2035 年基本实现社会主义现代化的远景目标”，基本实现国家治理体系和治理能力现代化。国家治理现代化是实现中华民族伟大复兴的强大动力和实现“两个一百年”奋斗目标的重要保障。“国家治理体系”是在党领导下管理国家的制度体系，包括改革开放发展、社会稳定运行、内政外交国防、治党治军治国等多方面内容。“国家治理能力”则是运用国家制度管理社会各方面事务的能力，二者构成了有机整体。

第一节　国家治理能力在公共卫生应急管理中的现代化

国家治理能力是一个国家独有的“潜能”，它并非在独自发挥着天然作用，在由睡眠状态向释放状态的转变过程中存在着多层次的能力生产环节和生产机制。事实上，它是在相应的国家结构、国家行动、国家组织的合成和作用之下，将“组织资源”“价值资源”和“物质资源”3 种原料，转化为国家治理实际效能的一个复杂的过程。尤其是在突发公共卫生应急管理体系中，国家治理能力与资源要素和机制之间的复杂性更加显性地彰显出来。

一 国家能力与国家治理能力之间的界定

国内有学者指出，国家能力包括汲取、调控、合法化和强制的能力，是实现国家意志和发展目标的能力，它主要表现为政府在实现发展目标的过程中，从社会之中提取的份额。① 实际上，国家应对突发公共卫生事件的能力才是“公共卫生应急管理国家能力”概念的本质，它是由国家与社会相互作用关系演绎而来的。公共卫生应急管理的国家能力限定为国家在国际、国内两个层面，通过与应急管理过程中其他参与主体之间相互作用，进而贯彻实施应对突发公共卫生事件的能力。

公共卫生应急管理的国家治理能力并非通常所说的公共卫生应急管理的国家能力概念，而是国家应对突发公共卫生事件时完成和实现公共卫生应急管理的能力。公共卫生应急管理的国家治理能力主要表现为国家创造的公共卫生应急管理的治理绩效，实现应对突发公共卫生事件治理目标的能力，是在突发公共卫生事件发生的背景下，国家能力在应急管理治理议题中的显性表现。

公共卫生应急管理的国家治理是基于公共利益而管理国家公共卫生事务的集体行动，这一目标任务具有规范性，即通过管理国家的公共卫生事务，使得国家的所有成员都可以相互满足需要、互惠互利、共同受益并最终实现对突发公共卫生事件的及时、高效的管理。

二 公共卫生应急管理的国家治理能力

国家治理能力是制度吸纳力、制度整合力和制度执行力的系统集成。其中，国家制度吸纳力，即国家政权合法性获得人民认同的能力，具体指保障公民权利、保障人民主体地位的能力，实现社会公共利益、实现社会公平正义程度的能力，是吸纳现代化过程新产生的社会阶层进入现行体制

① 王绍光、胡鞍钢：《中国国家能力报告》，辽宁人民出版社 1993 年版，第 6—7 页。

的能力。制度吸纳力的对立面是制度排他、制度索取。制度吸纳力是从国家与公民关系、执政党与人民关系的角度来界定的国家治理能力，公民权利是国家制度吸纳力的基石。国家制度整合力可以理解为形成并巩固统一国家的能力、执政党的领导力、中央对地方的统合力、国家排除特殊利益集团干扰并基于国家利益做出决策的能力。国家权力是制度整合力的基石。国家制度整合力的对立面是国家制度碎片化，即不同的制度相互之间目标冲突、内容交叉、机制断裂、过程繁杂。国家制度执行力，即国家意志的执行能力。制度生命力在于执行，国家制度生命力在于运用制度资源治理国家的实际效能。在根本制度层面，坚持和完善党的领导制度体系，是我们国家制度整合力的强项。执行速度、执行准确度、执行效能程度是衡量制度执行力的 3 个基本维度。制度执行力的对立面，是制度自身缺乏执行力、执行主体执行不力、执行效能低下。

公共卫生应急管理的国家治理能力在应急管理过程中的功能表现为应急响应能力，包括应急管理动议、应急管理决策和应急管理执行 3 种基本能力，其判断标准是应急管理动议是否全面及时、应急管理决策是否正确明智、应急管理执行是否有力高效。公共卫生应急管理的国家治理能力源于国家治理体系，但公共卫生应急管理的国家治理体系并非无数个体的杂乱组合，而是服从国家集体行动的一般组织法则而构建起来的一套公共卫生组织体系，所以更准确地说，公共卫生应急管理的国家治理体系的设计和构建，即分工、协调和控制制度的设计和安排状况决定了公共卫生应急管理的国家治理能力。这就是基于公共卫生应急管理的国家治理体系的国家治理能力观，它应当胜过强调治国人才作用的公共卫生应急管理的国家治理能力观，也优于强调外在环境条件作用的公共卫生应急管理的国家治理能力观。

三　公共卫生应急管理的国家治理能力的来源

国家实现突发公共卫生事件应急管理治理目标的特定力量是公共卫生应急管理的国家治理能力，国家对各种公共卫生资源进行整合、调配和综合使用所达成的整体结果和效能是其本质。因此，要深刻地理解和把握公共卫生应急管理的国家治理能力的基本轮廓和内在原理，就要着眼于公共卫生应急管理的国家治理能力的逻辑起点，即公共卫生应急管理的国家治理能力所依凭的各种资源要素。这种过程导向的研究路径，以探索公共卫生应急管理的国家治理能力的来源为核心。根据公共卫生应急管理的国家治理能力主体和性质的不同，可被界分为组织、价值和物质3种类型。

（一）作为有公共卫生应急管理组织的国家

国家需要有承担公共卫生应急管理职能相应的组织机构，公共卫生应急治理推动了国家自身职能的扩展，国家权力作用的广度和深度增强，医疗卫生事业成为国家积极介入的重要领域。国家职能的扩展和权力延伸则需要相应的载体，其中最为重要的载体是相应的应急管理组织机构。在国家积极进行公共卫生应急治理的过程中，卫生行政机构的设立和有效运转发挥着不可替代的作用。中华人民共和国应急管理部是国务院组成部门，2018年3月根据第十三届全国人民代表大会第一次会议批准的国务院机构改革方案设立，其主要职责是组织编制国家应急总体预案和规划，指导各地区各部门应对突发事件工作，推动应急预案体系建设和预案演练、建立灾情报告系统并统一发布灾情，统筹应急力量建设和物资储备并在救灾时统一调度，组织灾害救助体系建设，指导安全生产类、自然灾害类应急救援，承担国家应对特别重大灾害指挥部工作、指导火灾、水旱灾害、地质灾害等防治以及负责安全生产综合监督管理和工矿商贸行业安全生产监督管理等。公安消防部队、武警森林部队转制后，与安全生产等应急救援队伍一并作为综合性常备应急骨干力量，由应急管理部管理，实行专门管理和政策保障，采取符合其自身特点的职务职级序列和管理办法，提高职业荣誉感，保持有生力量和战斗力。应急管理部要处理好防灾和救灾的关系，明确与相关部门和地方各自职责分工，建立协调配合机制。

（二）公共卫生应急管理体系的国家治理能力的价值基础

公共卫生应急管理体系和治理能力是相关而有别的关系。国家治理体系和治理能力是一个国家制度和制度执行力体系的集中体现，两者相辅相成，单靠哪一个治理国家都不行，而公共卫生应急管理体系的国家治理能力是有其价值基础的。

公共卫生应急管理体系的国家治理能力价值是指体系构建的指导原则和行为准则，不同的价值观念可能导致迥然不同的实践行为和体系形态，因此挖掘人类卫生健康体系发展的共性规律，凝练合理且符合人道主义的价值并证成是构建公共卫生应急管理体系的关键步骤。公共卫生应急管理体系的价值是随着时代的变化而不断发展完善的。

国家治理现代化是以人民为中心作为价值论，国家治理现代化的根本宗旨和价值取向，是为了最广大人民群众的幸福，是“人的全面发展、社会全面进步”。国家治理现代化，来源于人民、服务于人民、验证于人民，一切以人民群众的伟大实践和需求为归依，体现以人民为中心的改革和发展价值取向。这里的“人民”是集体含义和个体含义的综合，既包括全体人民的共同利益和公共利益，也包含每个个体权利和利益的实现。中国是社会主义国家，人民当家作主，以人民为中心。我国实行的是人民民主制度，这就决定了我国在突发公共卫生事件中最高的利益和根本的价值取向，最首要的保护对象就是人民。而在笔者看来人民当家作主应包括两个方面：一方面是全民参与，积极投身于公共卫生风险防控中，建言献策，身体力行，总而言之就是在保证基本健康状况不受到影响的情况下，积极发挥人民群众的主观能动性，将以政府为主体的宏观防控落实到以街道社区甚至居民楼等小单位的基层，这不仅能够保证基本政策在基层的不落空，同时也是人民权利的一大发扬；另一方面是无论政策如何变化，始终向人民生命财产安全与根本利益倾斜，始终设身处地地为人民群众生命安全和身体健康着想，体现了人民利益至上的价值理念优势。本次突发公共卫生事件发生后，中国政府实现了免费检测，免费治疗，应收尽收一个不漏；方舱医院给每人提供生活用品，一日三餐供应充足，伙食标准由国家规定；对数万名确诊病例和疑似病例集中收治、全力救治，对几十万名密切接触者开展医学观察；对重症患者实行一人一案，院士领衔的强大专家团队进行临床一线指导；高度重视和关心爱护奋战在一线的医护人员，强调要对医护人员进行定期体检，这些都是人民利益至上价值理念的生动诠释。

（三）物质资源与公共卫生应急管理的国家治理能力

物质资源，包括人力、物力、财力等。国家本身并不生产这些资源要素，实际上资源也必须要取之于社会，也正是因为这个因素，它可以称为国家治理能力的物质来源。公共卫生应急管理的国家治理能力与物质资源之间呈正比例的关系，当物质资源很充足时，不仅国家应对突发公共卫生问题的能力会显著提高，而且在公共卫生应急管理方面的国家治理能力也是在提高的。各级人民政府要建立处理突发公共卫生事件的物资储备。物资储备作为公共卫生应急响应能力的重要组成部分，亟须着眼补短板、堵漏洞，科学调整储备的品类、规模、结构，优化关键物资生产能力布局，健全公共卫生应急物资储备机制，有效提高应急物资储备效能。发生突发公共卫生事件时，应根据应急处理工作需要调用储备物资，卫生应急储备物资使用后要及时补充。

应急保障突发公共卫生事件应急基础设施项目建设经费，按规定落实对突发公共卫生事件应急处理专业技术机构的财政补助政策和突发公共卫生事件应急处理经费。应根据需要对边远贫困地区突发公共卫生事件应急工作给予经费支持。国务院有关部门和地方各级人民政府应积极通过国际、国内等多渠道筹集资金，用于突发公共卫生事件应急处理工作。完善与物资保障相辅相成的物资运输系统，形成集中管理、统一调拨、配送，建立高效安全可控的应急物资供应保障网。鼓励多元的储备形式，健全应急物资合同和实物储备、政府储备、企业储备、社会储备、生产能力储备、家庭储备等多轨道储备管理机制。优化产能的区域布局，建设公共卫生应急储备中心，建立或储备必要的柔性化物资生产线。对于无法快速生产采购的物资，加强实物储备并建立轮换使用机制，提升储备效能。建立规章制度，引导应急物资“储备于民，藏于民”的机制，发挥社区微型消防站等设施的作用，做好社区的储备工作。在一些商业区建立地区应急合作体，做好企业与社区共同合作的物资储备工作。鼓励发展慈善事业，引导海内外社会力量捐赠符合条件的应急物资，推动红十字会、慈善组织高效运转，增强透明度。

四　公共卫生应急管理的国家治理能力生产机制

公共卫生应急管理的国家治理能力来源的存在标志着国家具有行使应急管理能力、实施应对公共卫生事件目标的资源条件，这是公共卫生应急管理的国家能力的基本前提。然而，拥有这样的潜能并不意味着其应急管理效力的现实发挥或者充分施展。公共卫生应急管理的国家能力的资源要素只有经过特定机制的加工和转化，才能被整合、形构为公共卫生应急管理的国家治理能力本身。因此，如果说公共卫生应急管理的国家治理能力的来源是其基础所在，公共卫生应急管理的国家治理能力的生产机制则是决定国家应对突发公共卫生事件力量强弱和治理绩效优劣的关键环节，其个性化之差异是各个国家之间产生分别的根本指标。

（一）国家结构的聚合机制

公共卫生应急管理的国家能力通常将国家能力与国家自主性联系起来，并倾向于认为二者成正相关关系，即国家自主性越强，国家能力就越强。① 其实，国家自主性的实质可被还原为国家机构和组织内部的凝聚力与向心力。公共卫生应急管理的国家能力本质上是纵向的从中央到省、市一级设立了专职机构负责突发公共卫生事件的协调与管理工作以及横向的在政府各职能部门之间的责任分工和组织协作，突发公共卫生事件的处置往往涉及医疗卫生、通信、交通、安全等多部门的共同参与，各部门之间及时、高效的沟通与协调是有效应对和处置的前提②。当公共卫生应急管理的国家能力来源的“制度”维度与公共卫生应急管理的国家结构的聚合机制很好地相结合时，公共卫生应急管理的国家治理能力就会显著提高，治理体系的现代化建设也会更加的完善。我国正是将公共卫生应急管理的国家能力来源的“制度”维度与公共卫生应急管理的国家结构的聚合机制结合起来，发挥了制度的最大优势。我国是政府与社会深度融合的体制，正是因为中国特色社会主义制度独特的制度优势，国家结构的聚合机制才得以在制度优势的基础上显现出来，中央管控和国家统筹使得应对突发公共卫生事件的资源更合理地分配，应对突发公共卫生事件的措施才得以有力执行。制度优势下的国家结构的聚合机制是一个国家最重要的优势，而要探究为何中国能够取得这样的成绩，需要追溯中国做出的抗疫安

① 王浦劬、汤彬：《论国家治理能力生产机制的三重维度》，《学术月刊》2019 年第 4 期。

② 郝爱华、马聪媛、何群等：《美国卫生应急管理的组织结构与职责及经验借鉴》，《中国公共卫生管理》2014 年第 3 期；薛澜：《从更基础的层面推动应急管理——将应急管理体系融入和谐的公共治理框架》，《中国应急管理》2007 年第 1 期；潘松涛：《浅谈突发公共卫生事件应急体系建设》，《中国公共卫生管理》2010 年第 1 期。

排以及背后先进的制度支持。

一是在于中国共产党的集中统一领导、国家具有聚合性凝聚力的优势。在本次突发公共卫生事件中，党中央全程研判指导，快速决策积极响应，全面领导落实。在此基础上做出了两个阶段的决策：第一阶段，针对国内疫情暴发与蔓延程度的不同和城市战略地位、人口规模等的不同，党中央制定了“内防扩散、外防输出”与“外防输入、内防扩散”并举的防控政策，并进一步明确了突发公共卫生风险防控“分类指导”的方针，有效做到了“外防输入、内防扩散”；第二阶段，在国内形势持续向好、我国公共卫生风险防控阶段性成效进一步巩固，但境外公共卫生风险快速蔓延呈现出“大流行”趋势、我国公共卫生风险防控境外输入压力增大的新形势下，准确把握国内外公共卫生风险防控和经济形势的阶段性变化，及时完善我国公共卫生风险防控策略和应对举措，制定了“外防输入、内防反弹”的重点工作防控策略，并做出了公共卫生风险防控工作常态化的决策。在本次突发公共卫生事件防控的执行中，全党以上下贯通、执行有力的严密组织体系，实现了党的组织和党的工作全覆盖：党的地方组织、各级党委保证党中央各项决策部署在本地区落实落地，全面加强本地区公共卫生风险防控工作；基层党组织，特别是各居委会和村委会，通过网格化管理、拉网式排查，充分发挥了战斗堡垒作用，促成了群防群治抵御疫情的工作成效；机关企事业单位党组织全力以赴做好医疗救护、科研攻关等工作；广大党员干部“不忘初心，牢记使命”，关键时刻成为群众的主心骨，广大党员积极带头亮身份、立标杆、做表率，发挥出全体党员的模范带头作用。而这些无一例外都是党集中统一领导的优势。

二是在于全国一盘棋集中力量办大事的优势。结合国家聚合机制理论，运用整体思维和辩证思维，统筹兼顾，各方面积极因素和力量，在党的统一领导下，形成强大合力。全国一盘棋、集中力量办大事的显著优势，是我们应对常态化治理、破解发展难题的重要法宝，也是应对非常态化治理、克服重大公共卫生安全挑战的重要法宝。这次抗击突发公共卫生事件中更能体现出这一制度的优越性。无论是“一方有难八方支援”，全国人民以最快速度集中优势力量投入到“湖北保卫战”“武汉保卫战”中去，人民解放军奔赴前线，承担起急难险重任务；19 个省份对口支援湖北省除武汉市外的16个市州及县级市；重要物资实行统一调度，优先保障湖北、武汉人民群众的“药箱子”“米袋子”“菜篮子”等生活方面的应对；还是全国4万多名医护人员火速驰援，迅速征用多家医院，安排3000余张病床；火神山、雷神山两所医院在10余天时间内接连建成，多个方舱医院迅速完工；全国优势科研力量集中攻关，快速测出病毒全基因组序列，研发出诊断试剂盒，大规模筛选治疗药物，疫苗研发多条技术路线同步开展；财政部门不断加大对疫情防控的经费保障力度，确保医疗救治和疫情防控资金等在突发公共卫生事件科研方面的应对，都体现了集中力量办大事的优越性。相比于其他国家下辖行政区域内松散的治理和寥寥无几的响应或援助，中国的这一制度，值得每个国家学习和借鉴。

（二）国家行动的合法化机制

公民对国家合法性的心理认同是公共卫生应急管理的国家能力来源之一，国家公共卫生应急管理的治理会增强民众对国家治理能力的认同感。公民对观念中国家的认同不仅仅停留在表面，当国家将应急管理体系中宣称的公共卫生应急管理职能以具体措施和行动的方式予以落实，公民对观念中国家的认同与信赖才会转变为对现实中国家的认同与信赖，也会更深刻地考量国家的合法化机制于公民扮演着何等重要的角色。同时，国家也在通过自己的方式强化公民对国家的支持和认同，例如，通过国家公共卫生应急管理的治理改善了国家与公民之间的联系与联结，使公民的生命健康权利得到有效保障，极大地增强了国家政治权利的合法性。

“良好的健康不仅是人类福利的内在组成部分，而且有利于其他许多人类目标的实现。健康的缺乏会剥夺人们作出选择、把握社会机遇、规划未来的权利”①。以中国为例，中国人民普遍认为生命权是基础人权，人权的其他内容是衍生品，居民对生命安全的要求比对自由要求更高，当生命权受到影响时，自由权作为衍生权利的效用为零，故而中国人民更愿意通过牺牲自由权来维护个人与集体的生命权。中国看重对生命的尊重。在突发公共卫生事件暴发之后，中国举全国之力投入到防控和患者的救治之

---

① 王绍光、何焕荣、乐园：《政策导向、汲取能力与卫生公平》，《中国社会科学》2005年第6期。

中。所有参与的工作人员和居家隔离的市民都做出了巨大的牺牲，疫区已成为没有硝烟的战场。彻查病原，防止扩散，全员检测，尽力救治每一个人。由此可知，公共卫生应急管理的国家治理能力与国家的合法性之间是一种相互强化、相互依赖的关系，它贯穿于国家落实的具体行动和措施之中。当国家以合法性机制为出发点，以贯彻落实行动和措施为中心点，承担起公共卫生应急管理的责任与义务时，公共卫生应急管理的国家能力和国家行动的合法化机制就起到了相辅相成的作用，为公共卫生应急管理的国家治理体系的现代化建设提供了理论依据。

（三）国家组织的延展机制

国家对各种公共卫生资源进行整合、调配和使用是公共卫生应急管理的国家治理能力的实质效能，而将效能运用到实践中要依靠于完善的公共卫生资源传输链通道。在公共卫生应急管理的国家治理领域里，表现为国家公共卫生应急管理体系纵向和横向延伸所结成的严密的组织网络。通过国家公共卫生应急管理组织和机构对公共卫生事件的有效的网络式层级管理，对重大公共卫生事件的控制能力和社会秩序供给能力显著提升。在有效预防国家被突发公共卫生事件彻底压垮的现象出现的前提之下，要适度平衡国家与社会之间的天平。以疫情中国家与社会的关系为例，中国的应对政策一开始即以公共卫生风险防控为主要目标，主要目标是控制突发公共卫生风险和帮助家庭、企业渡过难关。代表性政策为武汉暂时关闭离汉通道、春节假期的延长，以及安排突发公共卫生事件应对的重点物资生产企业复工复产。同时，对突发公共卫生事件可能带来的影响进行评估，出台相关医疗保障措施、企业流动性支持措施和稳定就业措施。从 2020 年 2 月底开始，在疫情防控常态化的背景下紧凑实施复工复产、恢复生产生活秩序，是中国在应对这场全球经济衰退中的硬措施。这一阶段相关政策包括阶段性减免企业社会保险费、对中小微企业贷款实施临时性延期还本付息，以及人民银行实施的普惠金融定向降准和运用再贷款再贴现支持企业复工复产等。同时，加强国境卫生检疫工作，对入境人员采取集中隔离措施。国际社会积极评价中国的复工复产和经济加快复苏，称“中国经济体现出强大韧性”。这样的举措，有效地平衡了国家与社会的关系，同时有利于在公共卫生应急管理决策制定与政策实施各环节中占有一定的发言权。国家组织的延展机制不仅仅是国家合法性机制的来源，也是国家顺利推行和实施公共卫生应急管理政策这一重大目标的前提和保障。

通过国家结构的聚合机制、国家行动的合法化机制、国家组织的延展机制 3 个机制的阐述与思考，深入探究公共卫生应急管理体系的构建机理、运行机制等内容。国家结构的聚合机制为公共卫生应急管理体系明确了支撑制度；国家行动的合法化机制为公共卫生应急管理体系提炼了价值观念；国家组织的延展机制为公共卫生应急管理体系提供了实践基础（见图 2-1）。

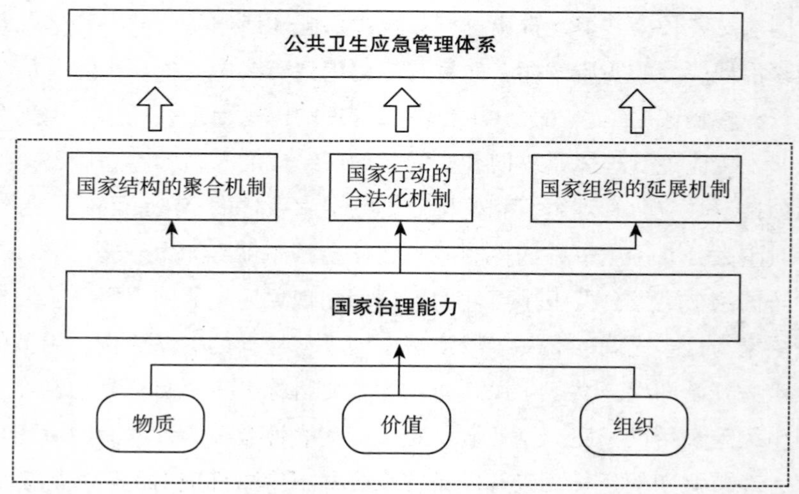

图 2-1　国家治理能力关系

五　国家治理能力在公共卫生应急管理中的现代化

国家治理能力现代化是一个国家综合国力的重要标志，想要形成国家建设和发展所必需的向心力、凝聚力，就必须要建立现代化的国家治理体系，增强国家治理能力。公共卫生应急管理体系建设是国家治理体系和治理能力现代化的重要组成部分，要将重大公共卫生事件纳入国家治理视野，建立健全相应的应急管理体系，提高国家治理现代化保障水平。

国家治理能力在公共卫生应急管理中的现代化不仅是反映一个国家卫生健康事业发展程度的关键指标，而且关系到国家公共安全、社会政治稳定、国民健康安全和国民经济发展。公共卫生应急管理现代化是健康中国建设的重要支撑，应对重大公共卫生事件是对国家治理体系和治理能力现代化的考验，是中国特色社会主义制度优势的重要体现。现代社会已经嬗变为风险社会，现代性的各种变化给社会带来普遍的风险和危机，使得我们生活在“文明的火山上”。而重大公共卫生事件为现代社会所带来的风险是损害最大，又最难防控的。例如这次抗击突发公共卫生事件，就是对国家治理体系和治理能力的一次大考。要赢得这次大考，就要求我们既立足当前科学精准打赢突发公共卫生事件防控阻击战，更放眼长远从体制机制上创新和完善重大公共卫生风险防控举措，提高应对重大公共卫生事件的能力和水平。

国家治理能力在公共卫生应急管理中的现代化有助于增强国家的制度吸纳力、制度整合力和制度执行力。国家制度吸纳力事关人民对执政党执政地位与国家政权合法性的认同度，事关人民对国家治理能力的满意度，事关被管理者对管理者心理认同度、行为遵从度。而国家治理能力在公共卫生应急管理中的现代化，一方面，会更好地将举国体制转化为公共卫生应急的治理效能，进而展现中国特色社会主义制度和中国国家治理体系解难题、办大事的独特优势。另一方面，人民安全是国家安全的基石。只有构建起强大的公共卫生体系，提升重大公共卫生事件的应对能力，才能切实为维护人民健康提供有力保障，体现国家对人民高度负责的态度，进而将增强中国人民对中国特色社会主义道路自信、理论自信、制度自信和文化自信，以及对党执政地位与国家政权合法性的认同。国家制度整合力可以理解为形成并巩固统一国家的能力、执政党的领导力、中央对地方的统合力。而在国家治理能力在公共卫生应急管理中的现代化过程中，国家需要对各种公共卫生应急，尤其是重大公共卫生事件的应对机制进行整合，对公共卫生资源进行调配和综合使用，而由此所达成的整体结果将弥合国家卫生制度的碎片化，进而有助于国家制度整合力的进一步提升。国家制度生命力在于运用制度资源治理国家的实际效能。国家制度执行力，就是确保执行主体运用制度资源实现制度目的和目标的能力。执行速度、执行准确度、执行效能程度是衡量制度执行力的3个基本维度。我国已基本具备智能技术和设备的供应能力，通过在重大公共卫生事件应对体系乃至整个应急管理体系中推广应用这些智能化技术，借助技术赋能，将能显著提升重大公共卫生事件应对的速度、精准度和科学性，进而体现为国家制度执行力的提升。以国家总体安全观为引领，增强重大公共卫生事件应对的韧性治理效能，全面提高体系的响应能力、应变能力、抗压能力和恢复能力，也有助于国家的制度执行力的提升。

第二节　我国公共卫生应急管理体系的治理模型

一　国家治理体系

国家治理体系是一系列国家治理制度的集成和总和。一般认为，国家治理体系是党领导人民管理国家的一整套制度体系，包括了政治、经济、文化、社会、生态文明建设和党的建设等各领域体制机制、法律法规的安排。在国家治理的研究领域，杨开峰借助制度理论的工具，梳理我国国家治理的制度逻辑，为各治理主体之间的活动及其相互关系构建概念性框架，从我国特定社会经济背景和条件出发，对比欧美学界倾向于将治理界定为带有意识形态色彩的“体现民主价值、强调多元共治”的民主模式，尝试推进国家治理层面的本土化，形成适应我国发展的国家治理体系。①俞可平提出，为建设具有中国特色的国家治理模式，必须在党的主导下实现政府与各主体对社会事务的协同治理。② 而燕继荣提出，要促进政府治理转变为协同治理的理想形态，需要从治理观念、治理主体、治理体系、治理机制等方面进行转变③；为实现国家治理体系与治理能力的现代化，

---

① 杨开峰：《国家治理的制度逻辑：一个概念性框架》，《公共管理与政策评论》2020年第3期。

② 俞可平：《国家治理的中国特色和普遍趋势》，《公共管理评论》2019年第1期。

③ 燕继荣：《国家治理体系现代化的变革逻辑与中国经验》，《国家治理》2019年第3期。

王浦劬提出，必须结构性优化政府在社会治理中的定位，这一结论可以用于建设卫生治理现代化，以调整医疗卫生领域内社会多主体之间的复杂关系①。刘湘国进一步提出，为实现政府的角色调整和职能转变，可以现有的体系弊端为突破口，找到卫生治理体系改革的着力点。② 郑吉峰认为，现代国家治理体系是由价值、制度和行动 3 个层面构成的一种橄榄形的结构，3 个层面形成了一个循环往复相互回应的闭合系统。其中，价值包括民主、法治、科学 3 大基本价值理念，属于宏观的范畴，位于结构的最顶端；制度涵盖行政体制、经济体制、社会体制 3 部分，属于中观层面，这是由制度的含义和属性所决定的，制度处于中间，扮演了一种承上启下的角色；而行动则细化为政策制定和政策执行，属于微观的范畴，微观并不代表不重要，只是相对而言。行动是制度落实的基础，所以它处于结构的底端。即现代国家治理体系的基本结构是由价值、制度和行动 3 个层面构成的一种具有超稳定性、流动性的橄榄形的循环往复的闭合结构（见图 2-2）。而公共卫生风险防控对国家治理体系和治理能力提出的挑战正是需要这样的结构进行回答。

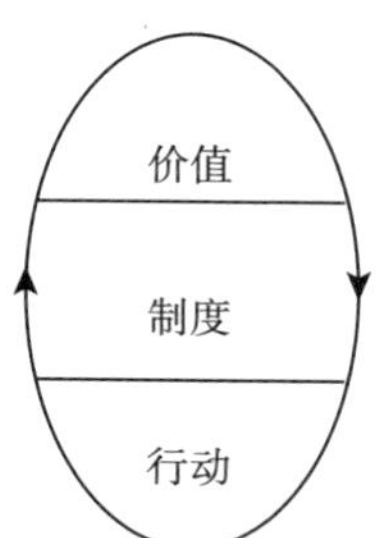

图 2-2　现代国家治理体系的基本结构③

---

① 王浦劬：《新时代中国政府治理现代化的逻辑主线和实施战略》，《国家治理现代化研究》2018 年第 1 期。

② 刘湘国：《卫生治理体系和治理能力现代化研究》，《管理观察》2015 年第 36 期。

③ 郑吉峰：《国家治理体系的基本结构与层次》，《重庆社会科学》2014 年第 4 期。

二 国家治理体系下公共卫生应急管理现代化的适用框架

故此，本书提出国家治理能力现代化框架下的公共卫生应急管理体系是由“价值、原则与理论框架”“制度设计”“制度实践”“制度保障”和“制度创新”5个层面构成的一种钻石形的结构，5个层面构成了一个相互影响，不断创新、发展的动态结构。

首先，“价值、原则和理论框架”对应现代国家治理体系的“价值”部分。体系构建的第一步是确定科学且合理的价值与原则。它们是具体行动的指南，是在实践过程中生成，并通过实践印证其效力的。在漫长的公共卫生史中，文明间的交流和交融必然会带来价值和理念的扩散传播，如何在积累了跨越地域、民族、文明界限的公共卫生价值和理念基础上，生成公共卫生应急管理体系的原则和理论框架是首要考虑的问题。

其次，“制度设计”对应现代国家治理体系的“制度”部分。制度是国家之基、社会之规、治理之据，将“中国之制”的优势转化为“中国之治”的治理效能，需要我们深入研究和进一步加强公共卫生应急管理体系制度建设，“以发展的方式”来看待问题，通过体制机制创新来完善风险防控工作机制，来健全国家公共卫生应急管理体系，从而提高以制度化方式应对突发公共卫生事件的能力水平，以回答如何为不确定性风险提供确定性的体制保障的挑战。

最后，“制度实践”“制度保障”“制度创新”对应现代国家治理体系的“行动”部分。健全和发展公共卫生应急管理体系，最终落脚点在于更好地响应突发公共卫生事件。一是通过全面总结国家层面、地方层面公共卫生应急管理实践经验，明确公共卫生应急管理体系的现实路径和有效对策；二是通过以“平战转换”为基础的全社会公共卫生应急响应能力储备，增强公共卫生应急管理体系的弹性；三是通过推进“新一代信息技术”与公共卫生应急管理体系有机融合，使公共卫生应急响应能力持续地、动态地提高。

上述5个层面既相互独立又有着密切的逻辑联系，具体来说：“价值、原则和理论框架”引导具体“制度设计”，同时在关于理论与制度的研究基础上，通过“制度实践”和“制度保障”的来检验得到的研究方案和研究结论，并进行进一步修正，这一双向反馈机制可进行多次，并在此基础上将“基于新一代信息技术”运用于公共卫生应急管理体系中，为创新和发展全过程动态防控体系提供技术支撑。最后在顺畅灵活的“制度实践”、充分高效的“制度保障”和先进科学的“制度创新”下，反馈得出一系列前沿的研究结论和理论框架，形成动态的顶层设计与操作路径分析，最终建成我国全过程、动态的公共卫生应急管理体系（见图2-3）。

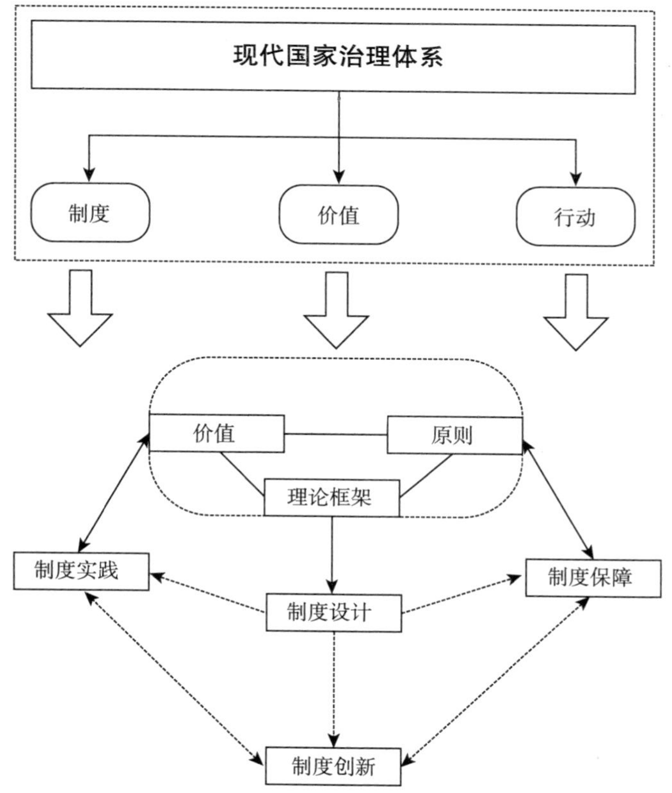

图 2-3 现代国家治理体系下公共卫生应急管理体系的框架模型

三　人民卫生健康治理理念

“人民卫生健康治理”是我国公共卫生应急管理体系构建的理念。经过近百年的探索，坚持党的领导、坚持群众路线，坚持中西医并用，将人民健康放在首位，从实际出发来“卫护生命”，我国逐步建立起中国特色的人民卫生健康治理理念。

（一）人民卫生健康治理理念的初步形成

中国共产党成立以来就高度重视人民生命健康安全问题。自工农武装割据时期起，面对专业技术人员与医药物资高度匮乏等现实问题，党通过把卫生防疫工作纳入政权建设之中，采用人民战争的形式来夺取“防疫战争”的胜利。例如，延安时期的边区政府成立了专门的防疫委员会（1940），发布了《关于开展群众卫生医药工作的决议》（1944）等政策制度；东北解放区成功研制出了鼠疫疫苗，建立了疫情报告制度（1947）等。通过组派专业人员深入基层，组织群众开展经常性的卫生运动，宣传卫生防疫知识，实行分区防疫等方式方法，从组织建设、政策法规、制度完善等方面全方位推动防疫工作的开展，构筑起了疫情防控的有效屏障，极大地降低了边区人民疾病的发生与死亡率，为我们留下了宝贵的防疫与治理经验。

（二）新中国成立初期人民卫生健康工作体系的探索

随着党的工作重心从农村转移到城市，中华人民共和国亟待建立起国家卫生防疫体系。如何在城市构建起一套行之有效的卫生健康防疫体系，并依托城市的资源优势辐射广大的乡村地区，是这项工作的一个重要内容。从1950—1952年，党中央连续召开了三届全国卫生会议，确定了“面向工农兵、预防为主、团结中西医，卫生工作与群众运动相结合”的工作原则。在城市领域，随着《种痘暂行办法》（1950）、《卫生防疫站暂行管理办法》（1954）等政策规定的颁布与执行，以计划经济制度建设为依托，以单位制为主体，通过发动预防注射运动（1950），面向干部、职工健康保障推出公医制度（1952），普遍建立卫生防疫站（1953）等措施，实现了由“战时”管控状态向和平时期长期、稳定、全方位的人民卫生健康工作体系建设的转型。

（三）转型时期人民卫生健康体系建设的提出

新中国成立初期，借鉴苏联模式，我国的国家防疫体系从无到有，建立起了行政主导制的人民卫生健康工作体系。随着社会主义市场经济体制的全面推行，如何激发市场主体的积极性、主动性，如何构建与之相适应的防疫与健康法治体系，实现以单位制为主体的公共卫生防疫体系的转型升级，成为了这一时期的重要任务。具体来说，就是要在引入西方发达国家先进的医疗卫生服务理论与技术的同时，探索社会主义市场经济体制下建设中国公共卫生应急管理体系的思路、方法与路径，探索在全球化背景下重建医疗和卫生服务秩序的思路、方法与路径。

（四）新时代人民卫生健康治理理念的发展与完善

回溯全球化的本质与发展脉络，它所期待的是人类命运共同体，而非资本逻辑下对增殖无休止的反复。因此，在全球化背景下，大型、超大型城市以及城市群，作为现代经济社会运行与发展的枢纽，其命运应与每一个人的存在休戚相关。卫护每一个生命的存在，每个人健康地生活在城市之中，城市与个人共同和谐运行，这才是当代公共卫生的价值所在。否则，一切有关制度、法规与技术的考量、优化乃至重建都是无意义的。

进入新时代，全球交往的深度与广度有了飞速发展。这也给公共卫生领域带来了巨大的挑战。一方面，健康权被认为是每一个人的基本权利，守护每个人的健康被视作国家的义务；另一方面，人员与货物的高速流动所产生的公共卫生压力，使得一些传统的应急管理思路、工具与手段，在时代性的挑战面前显得力不从心。对此，以习近平同志为核心的党中央，高屋建瓴地提出了《“健康中国 2030”规划纲要》，构建人类命运共同体，构建人类卫生健康共同体，健全国家公共卫生应急管理体系，完善科研攻关体系等一系列建议与要求，即建设与完善“全方位、全周期人民卫生健康治理理论与实践体系”，向世界展示与提供公共卫生应急管理的“中国之治”与“中国方案”。

第三节　公共卫生应急管理体系的治理经验

一　突发公共卫生事件应对凸显中国特色社会主义制度优越性

国家治理体系和治理能力是一个国家的制度和制度执行能力的集中体现，两者相辅相成。而一些长期被认为综合治理水平较高的国家和地区处置新冠肺炎疫情的客观效果却遭到质疑。① 如美国、意大利等国家因其国家体制原因，在应对突发公共卫生事件时不可避免会出现联邦与州、政府与疾控中心、党派与党派间难以达成共识的状况。面对这场突如其来的全球公共卫生危机，习近平总书记发出了“携手打造人类卫生健康共同体”的重要倡议，公共卫生安全是人类面临的共同挑战，需要各国携手应对。在保证国家安全的前提下，共享科研数据和信息，共同研究提出应对策略，坚持多边主义，合力筑牢抗击公共卫生风险的共同防线。坚决反对病毒污名化和政治化，树立病毒无国界、合作才有出路的思想共识，消除不必要的政治斗争和舆论战，减少公共卫生风险防控力量内耗；不断提升公共卫生问题在国际议程中的位置，发挥联合国和世卫组织的领导和协同作用，建立全球公共卫生治理新秩序；推进世界公共卫生风险信息透明化和公开化，及时发布公共卫生风险信息和防控进展，分享防控和治疗经验；加强科学技术交流和联合攻关，积极开展药物和疫苗联合研发，优化全球资源配置，共同维护全球公共卫生安全。

故此公共卫生应急管理体系的建设不可仅依靠卫生行政部门的专业规制，还需要动员全社会、全行业结合的统一、高效、协调的政府规制活动，证明了“突发公共卫生事件防控不只是医药卫生问题，而是全方位的工作，是总体战”。

突发重大事件的应对是检验党执政能力的试金石。此次疫情中，全国动员、全员参与，我国实现了“全国一盘棋”联防联控、群防群治、横

---

① 王晨光：《突发公共卫生事件中公民权利保障与限制》，《中国卫生》2020 年第 3 期。

向到边、纵向到底。党的领导是中国特色社会主义制度的最大优势，社会主义制度具有强大的动员能力和组织能力，国务院联防联控机制针对不同阶段、不同方面为广大人民群众答疑解惑。党中央在“封城”、集中隔离、居家隔离等方面决策果断，及时有效地隔离了患者和疑似病例，新冠肺炎病例数、确诊病例的比率得到有效控制。党中央提出“米袋子”省长责任制和“菜篮子”市长负责制，给予民生保障线“非常守护”。社会主义制度也体现了强大的动员和组织能力，如火神山、雷神山两座传染病医院的迅速建成；湖北 58 万党员干部下沉到社区工作；全国 26 个省份对口支援，19 个省份“一省包一市”；动员全国超过 4 万名医护人员前往一线，反映出我国公立医疗机构公益性，医生作为单位人在关键时刻前往救援。相比之下，国外医疗服务体系市场化，医生与医院是自由雇佣关系，发生突发事件时要集中医生资源是难以实现的。

二　国内公共卫生应急管理体系的治理经验

1. 疫情首发城市——武汉

武汉拥有国内顶尖的临床医疗、公共卫生及病毒研究平台，具备能快速分离出新型冠状病毒、公布病毒基因序列、建立实验室诊断方法、研发诊断试剂盒，并及时向世界公布的能力，武汉应对此次突发公共卫生事件的举措获得包括世界卫生组织在内的国内外各方好评，提供了防控公共卫生风险的经验教训。

应急状态下必要人员基本生活保障的机制。对于突发公共卫生事件防控而言，基础性的交通、能源、通信以及物资保障的应急流动，是应急医疗和救助的生命线。应急流动空间的保障具有强干预、强技术等特征，前者有赖于应急决策支持系统，后者则可借助大数据，实现精准匹配的高效率。住建部城市建设司副司长刘李峰介绍：疫情发生以来，全国 180 万名环卫工人，在岗率达 90%以上，往年同期水平在 80%—85%，其中湖北省每天作业的环卫工人超过 8 万人。本次突发公共卫生事件前，武汉医疗废物的日产生量是 40 多吨；本次突发公共卫生事件发生后，湖北和武汉医疗废物快速增加，最高峰医疗废物的日产生量达到 240 多吨，但却做到了日产日清，无害化处理率百分之百。广大环卫工人除了日常的环卫任务，武汉市的医疗机构、方舱医院、集中隔离场所、居民小区、市场、商超周边区域每天至少两次消毒杀菌，都由环卫工人承担。美团研究院数据显示，在参与配送的武汉骑手中，有 54.1%执行过一次医院配送工作，也就是说，过半数骑手都曾配送过医院订单，其中，34.7%执行过 3 次以上医院配送工作，为医护人员提供了基本的生活保障。

湖北本次重大公共卫生事件暴发后，迅速实施交通管制政策。交通管制政策对突发公共卫生事件发展的抑制作用是最强、最显著的，因为其控制了防控问题的关键——人员流动性。2020 年元旦到农历正月十五期间，湖北省各地级行政区的管制政策的施行及打分情况。横坐标是时间轴，从各地政府官网上的数据看，1 月 22 日、23 日是各地管制政策开始的起点，其中交通管制和场所管制基本同时进行，有些地区人员管制政策的制定要到 2 月初。管制政策强度的加强趋势有一个共通点：快速增长期和平台期都很明显，这可能是因为政策的效果需要反馈评估时间，或者地方的政策受上级政策发布的周期影响。各地区人员管制政策的发布和执行多滞后于其他两类管制政策，集中于此次突发公共卫生事件严重时期，这可能导致人口管制政策的作用被拉低，变成了反映此次突发公共卫生事件发展的被动“指示剂”。①

武汉积极应对资源挤兑问题，短短几日时间，武汉防治突发公共卫生事件的基层组织网络就基本建立了。自武汉抗击本次突发公共卫生事件全面启动以后，防治模式经历两次变化：一是“7+7”模式，在城区 7 家大型医院附近选择 7 家二级公立医院作为集中定点医院，实行“四集中”即集中患者、集中资源、集中专家、对病人进行集中收治。但发热病人积压、留滞和排长队问题凸显，且易引发病人之间交叉感染。二是 1 月 24 日后开始实施的分级分类就医模式，实行社区属地负责制，全面排查发热病人，并组织送至社区医疗卫生服务中心对病情进行筛选、分类，避免患

---

① 陈武、张海波、高睿：《新冠疫情应急管理中的管制政策与疫情分布的时空关系——以 2020 年春节期间湖北省各地区应对策略为例》，《公共管理与政策评论》2020 年第 3 期。

者无序流动，减少医院内交叉感染。“网格员—社区卫生站—街道卫生中心—医院”四级联动排查、分诊和治疗发热病人，缓解了普通发热病人占用资源排挤肺炎病人的压力。

2. 首都、超大城市和国际化城市——北京

从 2020 年 1 月来自武汉的病例输入，到 2 月底的境外病例输入，再到 6 月 11 日的新发地聚集性感染，北京市的防控工作经受了 3 轮冲击，是国内经历本次公共卫生事件风险类型最多，防控持续时间最长的地方。从 3 月上旬开始，北京市卫生健康委每天都向市防控领导小组提交一份《境外公共卫生风险动态分析》报告，既反映全球态势，又重点跟踪分析 70 个国家的发病、死亡及输入我国病例的情况。从 3 月下旬开始，这份报告的开篇以摘要的形式增加了“政策建议”部分，主要反映在全球公共卫生风险扩散的形势背景下，根据防控工作需要提出的需要加强、改进和创新的意见。2020 年 5 月 16 日，中共北京市第十二届委员会召开第十三次全体会议，审议通过《关于加强首都公共卫生应急管理体系建设的若干意见》（以下简称《若干意见》）。《若干意见》中提到本次突发公共卫生事件突如其来，确实让我们看到了公共卫生风险早期预警预报方面存在的不足，加强重大公共卫生风险监测预警能力建设需要新的设计和思路。

2008 年北京奥运会前，北京市在 144 家医疗卫生机构布局症状监测哨点，构建起了针对发热、腹泻等传染病症状的主动监测网络。通过分析新发地病例发现，携带新冠病毒的冷链物品污染了环境，也导致人的感染。这就说明仅基于医院开展传染病症状预警监测是不够的，想在更加早期发现传染病的蛛丝马迹，必须开展健康人群和环境监测预警。

公共卫生风险预警监测外推至人群和环境监测，理论上讲，可以筛选出第一个被感染而未发病的人员、第一份被污染的环境样本，但这意味着海量的监测工作和巨大的经济投入，技术上可以做到，但经济上无法负担。这就需要从卫生经济学的角度找到一个成本效益平衡点，合理确定监测对象范围、监测频次。开展人群和环境监测并不能保证“逮住”每一次风险，但将会减少“漏掉”风险的机会，这是传染病监测预警理念的

一次跃升，北京市已开始着手推进这项工作。市疾控中心在通州区的新址建设也已列入日程，未来实验检测和预警能力将有明显提升。

北京在新时代担当新的历史使命，超大人口规模、超高人口密度与超强人员流动性为疫情防控工作增加了诸多难度，其防控理念为全国城市树立了典范。与病毒的抗争具有长期性、复杂性甚至反复性的特点。“新发地”公共卫生事件暴发后，北京市迅速响应，以最有效的、最短的时间防控方式迅速控制住了病例的蔓延，延续战时经验，强化常态化防控，将常态化防控的有益做法真正融入日常，一旦出现风险苗头，才能精准防控、迅速处置，这也是北京防控工作的最大启示所在。

3. 综合性、口岸型、开放性的超大城市——上海

上海是一个综合性、口岸型、开放性国际大都市，面向国际、连接内陆，海陆空立体式交通体系发达、人口聚集、要素集中，各种人流、信息流、货物流、资金流来往频繁，公共安全风险高。因此，上海的应急体系具有鲜明的城市特征，基本思路是“平战结合，立足平时，资源整合，社会协同，智慧运行”。针对城市应急管理中的特定区域，解决“条”“块”分割的老问题，上海自 2005 年起在全国率先探索了应急管理单元建设，基础建设上不断向街道（镇）延伸渗透，进一步推进应急管理向村居延伸，向社会延伸，广泛动员社会力量。

多学科合作是上海防控工作“重大亮点”。上海一开始就意识到这场战役的复杂性，必须由多学科的精锐部队紧密合作，所以采取了集中收治的做法，设立了两家定点医院，分别收治成人和儿童。定点医院会聚了上海最优秀的专业团队，感染、呼吸、重症、心脏、中医等 14 名专家组成了高级别专家组，对陆续收治的 600 多名病人逐一查房，与驻扎在病区内直接诊治病人的医疗团队进行无间隙的视频对接，此外还有大量专业支持团队如人工肺（ECMO）、连续性血液净化治疗（CRRT）、呼吸治疗师、心理治疗师等。其中，心理治疗团队也是从 2020 年 1 月 20 日起即进入定点医院参与救治的。

上海是国内率先建立完善家庭医生体系的省市之一。6000 多名家庭医生在防控工作中经过了“三道考验”，守好了“三道门”。首先是社区

居民医疗健康之门。如大桥社区卫生服务中心家庭医生已给居民提供慢病长处方 58418 张、延伸处方 1600 多张，对辖区内 13603 名慢性病患者进行了零接触的管理和监测；对辖区内 8 家养老院定期巡诊，为老人服务 678 人次；家庭医生还对签约居民主动询问，在电话上进行答疑、健康咨询、心理干预，服务了 8924 人次。二是守好家园和校园大门。家庭医生参与居委会和居委干部、民警、社区志愿者组成的四人小组，在社区对重点人群进行排摸，落实居家隔离，形成闭合式管理。复学后，一名家庭医生要跟一所学校对接，指导做好健康观测和防护、信息报送等。三是守好外防输入的城市之门。家庭医生在各个道口都参与了道口人员的测温、流调、核查工作，许多医学集中隔离点主力军也都是家庭医生。刘辉说，截至目前，大桥社区卫生服务中心已有 47 名医护人员在杨浦区的集中隔离点里轮流度过了一百多个日日夜夜，服务对象有重点地区人员也有密切接触者、境外返沪人员，在整个过程中做到了管理有序、有情，人员“应管尽管”、检测“应检尽检”。

社区卫生服务中心作为三级公共卫生和医疗服务体系的网底，承担着“管得了、守得好、兜得住”的工作使命。借鉴非典时的经验，对于疫情防控，社区卫生服务中心的健康宣教发挥了很大作用。本次公共卫生事件初期发信给周边居民健康提示和就医指南，利用社区健康自我管理小组引导居民形成常态化的生活模式，针对辖区内不同人群编制不同的指南。

4. 超大城市群——广东省

广东省在本次突发公共卫生事件应对中贯彻“生命至上”理念，体现较强的基层治理能力。上下联动提高防控效率，组建防控“三人小组”；率先制定“三集中”方案；首创“感控观察员”制度；横向互动推动条块畅达。打出一套“四四二二一”的“战法”，形成的 FAITH 经验以及深圳的“ACT”防控模式，体现了其灵敏性和警惕性，得到了世卫组织的认可。省公安厅、卫健委及疾控中心会同省各部门运用核心数据库资源，分析全省公共卫生风险变化趋势和内在演变规律，形成应急管理“一张图”和“一张网”。

（1）深圳经验

2020年是深圳经济特区建立40周年，是深圳先行示范区和粤港澳大湾区建设全面铺开、纵深推进的关键之年，是“十三五”规划和高质量全面建成小康社会的收官之年。站在新起点上，面对本次突发公共卫生事件，深圳衔接国际通行规则，瞄准世界先进城市，坚决贯彻落实习近平总书记指示精神和中央、广东省的部署要求，按照全国“一盘棋”的要求，严格落实左右协同、上下联动、联防联控的工作机制，为超大城市应急治理做出了有益的“深圳探索”。深圳决断于“早”、立足于“防”、施策于“准”的战疫法则值得借鉴。国家卫健委发布的《中国——世界卫生组织新型冠状病毒肺炎联合考察报告》中，深圳的防控被作为唯一一个城市个案进行了分析，深圳开展防控时间轴清晰显现：1月8日，福田区一家社康中心接待了一位症状“不一般”的患者；10日，全市疾控系统应急应对措施启动；市三医院自主检测出了首例核酸阳性患者，比国家核酸检测试剂盒抵达深圳的时间早了12个小时；16日晚，深圳连夜召开会议启动重大传染病联防联控机制；21日，启动集中隔离点；22日，提出了深圳防控“八点要求”，可以清晰看到深圳决断于“早”、立足于“防”、施策于“准”的防控法则。因为决策果断且环环相扣的防控体系、时刻警惕的“责任人”，深圳的防控得以及早展开，从而为市民群众生命安全和身体健康构筑坚固的防护网。

深圳市作为特大型现代化移民城市，组建防控境外输入工作专班，下设6个专项工作组，依托口岸所在区成立4个现场工作组，11个行政区均设立专班负责工作对接，形成了“1+1+6+4+11”的防输入工作体系。利用大数据全面分析流动人员的情况，研究防控的策略，深入落实以社区防控为主的综合防控措施，加大市、区、街道联动协调力度，建立社区工作站、社康中心、社区民警“三位一体”的基层防控体系，对病例发生地人员来深、在深情况进行全面的摸查，群防群控，防止扩散。

（2）社区层面的经验

基层社区是公共卫生应急管理的重中之重。在本次突发公共卫生事件应对中，广东省高度重视基层社区的防控，在“区（县）—街道（镇）—社区（村）”三级管理架构下，通过增加“网格”这一新的防控层级，来增强公共卫生应急管理措施的落实力度。全省组建了 14005 个由街道（村委）干部、基层医疗机构人员、民警构成的“三人小组”，有效切断了病例的社区传播，效果显著。这较好地发挥了街道、社区的“神经末梢”作用，提升了基层社区的公共卫生应急管理能力。

广东省夯实“基层工作网底”的主要做法，具体来说可以归纳为 3 点经验。一是通过下沉职能部门的人力、物力和财力，细化网格员、网格服务团队的具体职责与基本任务，使得治理单元更加细化，将隐患、风险与矛盾置于网格之中，促进了公共卫生应急管理工作的精细化。二是充分利用基础信息采集功能，建立健全基层治理的信息系统，加快相关数据信息的共享，对网格内的人口、房屋、基础设施、舆情和风险等信息进行常态化筛查，有力地支撑了隐患排查等工作的精准化。三是动员和组织市场及社会力量参与到隐患排查等常态化工作之中，将多元主体和分散的治理资源在“网格”这个治理单元中进行重新整合和优化，推动了基层治理资源的优化配置和再生产，提升了基层政府的风险治理能力。

5. 外防输入，内防反弹

公共卫生应急管理体系的构建要深刻认识防范化解重大风险的重点任务，既要高度警惕“黑天鹅”事件，也要防范“灰犀牛”事件。2020 年 6 月，“新发地”新冠肺炎疫情暴发后，北京市迅速响应，以最短的时间、最有效的防控方式迅速控制住了病例的蔓延。自 6 月 11 日第 1 例“新发地”确诊病例被发现到 7 月 6 日无新增报告确诊病例，此次“新发地”疫情共历经 26 天，累计确诊病例 335 例。7 月 7 日，第一批新发地集中隔离期满、核酸检测合格人员陆续走出隔离点，分批上了转运安置车，返回新发地市场取车取物。在武汉及湖北的公共卫生风险控制住之后，人们普遍松了一口气，以为新冠病毒会像非典病毒一样，被控制住就会基本消失，从而逐渐放松防范。但新冠病毒的神秘正在于它的不确定性，在人们没有弄清它的来龙去脉之前，新的病例随时会发生。① 在防控过程中，应

① 商寅泉：《北京新疫情印证常态化防疫不可放松》，《中国产经新闻》2020 年第 1 期。

急管理制度建设、各级部门快速反应、分级精准防控措施、医疗和检测技术支撑以及广泛的全民动员，是打赢这场突发公共卫生事件防控阻击战的重要基础，为保障首都安全做出了突出贡献。

公共卫生应急管理体系的构建要坚持以习近平新时代中国特色社会主义思想为指导，全面贯彻总体国家安全观，始终把防范化解重大风险摆在突出重要位置，为粤港澳大湾区和深圳先行示范区建设提供坚强保障。自深圳盒马鲜生一名驻场奶制品促销员在汕尾陆丰市被确诊为新冠肺炎后，深圳开展全市“8·14专项核酸大筛查”和“市场冷链防控核酸大检测”。截至8月20日8时，深圳共计采集核酸样本61.77万余份，已完成检测59.02万份，除发现的3例无症状感染者外，其他均为阴性。对此深圳迅速反应，继续采取最全面、最严格、最彻底的防控措施，全力以赴应对处置工作和抓好风险防控，全力保障社会政治稳定和经济健康发展。一是按照科学防控、精准施策要求，把筑牢疫情严密防线作为第一位的任务，继续落实好核酸检测、流调溯源、重点部位管控等应对处置工作，强化对以水产品和进口冷冻肉制品为重点的食品行业全过程动态监管。二是完善公共卫生风险防控应急管理方案，强化应急管理思维，全面落实“三位一体”工作机制和人防、技防、制度防“三防合一”，持续加大重点人群、重点场所管控力度，严格执行防护、检疫、测温、消杀等措施。三是密而不漏、严防死守，因应形势变化及时完善深港联防联控机制，精准落实好健康码互转互认、口岸检疫防控、应急管理等系列措施，严厉打击偷渡走私违法犯罪行为，严防境外病例输入。四是进一步做好宣传教育和信息发布工作，为公共卫生风险防控营造良好舆论氛围。五是加强组织领导，层层压实各级各单位防控责任，不断提升群防群控、联防联控网络效能，着手建立统筹突发公共卫生事件防控和经济社会发展中长期协调机制，形成齐抓共管、高效协同的工作格局。

自本次公共卫生事件发生以来，国家卫健委先后发布8版《新型冠状病毒肺炎防控方案》，对新冠肺炎病原学和流行病学特征、风险监测、病例处置等内容进行了规范和修订（见表2-1）：

表 2-1 《新型冠状病毒感染的肺炎防控方案》比较

		第二版	第三版	第四版	第五版	第六版	第七版	第八版
总体情况	发布时间	2020 年 1 月 22 日	2020 年 1 月 28 日	2020 年 2 月 7 日	2020 年 2 月 21 日	2020 年 3 月 7 日	2020 年 9 月 15 日	2021 年 5 月 11 日
	发布背景	《新型冠状病毒感染的肺炎防控方案》自第二版开始，国家卫生健康委组织基于将新型冠状病毒感染的肺炎纳入乙类法定传染病甲类管理、全国疫情形势变化和国内外流行病学、临床研究进展，制定了新型冠状病毒感染的肺炎病例监测方案、流行病学调查方案、可疑暴露者和密切接触者管理方案以及实验室检测技术指南，提出加强组织领导、病例发现与报告、流行病学调查等防控措施，并依据疫情形势变化和评估结果进行更新						
	更新目的	明确政府、卫生行政部门各主体职责	对病毒有了进一步的了解，要求在了解疾病特征与暴露史的基础上，规范密切接触者管理，指导公众和特定人群做好个人防护，严格特定	基于目前的流行病学调查和研究结果，明确了潜伏时间（1—14 天），传染源（主要是患者，无症状感染者也可能成为传染源）和主要传	一方面，基于目前的流行病学调查和研究结果，主要传播途径更新为经呼吸道飞沫和接触传播，在相对封闭的环境中长时间暴露于高浓度	我国疫情控制取得较好效果，同时新冠肺炎疫情在多国持续蔓延，我国境外输入风险增加	1.为指导各地做好新型冠状病毒肺炎疫情的常态化防控工作，全面落实“外防输入、内防反弹”的防控策略 2.强调主要传播途径仍为经	为指导各地做好新型冠状病毒肺炎（以下简称新冠肺炎，COVID-19）疫情的常态化防控工作，全面落实“外防输入、内防反弹”的防控策略，根据新冠肺炎乙类传染

续表

		第二版	第三版	第四版	第五版	第六版	第七版	第八版
总体情况	更新目的		场所的消毒，有效遏制社区扩散和蔓延	播途径（主要传播途径为经呼吸道飞沫和接触传播，气溶胶和粪—口等传播途径尚待明确）	气溶胶情况下存在经气溶胶传播的可能 2. 另一方面，基于全国疫情的控制情况，要求各地分级防控，推动安全平稳复产复工的		呼吸道飞沫和密切接触传播，但是特定条件下接触病毒污染的物品和暴露于病毒污染的环境可造成接触传播或气溶胶传播	病甲类管理的要求，在前7版防控方案基础上，制定本方案
	防控策略	及时发现和报告新型冠状病毒感染的肺炎病例，了解疾病特征与可能的感染来源，规范密切接触者管理，防止	在上一版基础上要求加强新型冠状病毒感染肺炎疫情相关机构的组织协调，完善疫情信息监测报告，做到“早	—	1.以县（区）为单位，依据人口、发病情况综合研判，科学划分疫情风险等级，分区分级精准防控。动态开展	在上一版基础上，提出严防疫情跨境传播，发挥中医药作用，强化中国疾控中心技术指导作用	防控方案要求各地进一步压实属地、部门、单位和个人“四方”责任，强化联防联控、加强能力建设，定期对本辖区内疫	完善外防输入政策措施，坚持“人物同防”，加强对进口冷链食品和物品疫情防控。强调加强重点时段、重点地区、重点人群疫

续表

		第二版	第三版	第四版	第五版	第六版	第七版	第八版
总体情况	防控策略	疫情扩散蔓延	发现、早报告、早诊断、早隔离、早治疗”；加强重点场所、机构、人群的防控工作；科学分类实施社区防控策略		分析研判，及时分地区降低应急响应级别或终止应急响应 2. 突出分类指导，细化重点场所、机构、人群防控措施，指导企业复工复产后，学校、托幼机构复课复园后，养老机构等特殊机构落实防控措施		情形势进行研判和风险评估，组织开展防控技能培训和实战演练，加强对重点地区、重点场所、重点人群防控工作的指导检查，督促各项防控措施落地落实	情防控，有效防范境内疫情反弹
政府	强化组织领导	领导各级卫生健康行政部门	在上一版基础上，强化联防	—	在之前版本的基础上，增加	要求各地政府加强对本地疫	明确坚持预防为主、防治结	地方各级党委政府要健全疫情防

续表

		第二版	第三版	第四版	第五版	第六版	第七版	第八版
政府	强化组织领导	开展疫情防控工作	联控，加强部门间信息和措施互通		指导有序返岗、复课	情防控工作的领导，落实防控资金和物资	合、依法科学防治的原则，按照及时发现、快速处置、精准管控、有效救治的工作要求，落实“四早”措施，坚决防范境外疫情输入和境内疫情反弹	控指挥体系，明确部门职责和分工。建立指挥系统启动机制、信息报告制度、督导检查制度、应急演练制度、城市支援制度等工作机制和制度。提高信息共享和整合，为疫情风险研判、防控措施制定和资源统筹调配提供支撑。根据不同疫情情景，做好专业防控人员、核酸检测能力、定点医院、集中隔

续表

		第二版	第三版	第四版	第五版	第六版	第七版	第八版
政府	强化组织领导							离场所、防疫物资等储备
各级卫生健康行政部门	总体任务	在本级政府领导下，负责疫情控制的总体指导工作，落实防控资金和物资				修改负责疫情控制的总体指导工作		
	组织、协调密切接触者的追踪和管理	对确诊病例的密切接触者实行居家或集中隔离医学观察 14 天	在上一版的基础上，将隔离对象扩大到疑似病例、确诊病例、轻症病例和无症状感染者的密切接触者	在上一版的基础上，将隔离对象修改为疑似病例、临床诊断病例（仅限湖北省）、确诊病例和无症状感染者的密切接触者，并提出不具备条件的地区可采取居家隔离医学观察	在上一版的基础上，将隔离对象修改为疑似病例和确诊病例的密切接触者	在上一版基础上，提出疑似病例排除后，其密切接触者可解除医学观察	在上一版基础上，一是增加密接的密接管理要求，包括管理方式、管理流程、管理要求、信息报告 4 方面内容。二是增加集中隔离医学观察期间核酸检测要求，要求对密切接触者和密接的密	在上一版基础上修订，规定密切接触者隔离医学观察期间第 1 天、第 4 天核酸检测均为阴性，其密接的密接第 1 天、第 4 天、第 7 天核酸检测均为阴性可解除集中隔离医学观察。如密切接触者第 1 天、第 4 天核酸

续表

		第二版	第三版	第四版	第五版	第六版	第七版	第八版
各级卫生健康行政部门	组织、协调密切接触者的追踪和管理						接集中隔离医学观察期间分别进行3次和1次核酸检测。三是细化集中隔离和居家医学观察要求，制定集中隔离和居家医学观察指南，指导各地科学开展相关工作	检测有阳性情况，其密接的密接按照密切接触者管理
	突发事件定级	—	第三版新加突发事件的发现与报告，对各县（区）首例确诊病例和聚集性疫情对事件定级并依据风险评估结果调整	—	—	—	—	—
各级疾控机构	总体任务	各级疾控机构负责开展监测工作的组织、协调、督导和	在上一版基础上加入指导做好公众和特定人群的个人防	—	—	—	在上一版基础上增加多渠道监测预警，要求按照点与面结	在上一版基础上修订，坚持人、物和环境监测，强化医疗机构就

续表

		第二版	第三版	第四版	第五版	第六版	第七版	第八版
各级疾控机构	总体任务	评估，进行监测资料的收集、分析、上报和反馈；开展现场调查、实验室检测和专业技术培训；开展对公众的健康教育与风险沟通	护，指导开展特定场所的消毒				合、传染病监测系统与其他部门监测系统结合、常规监测与强化监测结合的原则，针对人群和环境开展监测工作	诊人员、风险职业人群、重点人群、重点机构等疫情监测，及时发现和报告疫情
	病例上报	县（区）级疾控机构在接到医疗机构报告后立即进行网络直报						
	突发事件报告	—	本版加入辖区疾控中心在2小时内将各县（区）首例确诊病例和聚集性疫情通过突发公共卫生事件报告管理信息系统进行网络直报，事件严重级别可先选择“未分级”					
	肺炎聚集性病例确认	—	本版新加突发事件的发现与报告，地（市）级疾控机构对聚集性病例进行复核确认；原始标本逐级上送鉴定				完善聚集性疫情定义，根据分区分级标准，将聚集性疫情从	—

续表

		第二版	第三版	第四版	第五版	第六版	第七版	第八版
各级疾控机构	肺炎聚集性病例确认						“2例及以上病例”修改为“5例及以上病例”	
	信息订正	根据实验室检测结果、病情进展及时对病例诊断类型、临床严重程度等信息进行订正	在上一版基础上，要求以病例最严重的状态作为最终状态	—	—	在之前版本基础上，要求病例死亡24小时内填报死亡日期	在上一版基础上增加境外输入病例、输入继发病例、密切接触者的密切接触者（简称密接的密接）等定义	—
	流行病学调查	县（区）级疾控机构对辖区疑似病例、确诊病例进行调查	明确县（区）级疾控机构对辖区在24小时内进行调查，对象扩展为疑似病例、确诊病例，	在上一版基础上，调查对象调整为疑似病例、临床诊断病例（仅限湖北省）、确诊	在上一版基础上，调查对象调整为疑似病例、临床诊断病例（仅限湖北省）、确诊	流行病学调查对象修改为病例和无症状感染者；判定并登记病例、疑似病例及密切	根据国内外疫情流行变化，病例流行病学史强调报告病例或无症状感染者社区的旅行	制定和完善公民防疫基本行为准则、监测、流行病学调查、密切接触者判定与管理、疫情相关人

续表

		第二版	第三版	第四版	第五版	第六版	第七版	第八版
各级疾控机构	流行病学调查		轻症病例、无症状感染者，以及聚集性疫情。并及时将流行病学调查分析报告报送本级卫生健康行政部门和上级疾控机构	病例和无症状感染者和聚集性疫情。疑似病例的调查内容定为基本信息和密切接触者情况，在明确诊断前无需进行个案调查表网络报告。（减轻基层工作）	病例和无症状感染者和聚集性疫情	接触	史或居住史、病例或无症状感染者接触史等，更加精准科学	员转运、隔离医学观察、社区防控、消毒、心理健康服务、样本采集和检测、境外输入疫情防控、重点环节疫情防控12个工作文件，加强对不同防控领域和环节的具体工作指导
	个案调查后上报	—	县（区）级疾控机构完成个案调查后的2 个小时内将个案调查表通过传染病网络报告信息系统进行上报				强调做好个案调查，密接判定、病例主动搜索、聚集性疫情调查及调查信息报告，做好感	—

续表

		第二版	第三版	第四版	第五版	第六版	第七版	第八版
各级疾控机构	个案调查后上报						染来源、污染范围、传播特征和传播链分析	
	实验室检测	各省级疾控机构、具备实验室检测能力的地市级疾控机构可进行病原学检测					增加基因测序内容，要求各地发生的首例和感染来源不明的病例以及环境监测发现的阳性标本，应当开展基因测序等溯源工作	在上一版基础上修订，强化病原监测，动态监测病毒变异情况，了解病毒变异对病原检测和疫苗保护效果影响
	居家隔离登记管理	—	医疗资源紧张时，所在地疾病预防控制机构、社区卫生服务中心对轻症病例和无症状感染者进行居家隔离的登记管理，做好居家隔离的指导、观察和治疗				在保持隔离场所设置其他要求基本不变的前提下，将选址要求修改为“应相对独立，与人	—

续表

		第二版	第三版	第四版	第五版	第六版	第七版	第八版
各级疾控机构	**居家隔离登记管理**						口密集居住与活动区域保持一定防护距离”，有利于在保证隔离安全和避免疫情传播的基础上，提升城市总体隔离能力	
	对公众的健康教育与风险沟通	监测舆情，答疑解惑，普及防控知识	在上一版基础上要求针对公众心理变化和关键信息分析，调整健康教育策略	—	—	—	加强社区防控与服务、爱国卫生运动、宣传教育与风险沟通、个人卫生与防护、心理健康服务等措施	在上一版基础上要求制定和完善公民防疫基本行为准则、监测、流行病学调查、密切接触者判定与管理、疫情相关人员转运、隔离医学观察、社

续表

		第二版	第三版	第四版	第五版	第六版	第七版	第八版
各级疾控机构	**对公众的健康教育与风险沟通**							区防控、消毒、心理健康服务、样本采集和检测、境外输入疫情防控、重点环节疫情防控等 12 个工作文件，加强对不同防控领域和环节的具体工作指导
	指导做好公众和特定人群的个人防护	加强重点人群、重点场所及大型人群聚集活动的健康教育和风险沟通工作	在上一版基础上要求做好返校师生和返岗人员的健康提示和健康管理	—	—	—	在上一版的基础上调整，“7+7”“2+1”集中隔离医学观察措施。入境人员在入境口岸接受海关核酸检测后，在入	在上一版的基础上增加，做好职业暴露风险较高、有在境外感染风险的人群、维持社会正常生产生活运行人员以及维持社会基

续表

		第二版	第三版	第四版	第五版	第六版	第七版	第八版
各级疾控机构	指导做好公众和特定人群的个人防护						境地集中隔离7天并自费进行核酸检测（原则上在进入集中隔离医学观察点的第5天），检测结果阴性者可转居家隔离7天，并于隔离期满14天后自愿自费进行1次核酸检测	本运行的关键岗位职业等重点人群接种工作；做好边境口岸等重点地区、服务业等疾病传播风险较高人群接种工作，降低人群感染和发病风险。根据疫苗研发进展和临床试验结果，进一步完善疫苗接种策略
	指导开展特定场所的消毒	—	做好病例和感染者居住过的场所、转运工具以及医学观察场所等特定场所的消毒工作，必要时对物体表面、空气和手等消毒效果进行评价			在前一版的基础上，要求做好流行病学调查、隔离病区及医学观察场	在上一版的基础上增加，一是针对低、中、高不同风险地区，进一步细化防	—

续表

		第二版	第三版	第四版	第五版	第六版	第七版	第八版
各级疾控机构	指导开展特定场所的消毒					所工作人员和参与病例转运、尸体处理、环境清洁消毒、标本采集和实验室工作等特定人群的防护	控措施，低风险地区落实常态化防控工作，加强疫情监测和应对准备。二是中风险地区科学划定防控区域范围至最小单元（如学校以班级、楼房以单元、工厂以工作间、工作场所以办公室、农村以户为最小单元），启动强化监测、实施终末消毒。根据疫情防控需要和感染风险，确定核	

续表

		第二版	第三版	第四版	第五版	第六版	第七版	第八版
各级疾控机构	指导开展特定场所的消毒						酸检测人群范围和优先次序。三是高风险地区以学校、楼房、工厂、工作场所、自然村为最小单元划定防控区域，开展入户全面排查、限制人群聚集性活动、区域管控等措施，启动应急响应	
各级各类医疗机构	总体任务	负责病例的发现与报告、隔离、诊断、救治和临床管理，开展标本	在上一版的基础上，加入要求做好院内感染的防控	—	—	—	在上一版的基础上，增加多渠道监测预警，要求按照点与面结合、传染病监	—

续表

		第二版	第三版	第四版	第五版	第六版	第七版	第八版
各级各类医疗机构	总体任务	采集工作，并对本机构的医务人员开展培训					测系统与其他部门监测系统结合、常规监测与强化监测结合的原则，针对人群和环境开展监测工作	
	病例发现	对于不明原因发热、咳嗽等症状的病例，询问发病前14天内的旅行史或可疑的暴露史（无赴新型冠状病毒感染的肺炎疫情发生地区的旅行史，有无哺乳	在病例发现中，增加轻症病例和无症状感染者，将具有流行病学史的非肺炎病例、以及无流行病学史的肺炎病例、轻症病例和无症状感染者等纳入	在病例发现中，删除轻症病例定义，纳入临床分型中的轻型。增加了临床诊断病例（仅限湖北省）扩大了湖北省疑似病例范围	删除了针对湖北省的病例定义，明确了对湖北省已报告的“临床诊断病例”的订正具体要求，细化了无症状感染者的病例报告填报内容	病例发现修订为对不明原因发热、干咳等呼吸道症状或腹泻等消化道症状的病例，结合其流行病学史，及时组织院内专家会诊或主诊医师会诊，并采集	强调无症状感染者为呼吸道等标本新型冠状病毒病原学检测呈阳性，无相关临床表现，如发热、干咳、咽痛等可自我感知或可临床识别的症状与体征，且CT	—

续表

		第二版	第三版	第四版	第五版	第六版	第七版	第八版
各级各类医疗机构	病例发现	动物、禽类等接触史，尤其是野生动物接触史，以及有无与类似病例的密切接触史。）	病例报告及管理			标本进行病原学检测	影像学无新冠肺炎影像学特征者	
	病例报告	肺炎疑似病例、确诊病例立即网络直报，不具备网络直报条件的，应当立即向当地县（区）级疾控机构报告，并于2小时内寄送出传染病报告卡						
	信息订正	根据实验室检测结果、病情进展及时对病例诊断类型、临床严重程度等信息进行订正				在之前版本基础上，要求病例死亡24小时内填报死亡日期	增加冷链食品加工和交易场所的防控要求，降低冷链环节传播疫情风险	—
	病例隔离	对疑似病例、确诊病例实行隔离治疗，疑	对肺炎病例（包括疑似病例和确诊病	对疑似病例、临床诊断病例（仅限湖北	对疑似病例和确诊病例，应当在定点医院	在上一版基础上，提出病例出院后建议继	—	在上一版基础上强化入境人员、密接接触者等隔

续表

		第二版	第三版	第四版	第五版	第六版	第七版	第八版
各级各类医疗机构	病例隔离	似病例应当进行单间隔离治疗	例）以及感染者中的轻症病例实行隔离治疗，疑似病例应当进行单间隔离治疗	省）及确诊病例在定点医院隔离治疗，疑似病例、临床诊断病例（仅限湖北省）应当单人单间隔离治疗	隔离治疗，疑似病例应当单人单间隔离治疗	续进行14天的隔离管理和健康状况监测。无症状感染者集中隔离14天		离医学观察管理，要求隔离医学观察期间应采集鼻咽拭子进行核酸检测，解除隔离时应同时采集2份鼻咽拭子样本，分别使用不同核酸检测试剂检测，两次检测原则上由不同检测机构开展。解除隔离后的第2天和第7天各开展一次核酸检测，其间做好健康监测，减少流动，外出时做好个人防护，不参

续表

		第二版	第三版	第四版	第五版	第六版	第七版	第八版
各级各类医疗机构	病例隔离							加聚集性活动
	病例救治	按照诊疗方案进行救治				诊断的疑似病例要及时转运至定点医院。做到应隔尽隔、应收尽收、应检尽检、应治尽治	—	—
	标本采集送检	采集临床标本并送至指定的疾控机构或医疗机构实验室进行相关病原检测	在上一版送检机构的基础上加入第三方检测机构	—	—	在之前版本的基础上，要求5例以上的聚集性病例及境外输入病例的所有原始标本送至中国疾控中心进行复核	—	—
	医务人员培训	进行病例的发现与报告、流行病学调查、标本采			在前版的基础	在前版基础	—	—

续表

		第二版	第三版	第四版	第五版	第六版	第七版	第八版
各级各类医疗机构	医务人员培训	集、实验室检测、医疗救治、院感防控、密接管理、个人防护等内容的培训			上，有条件的医疗卫生机构可开展有关疾病传播特点、临床特征、策略评估等相关调查研究，提供科学证据	上，修改为对开展新冠肺炎专业技术培训，强化预防为主，关口前移		
	实验室检测	指定的医疗卫生机构可进行实验室检测						
	院内感染防控	指定医疗机构做好医疗救治所需的人员、药品、设施、设备、防护用品等保障工作	在上一版基础上，要求全面落实防止院内感染的各项措施，做好预检分诊工作和院感控制管理	—	—	—	—	—
基层相关组织	病例发现	—	要求基层主动对近两周有武汉或其他有本地病例			主体由基层相	—	总结农村地区聚

续表

		第二版	第三版	第四版	第五版	第六版	第七版	第八版
基层相关组织	病例发现		持续传播地区的旅行史、居住史，且出现呼吸道症状、发热、畏寒、乏力、腹泻、结膜充血等症状者作为重点人群开展筛查、采样和检测，提高病例发现的及时性			关组织扩大到用工单位，旅行史扩大到境内有病例报告的社区，或境外疫情严重国家或地区；对重点风险人群进行筛查，由专业机构采样检测		集性疫情处置经验，针对农村地区疫情防控能力相对薄弱的客观情况，加强社区防控、流行病学调查、隔离医学观察、核酸检测、消毒等工作的针对性指导和对口支持

三　国外公共卫生应急管理体系的治理问题

经过数十年的摸索与调整，在医疗卫生应急管理体系建设方面，许多国家已经形成跨区域、跨层级、跨部门、跨学科的优秀制度设计与实践成果，能够应对大部分医疗卫生领域的难题，但是在发展过程中仍不可避免地出现设计上的遗漏。早在20世纪80年代美国卫生与人口服务部的报告显示黑人、少数族裔在健康获取与健康结果呈现上的巨大差异，加之本次公共卫生事件期间种族问题再次激化，暴露出美国国内卫生与健康公平性的欠缺 。而有效医疗资源配置的缺失更进一步加重了健康的不公平，造成了广泛性医疗资源挤兑，美国以及广受赞誉的英国国家卫生服务体系都在本次公共卫生事件应对早期出现医疗卫生服务供需不对称的问题。向上溯源在于其缺乏统一强势的管理制度，意大利中央与地区政府之间、美国联邦政府与州政府之间以及政府与卫生职能部门之间的决策没有形成合力，导致国家缺乏上下一致的卫生应急管理，对比之下加拿大的医疗、卫生、应急系统中形成明晰的纵向递进体系，能够较好地实现政策信息传递，在这次的新发传染病控制中起到了重要的作用。而日本与新加坡也通过数年公共卫生应急管理网络的建设，在本次公共卫生风险防控中取得相当成效。

从全球史的角度来看，世界各国卷入带有全球意义的现代化洪流是通过不同路径实现的。现代化源生于西欧社会，因此，现代化本源是西欧社会特殊文化下的历史生成品，但通过欧洲开拓者在美洲建立新殖民地（如新兴的美利坚合众国），以及通过西欧殖民者殖民古老的文明如印度和南非等，现代化在世界各国得以扩散开来。同样，发展中国家在建立本国公共卫生体系的进程中，既需要动态性地吸取发达国家历史上提供的经验，同时也必须适应社会变迁、经济转型和全球化的历史进程，更需要发掘其中固有的有利于现代化和社会变迁的因素。

（一）美国

美国是三权分立的联邦制国家。作为联邦制国家，美国在疫情应对过程中呈现出自身的特点，美国的中央集权并没有达到高度的集中，这导致在疫情应对时联邦政府的决策并没有与地方政府及各职能部门尤其是国家疾病预防控制中心达成共识。美国的突发公共卫生应对系统在纵向上分为中央的联邦疾病预防控制系统（CDC）和地方的地区/州医院应急准备系统，作为网络核心和协调中心的 CDC 在应急时主要承担疾病监测、流行病控制、大规模防疫及研究与试验工作。但在此次抗击疫情中，美国政府将新冠病毒政治化，CDC 不能充分发挥其作用，导致美国出现多次决策失误。除开决策层的矛盾，在美国国内医疗资源挤兑问题趋向严重，医疗物质资源及医疗工作人员需要进行分流与配给才能适当满足一线的需求。医疗挤兑的同时，美国高昂医疗费用和稀缺医疗保险之间的矛盾也在本次公共卫生事件中再次凸显，迫使美国众议院紧急通过了“冠状病毒应急法案”（*First Coronavirus Response Act*），其中包括免费进行新冠病毒检测以及为许多工人提供带薪病假和失业保险的条款。但美国民众如不幸罹患新冠肺炎，仍须自行承担治疗费用，这对美国普通民众而言仍是一笔不小的负担。

而各州也各自为政，但此次公共卫生事件单靠各州力量是难以防控的，在州与联邦合力抗击本次公共卫生事件时出现难以达成共识的状况，以至于应急反应迟缓，不能及时高效地出台应急举措，从而错失最佳时机，带来严重后果。2020 年 4 月 18 日《柳叶刀》期刊发表社论“COVID-19 in the USA：a question of time”，文章批判特朗普与美国各州州长就国家战略储备使用的问题发生争执后，最终并未启动《国防生产法》（该法责令私营企业生产所需物资），这导致美国各州政府、公益组织和医疗卫生倡议组织只能自行筹集物资，甚至需要经常同联邦政府直接抢购商品。① 美国各州此前采取的缓解措施才刚开始取得成果，而特朗普政府却急于通过取消隔离限制来提振经济，这恰好又形成了一个新的僵局。美国政府总是意图做出有利于经济利益的决定，而非以科学为指导且保护健康的决策。从美国的政治文化来看，民众强调个人自由、从心理上更排斥和反对政府采取严厉举措来防控本次公共卫生事件，从而导致政府在出台措施方面犹豫不决。美国民众陷入困境，他们对这种致命且知之甚

① The Lancet，“COVID-19 in the USA：a question of time”，*Lancet*，Vol. 395，2020，p. 10232.

少的病毒满怀恐惧，又受到有关个人防护安全方面矛盾信息的困扰，既有着对经济萎缩、缺乏凝聚力的国家战略的担忧，又有着对反复无常的、无能领导的焦虑。美国疾病预防控制中心与总统在抗击本次公共卫生事件的许多方面不能达成共识。联邦政府还禁止从中国、伊朗和欧洲大部分地区旅行的非美国公民入境，并对从受影响严重的国家返回的乘客进行检查。但是，病例和死亡人数仍在继续上升。尽管 CDC 拥有广泛的权力，但总体上其还是集中于在病例暴发期间向各州提供专家指导。2017 年该机构发布了新的检疫条例明确规定，CDC 可以独立于各州行动，而对美国境内任何被美国 CDC 官员合理认为可能将传染病带入美国或跨州传播的人执行隔离、检疫、检查或旅行禁止。但此次公共卫生事件中，尽管 CDC 的检疫权力允许其因检疫性疾病做出拒绝入境美国的决定，但特朗普总统还是依据美国《移民与国籍法》第 212（f）和 215（a）条的规定，禁止中国公民和伊朗公民入境美国。文章还指出拉平曲线（减慢 COVID-19 在空间和时间上的传播速度）至关重要，美国卫生保健系统已无法维持大量传染病人流入急诊部门和医院。① 美国疾病预防控制中心一位高级官员 2020 年 5 月 7 日向美国有线电视新闻网证实，特朗普政府将不会执行 CDC 对重新开放美国拟议的一份长达 17 页的建议指南。② 由 CDC 团队撰写的这份报告长达 17 页，名为“实施美国再次开放框架指南”，旨在帮助宗教领袖、企业主、教育工作者以及州和地方官员重新开放各自的事务。指南包括针对 6 类的具体检疫：儿童保育方案；学校和日营；信仰团体；有弱势工人的雇主；餐馆和酒吧；大众运输管理员。对于每个类别，文件草案都记录了分阶段重新开放的情况。美国较高的医疗费用和稀缺的医疗保险的矛盾也再次凸显。《美国医学会杂志》于 4 月 1 日在线出版的哈佛大学法学院和匹兹堡大学的观点文章“*Potential Legal Liability for Withdrawing or Withholding Ventilators During COVID-19：Assessing the Risks*

① Parmet, W. E., Sinha, M. S., “Covid-19 - The Law and Limits of Quarantine”, *New England Journal of Medicine*, Vol. 382, 2020, p. 15.

② 《美国疾控中心重新开放指南遭特朗普政府搁置》，搜狐网，https：//www.sohu.com/a/393645192_114984。

and Identifying Needed Reforms”揭示了美国由于迫在眉睫的呼吸机严重短缺，医生、其他医疗保健专业人员和医疗中心不得不提出明确的呼吸机分流和配给方案，避免因分流和配给呼吸机所带来的悲剧性决定。①《新英格兰》杂志于3月25日发表了布朗大学Alpert医学院等发表的论文“*Critical Supply Shortages — The Need for Ventilators and Personal Protective Equipment during the Covid-19 Pandemic*”。文章称，美国COVID-19病例数量的持续增长，而护理重症患者所需的关键设备短缺，包括呼吸机和医护人员的个人防护设备（PPE）等关键设备严重短缺，为避免对医疗保健系统的需求激增，该国政治领导人鼓励大家保持人与人之间的距离以减慢传播速度。② 本次公共卫生事件风险扩散后美国开始大规模检测，筛出传染源。目前特朗普签署的救助法案，仅规定免费进行新冠病毒检测，并支持带薪病假。2020年3月13日，众议院在特朗普总统的支持下迈出了第一步，通过了“家庭第一冠状病毒应对法案”，其中包括为许多工人提供带薪病假和失业保险的条款，但美国民众如不幸罹患新冠肺炎，仍须自行承担治疗费用。

（二）意大利

同为联邦制国家，意大利由于是多党派联合执政而在应对过程中展现了与美国不同的特点。中央与地方利益较难协调，中央政府的政策在地方也较难落实，如本次公共卫生事件暴发后，中央政府与伦巴第大区政府在测试标准上出现较大分歧。大区政府认为无症状的人需检测，并需要把无症状的阳性被试者算入确诊患者的数据里，但中央政府援引世卫组织的标准称，由于无症状的人并非疫情加剧的主要原因，因此不需要测试无症状者。中央和地方在关键防控时刻的分歧，互相指责对方不作为的行为导致防控错失了窗口期，导致意大利在本次公共卫生事件暴发初期新冠死亡率

---

① Manfred S. Green, Jonathan Zenilman, Dani Cohen, Itay Wiser, Ran D. Balicer, *Risk Assessment and Risk Communication Strategies in Bioterrorism Preparedness*, Dordrecht: Springer, 2007.

② Ranney M. L., Griffeth V., Jha A. K., “Critical Supply Shortages - The Need for Ventilators and Personal Protective Equipment during the Covid-19 Pandemic”, *New England Journal of Medicine*, Vol. 382, 2020, p. 18.

高于全球平均水平。意大利政府是多党联合执政，在出台一些政策的时候各党派意见一时难以统一，效率大打折扣。在本次公共卫生事件暴发初期，一些反对党人士就公开表达对政府作为的不满，撕裂第一时间统一全国意识的可能性。意大利医疗资源挤兑问题严重，针对此问题，意大利麻醉学和重症监护学会提出医疗人员应将“更长的预期寿命”作为评估中优先考虑的因素，而不一定需要按照“先到先得”原则来处理。西方人权捍卫者的形象荡然无存。意大利的健康保健系统以区域为基础为国民提供健康保健服务，中央政府虽然起到提供基本原则与目标、决定核心利益的作用，但是地区在该系统中承担确保各级医疗服务与预防保健服务落地实施的任务。但由于意大利南北区域间经济社会发展相对不均衡，造成了健康保健系统发展的不平衡，这一问题被此次突发公共卫生事件所放大。学者莉莎（Lisa Rosenbaum，M. D.）发表在《新英格兰》杂志上的“Facing Covid-19 in Italy — Ethics，Logistics，and Therapeutics on the Epidemic's Front Line”也提到关于意大利医疗资源分配的问题。文章揭示尽管意大利的卫生系统受到高度重视，每1000人拥有3.2张病床（美国为2.8张），但无法同时满足如此多的危重病人的需要。选择性手术被取消，半选择性手术被推迟，手术室变成了临时的ICU。所有的床位都被占用了，走廊和行政区域都挤满了病人，其中一些人接受了无创通气。文章表示意大利敦促“临床合理”，以及在资源匮乏的情况下采取所称的“软功利主义”方法。尽管指导方针并没有将年龄作为决定资源分配的唯一因素，但不得不承认，年龄可能是重症监护病房的入院限制。①

（三）英国

英国拥有全世界最好的全科医疗服务体系。全科医疗通常被喻为英国国家卫生服务体系中“王冠上的宝石”，但本次突发公共卫生事件几乎摧毁了整个国家卫生服务体系。英国的累计确诊病例在全球来说不是特别严重，但是英国的病亡率极高，12.59%的病亡率仅次于意大利，全球排名第二。全科医疗服务体系在分层与分流患者的过程中似乎失去了一贯强而

---

① Rosenbaum L.，“Facing Covid-19 in Italy - Ethics，Logistics，and Therapeutics on the Epidemic's Front Line”，*New England Journal of Medicine*，Vol. 382，2020，p. 3.

有力的“守门人”作用，导致防控初期医疗资源挤兑严重。英国在突发公共卫生事件组织体系的层级设置上，除在执行层面设立国家卫生服务体系及其委托机构负责应对具体的突发公共卫生事件，并提供医疗公共卫生服务以外，在战略层面由卫生部及其下属的突发事件计划协作机构设立健康保护机构，负责制定卫生政策、进行医疗卫生事件的应对管理。而英国对此次突发公共卫生事件的应对效果并不理想，其部分原因是一线卫生和社会护理工作者因为指南更新、人员物资等不能充分保障，导致医疗卫生体系欠缺对大流行的防范能力。从防控转向治疗，检测门槛提高，不再大量检测，轻症疑似自主居家隔离。通过卫生警示，减少公共活动，迟滞延缓病毒的传播，以期将传播期拉长，压低峰值，达到与本国医疗资源匹配的水平，不出现重症堆积，让医疗资源不会在短时间内被挤兑。

（四）日本

日本政府为应对本次新冠肺炎疫情，通过制定行政法规将新冠病毒列为指定传染病，在国内防治和防止国外输入两方面进行法律方面的布局。在“钻石公主”号邮轮一事上，日本发现新冠肺炎核酸检测阳性患者后要求其在船内隔离两周。但由于未能采取正确的危机管理沟通方法，被《纽约时报》评判“日本政府此举是公共卫生危机应对的反面教材”。日本在咨询和检测上设定了很高的门槛，将重点放在重症患者，并非防止社区传播。从而无法对无症状、无特定接触史、轻症患者做到“应测尽测”。这就造成轻症患者和传染者在社会上继续活动，无法避免疫情扩散的风险，也就会延长防控的时间。基于日本具备严格自律性的国民特点，且实现个人健康责任的通识教育，实行无监督居家隔离，把这些判断的责任交给了每个人和机构自己，这与日本人一贯的严格自律性有很大关系，真正实现每个人是自己健康的第一责任人。限制针对 SARS-CoV-2 进行 RT-PCR 检测、降低不必要的前往医疗机构就诊的轻症患者人数、制订 SARS-CoV-2 感染咨询的准则、取消大型聚会、暂时关闭学校等，使医疗机构就诊的轻症患者人数减少，把重点放在对重症患者系统支持上。这或许可部分解释日本国内存在高人口密度、65 岁以上老龄人口占比大（达到大约 24%）、未采取社交距离控制措施等不力条件下，截至 2020 年 3 月初其新冠死亡率仍仅为世界平均水平的十分之一的现象。在公共卫生应急管理体系的建设上，从20世纪90年代开始，日本便在原来的防灾管理体系上建立起综合性应急管理体系，形成了全政府模式的危机管理体制和广域政府危机管理合作体系。主管健康卫生、福利、劳保的厚生劳动省以自身为核心，在危机管理体系中细化建立突发公共卫生事件应急管理体系，在厚生劳动省领导下其国家管理系统由地方厚生局、检疫所、国立医院、国立疗养院、国立研究所等构成，而地方管理系统由都道府县卫生主管部局、保健所、县立医院、卫生研究所、市町村卫生主管课及保健中心组成，这三级政府两大系统，通过纵向行业系统管理和分地区管理的衔接，形成全国的突发公共卫生事件应急管理网络。

（五）新加坡

新加坡是2003年受SARS影响最为严重的地区之一，故在此之后新加坡政府持续建设其公共卫生应急管理体系，包括制定基于风险评估与对应措施的重大公共卫生事件应对计划，联合部门合作，并明确责任划分；在硬件设施上建设具有综合临床、实验室、流行病学功能的国家传染病中心，将应急管理建设纳入常态化的轨道，有效增强国家公共卫生服务能力。新加坡成熟的数据驱动的区域间卫生系统，支撑了防控期间政府采取“外松内紧”的政策，即不进行封锁社区和限制移动的主动预防，而是通过事后积极追踪并隔离确诊病人与密切接触者，做到杜绝传染源，使染病规模始终可控。“外松”表现为所有措施都以尽可能不打乱商业和生活秩序，“内紧”表现为进行有步骤的精细化管理，以事后纠错为主。新加坡政府防控策略的核心举措之一是不进行封锁社区和限制移动的主动预防，而是通过事后积极追踪并隔离与确诊病人密切接触者，做到杜绝传染源，使染病规模始终可控。为配合监测政策，SARS-CoV-2 PT-PCR实验室检测能力迅速扩大到新加坡所有公立医院，能够完成一天570万人口2200项的检测项目；并启动800余家公共卫生应急诊所（PHPCs）补充初级卫生保健服务，对新加坡居民进行有效覆盖。早期监测追踪与卫生保健措施的开展是新加坡控制情况较好的一个重要原因。新加坡政府认为通过手术刀般精准地追踪和密不透风的追踪体系，所有与确诊病人亲密接触过的接触者都可以被找到和隔离。在一系列举措下，新加坡防控形势总体较平稳，但近日新增病例呈上升趋势，本土病例逐渐超过境外输入病例，几乎每天都出现新的感染群。根据美国约翰·霍普金斯大学（Johns Hopkins University）的数据，自2020年3月17日以来，新加坡的总病例从266例激增到了12075例。每天新增的1000个确证新冠肺炎感染者中只有10个左右是新加坡的永久居民，其余的都是外来劳工，占比高达990‰。外籍劳工（简称外劳）宿舍成为感染高发区，目前已有12个外劳宿舍感染群。新加坡防控总指挥、国家发展部部长黄循财4月9日在新闻记者会上坦承政府没有事先防范保护客工群体。前期，新加坡政府对待外劳的方式，是将其安置在城市偏远地区的宿舍，与新加坡社会分隔，但问题是病毒并未理会种族隔离政策。新加坡的防控效果反映出国家制度存在着贫富差距和健康不均等的情况。

（六）加拿大

根据加拿大卫生部门提供的数据显示，截至2020年5月7日，加拿大成为第10个完成上百万次新冠病毒检测的国家，加拿大整体公共卫生风险受到控制。这种控制效率与加拿大的全民医疗服务体系和应急管理体系存在一定的关联。1984年通过的《加拿大卫生法》（Canada Health Act）为加拿大的医疗卫生服务建设奠定了法律基础，加拿大建立起以公费医疗为主，由政府出资、私人经营的医疗服务体系，由各省级政府管理，为加拿大全体居民提供免费服务。加拿大医疗服务体系包括医疗服务就诊服务体系和医疗服务监管体系，达成管办分离的格局，医疗服务就诊服务体系分为三级，形成全科/家庭医生服务—公共医疗卫生服务—专科医生/医院服务的纵向递进体系；后者同样分成三级，实现联邦政府—各省/领地政府—省内卫生服务机构的监管。加拿大的医疗服务体制确保个人支付能力不影响基本医疗卫生服务的获得，体现医疗卫生的平等性，根据民调显示该制度获得了大部分国民的认同。而在应急管理方面，加拿大同样在《公共安全与应急准备法》的法律框架下明确了公共安全部门的职责与权力，建立起联邦—省—市郡三级应急管理体系，通过针对性制定应急预案并在管理过程中进行方案的动态调整，提高应急预案实操性，实现突发事件应急管理的及时有效。

第四节 构建公共卫生应急管理体系的价值

一 “生命至上”的健康权保障

相较于生命权，健康权概念的诞生较晚。二者属同一范畴，前者是后者的基础，外延更宽；而后者是前者的良好状态，内涵更深。① 世卫组织提出“享受最高而能获致之健康标准为人类基本权利之一。不因种族、宗教、政治信仰、经济或社会情境各异而分轩轾”②。在2016年的全国卫生与健康大会上，习近平总书记提出“将健康融入所有政策”理念；在我国《基本医疗卫生与健康促进法》中，健康权是凝聚共识的价值基础。一方面，“生命至上”的生命权和健康权，是一项最基本的人权，是突发公共卫生事件治理过程中必须要秉持的核心内涵；另一方面，我国宪法和相关法律法规明确规定了国家和社会在保障公民健康权方面的责任。

“生命至上”的健康权保障是对人民卫生健康治理理念的核心价值。健康权是公民享有的一项最基本人权，在现代文明社会，对公民生命权的尊重已是世界共识，生命健康权亦是所有公民权利中最基本、最重要的权利。而依法进行应急管理的根本出发点就是为了保障健康权。在应急情况下，公民权利的保护和相应的克减是合法合理的。一旦风险威胁人类社会，适当克减集会、迁徙、劳动等基本权利，在符合比例原则的框架内，应当是合法的。

在本次突发公共卫生事件中，我国为了防控风险，毅然对经济社会发展按下了暂停键，不惜付出很高的代价。而反观其他一些国家在全球大流行后，出现了失控的局面，其原因主要与决策者应对突发公共卫生事件的理念与立场有关。面对本次突发公共卫生事件，美国政府总是意图做出有

① 王晨光：《论以保障公民健康权为宗旨打造医药卫生法治的坚实基础》，《医学与法学》2016年第1期。

② 王晨光、饶浩：《国际法中健康权的产生、内涵及实施机制》，《比较法研究》2019年第3期。

利于经济利益的决定，而非以科学为指导且保护健康的决策。美国民众强调个人自由、从心理上更排斥和反对政府采取严厉举措来防控，从而导致政府在出台措施方面犹豫不决。英国政府首席科学顾问帕特里克·瓦兰斯爵士曾在新闻发布会上表示，需要约60%的英国人感染轻症新冠病毒，以此获得对新冠肺炎的群体免疫。由此可见，在面对突发公共卫生事件时，各国所遵守的价值理念与行动措施大都不同，而我国始终坚持“人民至上”“生命至上”，正是在这种理念的指引下，我国及早控制住了公共卫生风险的扩散与蔓延，保障了公民的生命健康权。

公共卫生要完成“确保人人健康环境，满足社会健康利益”的使命，应该具备3大核心功能。公共卫生评价：通过系统地监测评估调查来提供健康信息；公共卫生政策研究制定：通过制定卫生政策动员全民参与公共卫生；公共卫生保障：通过评价和协调来保障人人享有健康①，公共卫生体系也应具备这3项核心功能。健康是一切公共卫生活动最根本的目的，健康的民众是国家赖以存在的基础，健康权保护是重要的国家义务，公共卫生安全也是重要的国家安全。因此，公共卫生应急管理体系需遵守的首要价值就是以“生命至上”理念保障健康权。

二 人类卫生健康共同体

作为人类命运共同体理念在全球公共卫生治理领域的具体实践，人类卫生健康共同体的核心内涵是：将全人类的卫生健康作为一个有机整体，保障全人类共同的健康福祉。② 早在2012年，习近平总书记就提出了人类命运共同体理念，并于次年首次提出构建人类命运共同体的倡议，得到了很多国家和人民的欢迎和认同，也被写进了联合国重要文件。2020年3月，在就本次公共卫生事件致法国总统马克龙的慰问电中，习近平主席首次提出“携手打造人类卫生健康共同体”，开展国际合作，病毒没有国界，疫情不分种族，唯有团结协作、携手应对，国际社会才能取得胜利维护人

① 黄建始：《公共卫生的价值和功能》，《中国健康教育》2006年第1期。

② 齐峰：《人类卫生健康共同体：理念、话语和行动》，《社会主义研究》2020年第4期。

类共同家园。

从本次公共卫生风险全球范围扩散及各国的防控措施来看，急需对现有国际法框架以及各国国内法制度进行有效调整，构建公共卫生安全体系及合作机制，推进“人类卫生健康共同体”以应对此类危机。在公共卫生风险蔓延全球，给全球公共卫生安全带来巨大挑战时，“人类卫生健康共同体”是建设中国特色的公共卫生应急管理体系的重要理念。

进入 21 世纪以来，相继出现的各种传染性疾病更容易随着国际间的人员的流动和贸易的交往而在世界范围内广泛传播，它们造成的传播范围之广、影响之深足以对个体的健康和群体的安全构成严重威胁。全球化浪潮下，世界各国日益紧密的联系使得国际社会成为一个不可分割的整体。人类是休戚与共的共同体，一国或地区突发事件的防控，关乎全人类的共同利益。本次公共卫生风险在全球蔓延严重威胁了世界各国的公共卫生安全，团结协作是最有力的武器。联合国规定，“各国依照宪章彼此合作之义务”属国际法基本原则。《WHO 组织法》规定 WHO 的宗旨是“使全世界人民获得可能达到的最高健康水平”，明确了 WHO 组织协调突发事件的目标，规定各国应增进健康并通过 WHO 的活动保持治理机制的循环与活力。

在此背景下，贯穿亚欧非大陆，会员覆盖 136 个国家或地区，陆上依托国际大通道，海上以重点港口为节点的“一带一路”也将对公共卫生安全带来巨大挑战。虽然“政策沟通”作为“一带一路”建设的重要保障，为沿线国家和地区实现互利共赢创造了条件。但随着政策沟通、设施联通、贸易畅通、资金融通和民心相通“五通”的逐步实现，各个国家和地区经济、卫生水平相差甚大而带来的公共卫生问题会逐渐显现。传染病扩散的潜在危险进一步增大传染病尤其是呼吸道传染病的危险历来存在，虽然国际卫生检疫一直在发挥重大作用，但要想根除现存的重大传染病，目前仍然存在较大的技术和实施困难。沿线沿路国家和地区疾病谱、人口、健康状况差异甚大，“五通”实现后，仍无法预测这些变化。“一带一路”倡议使我国与沿线国家和地区的来往也更加密切、贸易更加紧密，口岸概念却更加淡化，沿线沿边国家和地区疟疾、结核、艾滋病、肝炎等传染病传入风险随之增大，疫病防控意识和力度亟待加强。

全球公共卫生风险防控中，中国从人类命运共同体的理念出发，积极推进人类健康共同体实践，主动作为，开展合作，分享经验，提供帮助，贡献中国力量，充分“发挥我国负责任大国作用、推动构建人类命运共同体”。在国内形势率先得到有效控制后，中国主动从全球应对本次公共卫生事件的“最前线”转变为“大后方”，累计向140多个国家和国际组织提供多批急需的医疗物资援助，同60多个国家、地区和国际组织签署了防控物资商业采购协议，毫无保留地分享了诊疗方案和防控方案。

三　兼顾公平与效率

健康公平是指每个人都有充分发挥健康潜力的机会，没有人因为社会地位或其他社会因素而处于不利地位。健康不公平反映在寿命、生活质量、疾病、残疾和死亡率、疾病的严重程度和获得治疗机会的差异上。生命在任何时候都应当是公平的，发生突发公共卫生事件时尤其不能放弃弱势群体。突发公共卫生事件不仅考验着一个国家的卫生水准和治理能力，更考验着政府施政理念和人道主义底线。在全球化背景下，流动人口增多、老龄化严重、医疗资源紧张虽是现实，但绝不是放弃救治流动人口或高龄患者的理由，在构建公共卫生应急管理体系时仍要统筹兼顾，协同治理，推动国家治理体系和治理能力现代化，探索国家现代化治理新路子。

本次公共卫生事件中，新加坡的防控工作反映出其国家制度存在贫富差距和健康不均等的情况，美国得克萨斯州副州长帕特里克在接受美国福克斯新闻采访时，公开主张恢复经济比老年人的生命重要，要求美国70岁以上的老人，不要只顾自己的生命而牺牲整个国家。对比之下，中国对于新冠病患是“应收尽收”，强调不抛弃、不放弃。如果这一原则被打破，将会违背人道主义，引起社会恐慌，由此引发的次生灾害更是不可想象。因此在构建公共卫生应急管理体系时应始终遵守健康公平的理念。

在发生突发公共卫生事件时，全国上下都要与时间竞争，与时间赛跑，处处体现着效率的重要性。吸取本次公共卫生事件的经验教训，应急管理体系应具有响应及时、行动迅速等特点，将效率理念融入构建公共卫生应急管理体系的全过程中。在构建中国特色公共卫生应急管理体系时，在“一案三制”的应急管理框架下，充分考虑历史发展规律，运用科学的理论与方法，结合实际情况，借助大数据建立多点触发预警机制进行应急管理，提高早期监测的时效性、敏感性，提升公共卫生应急管理效率。

四　唯一健康

“同一健康”（One Health）指跨学科、跨部门、跨地域共同协作，将人类、动物、环境三者视为一个健康整体的理念，此理念的兴起，为应对人兽共患病引起的公共卫生问题提供了一种综合解决思路。在该理念指导下，公共卫生、动物科学及环境科学等领域的力量应当携手合作，联合相关职能部门，一同构建与当今新发传染病防控形势契合的多边协调机制。使得以维护局部经济利益为出发点的“被动应对模式”升级为以保护人类—动物—环境整体健康为目的的“主动应对模式”，共同推动公共卫生风险的预警、监测和防控，保持动物经济和人类社会的可持续发展。①

“唯一健康”理念倡导在城市规划、建设与管理全过程中，通过强化生态法治基础、宣传并践行生态文化理念、激励生态行为主体，把人与自然和谐共生的生态文明观落到实处，推动多学科学者共同合作为人类健康、动物健康、环境健康三者共同成为一个健康整体而努力奋斗。世界的全球化和城市的扩张给人类带来了更多的便捷和进步，但同时随着人、动物和食品的迅速流通，人类面临着前所未有的新的、复杂的人畜共患病和食品安全问题，应对和控制这些问题显得越来越重要且紧迫。人畜共患病对人和动物都构成巨大的风险，甚至可能引发全球公共卫生危机。就本质来看，此次公共卫生事件的暴发，就是人类、动物和环境三者关系失衡的一种表现，英国就曾在宠物身上检测出新冠病毒。

因此，公共卫生应急管理体系的构建应在“唯一健康”的理念下，充分结合人类医学、兽医学和环境科学，加速生物医学的研究，提高医学教育和临床护理能力，以改善人和动物生存、生活质量，科学应对各类公共卫生风险。

① 聂恩琼、夏尧、汪涛等：《One Health——应对新发传染病的新理念》，《微生物与感染》2016 年第 1 期。

五　公平正义

“公共卫生的历史性梦想就是社会正义的梦想”，社会正义被视为公共卫生的核心使命和价值。社会正义在公共卫生领域的体现有二：促进公众健康与公平对待弱势群体，包括分配正义与平等参与。在国际公共卫生学界，“团结互助”是一个被广泛使用的词汇，联合国教科文组织颁布的《生命伦理学和人权宣言》在提及这一词汇时，强调国家与国家、个人、家庭和社群、组织之间的团结互助，尤其强调对弱势人群、残障人群的关怀。①

公共卫生风险不仅考验一个国家的卫生水准和治理能力，更考验施政理念和人道主义底线。健康公平是公共卫生应急管理体系应遵守的底线理念，在此基础上，应不断完善和健全体系，使得流动人口、老年人等脆弱人群的健康需求得到同等保障。

六　群体视角

经典的公共卫生定义强调群体视角。“公共”一方面指健康范围的公共性，包括一定人口范围的流行病学健康、某人群中的健康分布，或影响每个人健康的潜在社会和环境条件；另一方面指行动上的集体完成，政府或非政府组织协同行动，公众合作参与。②

从世界观出发，公共卫生更关注群体健康，它旨在采用群体策略以降低患病率和死亡率等指标；从方法论而言，公共卫生以流行病学作为首要工具，研究与群体健康相关的决定因素及其分布。较之传统医学，公共卫生更强调公共善，群体视角是公共卫生应急管理体系中基础的价值理念。

七　预防导向

公共卫生领域注重对伤害和疾病的预防，相比之下医疗领域则注重减

---

①　丛亚丽：《论“守望相助”作为公共卫生伦理的核心价值之一——基于传染病伦理问题的思考》，《中国医学伦理学》2020年第3期。

②　关健：《从伦理和法理角度谈突发公共卫生实践及研究中的个体权益》，《中国医学伦理学》2020年第9期。

轻伤害或缓解症状。其原因在于公共卫生政策必须使其为目标人群带来的收益尽可能大大超过风险，即效用越大越好，而预防通常比治疗更有成本效益。随着经济社会的发展，公共卫生事件与自然灾害、社会安全事件乃至国家安全隐患等各类风险和突发事件的关联性越来越强，其不确定性也越发强烈，故而将未雨绸缪的预防理念融入公共卫生应急管理体系势在必行。

第五节　构建公共卫生应急管理体系的原则

一　全周期管理

全周期管理，亦有学者表述为全流程管理，其概念来源于危机管理周期理论，该理论阐述了风险从潜伏、爆发、持续到解决的动态变化的全过程。在危机管理分析方法中，有 3 类最为学界所认同，分别是基本 3 阶段模型、芬克的 4 阶段生命周期模型及米特罗夫的 5 阶段模型。风险在不同的阶段，具有不同的生命特征①，根据风险的不同特征适时调整体系运行，将有助于风险的防控。

危机潜伏期，危机潜伏期是导致危机发生的各种诱因逐渐积累的过程。在这个阶段，公共危机已表现出一些征兆，预示着危机即将来临。在公共危机爆发前，如能及时发现其征兆，并提前采取措施将危机遏制在萌芽状态，则可避免可能造成的危害。危机爆发期，危机爆发期是公共危机造成损害的时期。在公共危机爆发之后，如果能立即处理，就可将危机的影响控制在组织可掌握的范围之内；如果不立即处理或处理不当，危机将可能进一步升级，影响范围和强度有可能进一步扩大。危机持续期，在这一时期，要科学调配人力、物力、财力等应急保障资源，进行危机救援处理，控制危机危害范围与程度，实施危机沟通，减少公共危机连带影响或次公共危机发生。危机解决期，危机解决期是公共危机的最后阶段，此时

① 赵巍博：《基于危机生命周期理论的城市突发公共事件处置研究》，硕士学位论文，青岛大学，2015 年。

应该进行积极的自我分析和检讨，疗伤止疼，从而使组织回到正常运作状态；并且要分析公共危机发生的诱因，寻找公共危机发生的本质，并提出针对性的改进措施，防止公共危机可能引起的各种后遗症和卷土重来①（见图 2-4）。

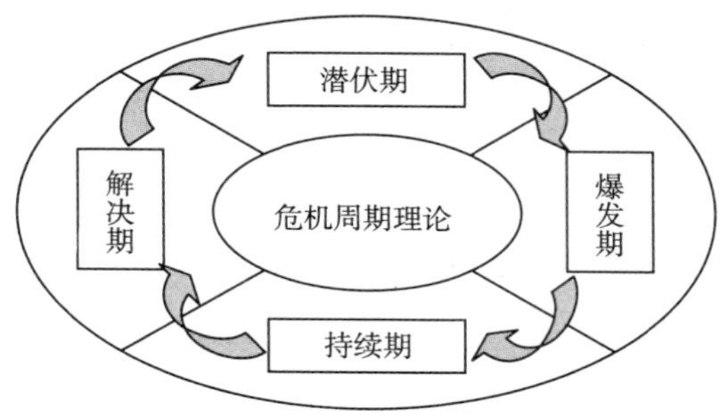

图 2-4　危机周期理论 4 个发展阶段

全周期管理原则应用于公共卫生应急中，将涉及物资储备、医疗、交通、生产等体系的联动，对相应部门的全周期管理建设提出更严格要求。以全周期危机管理模式作为理论基础革新应急管理机制，既有其现实必要性，也是科学立法的内在要求。② 对于公共卫生应急管理体系的构建，应从动态的角度分析风险管理全过程，掌握其每个阶段的发展特征，构建与 4 个发展阶段对应的公共卫生风险全过程动态防控体系，使其能够根据风险等级进行分级管理，并且能根据风险发生的各个阶段进行动态调整，从而提升防控能力。

二　分区分级分类管理

目前，世界发达国家都建立有完善的危机管理体系，对不同的危机进行分区分级分类管理，如美国采用红、橙、黄、蓝、绿 5 种颜色由高到低来表示 5 个不同级别的危机。分区分级分类差异化的风险管理措施背后的

---

① 冯艳飞、黄宏纯：《基于危机周期理论的应急管理技术创新体系》，《武汉理工大学学报》（信息与管理工程版）2012 年第 6 期。

② 闪淳昌、周玲、秦绪坤等：《我国应急管理体系的现状、问题及解决路径》，《公共管理评论》2020 年第 2 期。

风险管理思维逻辑是精细缜密的，尽力降低每类地区的风险成本，使社会总风险成本最小化，从而在一个现实的风险社会中，增强企业和社会的复原力，尽力实现社会总福利的最大化。①

公共卫生风险具有突发性、紧急性、高度不确定性、影响的广泛性等基本的特征，因此我们可以根据公共卫生风险的危急情形和社会危害程度的不同，将其进行分区分级分类管理。一方面，分区分级分类管理能够使更多的精力投入高风险区，有利于尽早控制风险扩散；另一方面，经济社会是一个动态循环系统，不能长时间停摆，而拒绝“一刀切”，会尽可能减少应急响应对群众生产生活的影响。因此应在遵守此原则的基础上，建立起符合精细化治理模式②的公共卫生精细化应急管理体系。

三　应急管理“五早”

四早原则是传染病防控中最有效，最关键，最核心措施之一。本次突发公共卫生事件暴发以来，各地各部门落实早发现、早报告、早隔离、早治疗的“四早”原则，但防控初期，湖北省和武汉市领导的重要教训之一是缺乏早研判。早研判就是关注风险的敏感性、严重性、关联性。各种风险往往不是孤立的，很可能是相互交织并形成一个风险综合体。随着经济社会的发展，公共卫生事件与自然灾害、事故灾难和社会安全事件等各类风险和突发事件的关联性越来越强，往往是互相影响、互相关联、互相转化的，会导致一系列次生、衍生事件或成为多个事件的耦合，因此“早研判”显得尤为重要，决定是否能把握应急响应的最佳时间。风险研判与规制将在第四章中详细阐述，将在“四早”原则基础上加上“早研判”，将“五早”原则贯穿在公共卫生应急管理的全过程。

风险预防原则，包括预防原则、警惕原则、预防预警原则、谨慎原则、防备原则、风险防范原则等。此原则起源于20世纪70年代，最初的含义是，“在没有科学证据证明人类行为确实会引发环境损害的情况下，

---

① 郑伟：《新冠肺炎疫情对风险管理的启示》，《中国银行保险报》2020年第6期。

② 张小进、左昌盛：《公共危机全球治理的困境及路径选择》，《经济与社会发展》2008年第7期。

要求国家或社会采取一定预防措施，以防潜在危害发生”。① 此后，随着国际公约中对此原则的大量引用，这一原则逐渐从环境法领域扩展至卫生健康、食品安全及公共突发事件防控等多个领域，成为风险社会中备受推崇的基础性法律原则之一。

公共卫生的使命是识别并控制健康风险。风险防范，指为了减轻或消除可能引发损害的各类因素，在损失发生前采取的风险处理方式，是公共卫生应急管理的核心目标之一。对风险因素保持底线思维，时刻保持高度的谨慎与敏锐，妥善地协调科学判断与政治抉择之间的关系，将更有利于化解重大突发公共卫生风险。

四　科技、教育与卫生健康融合

科学发展和技术创新是卫生健康的重要核心支撑，人才队伍是卫生健康的基础保障，只有将科技、教育与卫生健康融合发展，才能发挥体系的最大效能。

习近平总书记始终强调“科技创新是提高社会生产力和综合国力的战略支撑”，并且“只有把核心技术掌握在自己手中，才能真正掌握竞争和发展的主动权，才能从根本上保障国家经济安全、国防安全和其他安全”。卫生健康是技术密集型行业，科学发展和技术创新至关重要。“科卫融合”是推动科技领域与卫生健康领域融合发展的探索实践，形成合力服务支持卫生健康科技创新发展。科技是保障国家安全的支撑要素，国家的发展离不开科技的力量，科技创新必须担当起历史重任，以改革驱动创新，以创新驱动发展，坚持战略导向和问题导向，迈向建设世界科技强国的新征程。要从体制机制上增强科技创新和应急应变能力，全面推动生物安全领域的科学研究，系统推进科技创新体系建设，加强生命科学领域的基础研究和医疗健康关键核心技术突破，全面加强公共卫生风险与防控救治的基础性研究，提升“一锤定音”检验检测水平及风险预警检测能力，发挥新型举国体制优势，加快建立以企业为主体、产学研相结合的疫苗研发和产业化体系，落实国家疫苗储备制度。加快培育集聚高端科技人

---

① 苏宇：《风险预防原则的结构化阐释》，《法学研究》2021 年第 1 期。

才，培养卫生健康“战略科学家”，鼓励更多学者揭示公共卫生风险的复杂机制，凝聚各部门、各学科和各领域的力量，形成健康促进的强大合力。

公共卫生应急管理体系的构建需要加强科技、教育对卫生健康的支撑作用，推动需求与技术良性循环，充分体现医学科技创新对卫生健康领域发展的重大驱动作用，在健康城市建设的全过程中强化科技力量对突发公共卫生事件预警、监测、防控、调查、救治、信息通报、指挥调度、应急救援等各方面的支撑作用。

五　城乡统筹与联防联控、群防群治相结合

当前，我国农村社会正处于转型求变的关键历史时期，农村公共卫生问题突出，社会矛盾激化。实现对公共卫生风险的有效防控已成为当前农村社会应急管理中的重中之重。针对不同地区复杂化、多样化的农村公共卫生风险，我国公共卫生应急管理体系难以有效、迅速地触及作为体系末梢的农村地区。为化解风险，在构建公共卫生应急管理体系时必须考虑农村实际，形成城乡统筹与联防联控、群防群治相结合的防控体系。

党的十九大作出重大决策部署，要求建立健全城乡融合发展体制机制和政策体系。改革开放特别是党的十八大以来，我国在推进新型城镇化、统筹城乡发展方面取得了显著进展，但城乡在公共卫生资源配置与公共卫生体系建设上的差异依然突出，影响城乡融合发展。2019 年 5 月 5 日，中共中央、国务院印发《关于建立健全城乡融合发展体制机制和政策体系的意见》，其中，农村医疗卫生服务体系的健全作为重要一条，要求建立和完善相关政策制度，健全网络化服务运行机制，因地制宜建立完善医疗废物收集转运体系，鼓励城市大医院与县医院建立巡回医疗、对口帮扶和远程医疗机制，因地制宜建立完善全民健身服务体系。公共卫生应急管理体系的构建应在此文件的基础上，结合农村特色，加强城乡统筹，因地制宜，运用大数据等方法，改善农村防控短板，提升城乡整体防控效能。

六　海陆统筹

强化口岸公共卫生安全治理，是公共卫生体系建设的重要环节，是构

建国家公共卫生应急管理体系与国家生物安全风险防控和治理体系的重要抓手，事关国家总体安全，事关人民群众生命安全和身体健康。构建中国特色口岸公共卫生应急管理体系，建立海上多点触发预警机制，在口岸设立监测哨点，提高早期监测的时效性、敏感性，筑牢口岸检疫防线，保障国门安全。近年来，世界大范围的传染病时有暴发，口岸核心功能构建日益重要。广州南沙港及深圳盐田港通过了世卫组织的实地测评，成为全球首批“国际卫生港口”；口岸通关速度明显提高，发现传染病、媒介生物、放射性超标物品数量明显增加。2008 年，广东出入境检验检疫局发现国内首例输入性基孔肯雅热病例；2009 年，口岸成功防控甲型 H1N1 流感疫情，在中国卫生检疫史上写下了光辉的一页，充分证明了中国特色卫生检疫核心能力建设的重要性与有效性。[①] 作为海洋与陆地衔接点的口岸，应如何加强公共卫生应急管理体系建设严防病例、病毒等的输入，为陆地公共卫生安全做好保障，是急需考虑与研究的问题。同时，船舶卫生监督是《国际卫生条例（2005）》所规定的口岸核心能力建设的重要内容之一，是减少非传统安全威胁（如各种传染病、各种食品质量安全、突发公共卫生事件等）不可缺少的重要环节。船舶卫生监督体系的建立能有效地控制传染源，切断传播途径，改善交通工具的卫生状况。

强化口岸公共卫生安全治理，是公共卫生应急管理体系建设的重要环节，是构建国家公共卫生应急管理体系与国家生物安全风险防控和治理体系的重要抓手，事关国家总体安全，事关人民群众生命安全和身体健康，有助于提升“健康中国”与“海洋强国”国家战略目标的契合度，同时也将对公共卫生全过程动态应急管理体系构建的价值、原则及实施路径具有导向作用。因此在构建公共卫生应急管理体系时需要综合考虑海洋和陆地的重大公共卫生风险。

七　平战结合

当突发公共卫生安全事件暴发时，原有的医疗设施场所已难以满足应

---

① 符丽媛、朱玲玲、秦泓等：《对中国口岸核心能力建设现状的思考》，《口岸卫生控制》2012 年第 5 期。

急防控的需求，除了需临时应急建设像雷神山、火神山医院这样的医疗设施外，还需要未雨绸缪做好已有相关设施的布局考虑，并在疫情突发时形成快速反应的功能转换应对机制。

因此，公共卫生应急管理体系的构建要坚持“平战结合”的原则，注意长效机制与应急机制相结合。在平时做好应急预案的准备、工作人员的日常培训、消杀队伍的培育、医疗应急物资及必备生活物资的储备等，提升安全标准和安全水平；同时威胁公共卫生安全的因素常常具有突发性，要求具有健全的应急救援体系和快捷的组织反应能力，因此还必须抓好应急机制建设，做好应对各种突发事件的预案，通过演习熟悉步骤和应急程序，不断改进和完善预案，以达到能快速应对“实战”的目的。

八　公开透明

公共卫生的群体视角意味着任何公共卫生政策的形成、制定与实施都与公众利益攸关，在重大突发公共卫生危机情境下，信息的滞后或隐瞒极易导致社会恐慌、给谣言带来传播空间，进而引发新一轮的公共危机。公众有权了解他们所面临的风险和选择。相关部门应当向公众传递准确、科学的信息，提供切实可行的建议，保持坦诚，理性沟通，从而遏制谣言、消除偏见、减轻恐慌、建立信任。① 因此，这一原则不仅涉及公众知情权和健康权，更影响到决策部门的公信力。

我国应急管理中，通常明确规定政府需进行信息公布，并力求准确、客观、及时。对于良好治理来说，信息透明是必不可少的要素。在这种意义上，只有遵循公开透明原则，才能保证社会公平参与，改善决策、维护信任，发挥法治固根本、稳预期、利长远的重要作用。

九　科学循证

科学循证原则有两方面含义，其一，整个公共卫生体系需要严谨的科学理论和完备的科学技术支撑，其二，公共卫生决策应基于“现有科学

① 肖巍、刘子怡：《新冠肺炎疫情下卫生应急管理的伦理探索》，《昆明理工大学学报》（社会科学版）2020 年第 3 期。

证据”。作为一个兼具自然科学与社会科学特色的领域，公共卫生建立在传统生命科学对“健康”的研究基础上，又因其决策的群体视角而依赖传播学、管理学、统计学等其他学科。公共卫生应急管理工作具有科学性、专业性和综合性特点，要求管理者、参与者必须拥有相关专业能力并保持专业精神。

“现有科学证据”是近年来环境生态和卫生健康领域国际条约偏好使用的措辞之一，是风险领域的国际法中国家或国际组织做出判断、采取行动的重要依据，在医学领域被称为“循证”评估或循证思维。① 循证思维不但是医学决策者必具的思维，还是衡量和评估现代医学的关键指标，常与科学性及风险评估等表述同时或同步出现，与效能原则有着内在联系。一切公共卫生应急管理决策均应尽可能基于客观、可靠的科学证据，才能高效能地达成公共卫生目标，规避后期风险。因此，有必要营造尊重科学、信任科学的社会氛围和决策理念，为科学研究、人才培养提供政策及经费支持。

① 何田田:《“现有科学证据”规则与全球卫生法的完善》,《中国社会科学院研究生院学报》2020 年第 6 期。

第三章　公共卫生应急管理体系的制度设计

近年来，屡发的公共卫生事件，其防控难度与防控投入力度成几何倍数增长，对经济社会的冲击力越来越强。这反映出既有的制度设计有其合理的一面，但也有诸多不尽人意的地方。如果将应对此次突发公共卫生事件看作是对国家治理体系和治理能力的在公共卫生应急管理中的一次“大考”，可以看到一方面中国特色社会主义制度在防控中彰显了多方面的优势，使国内公共卫生风险防控取得了重大阶段性成效。另一方面，此次突发公共卫生事件也暴露出了国家公共卫生应急管理体系中存在的一些短板。因此，需要我们“以发展的眼光”来看待问题，深入研究如何进一步加强公共卫生应急体系建设，从而实现以制度化方式应对突发公共卫生事件的能力水平的提高。现有以线性化控制为主导的应急制度设计，面临着突发性强、传播速度快、致病率高的公共卫生事件的挑战。

第一节　公共卫生应急管理体系的制度框架

基于公共卫生风险的特点，破除公共卫生应急管理的“公地悲剧”及“搭便车”效应，破解邻避冲突，本书将制度分析与发展框架运用于公共卫生应急管理体系的体系建设中。以埃莉诺·奥斯特罗姆（Elinor Ostrom）为代表的布鲁明顿学派建立起公共治理的理论体系，并于 20 世纪 80 年代开发出相对完整的制度分析和发展框架（Institutional Analysis and Development framework，IAD）及其理论，对学界从制度的视角和路径研究公共事务管理过程形成启发。IAD 框架确认了制度分析所需的通用变量及其相互关系，可被概括为一个在自然属性、共同体属性和制度影响下，行动舞台（Action Arena）中的行动场景（Action Situation）和行动者（Participants）相互作用并产生相应结果后运用系列标准进行评价的集合①（见图 3-1）。

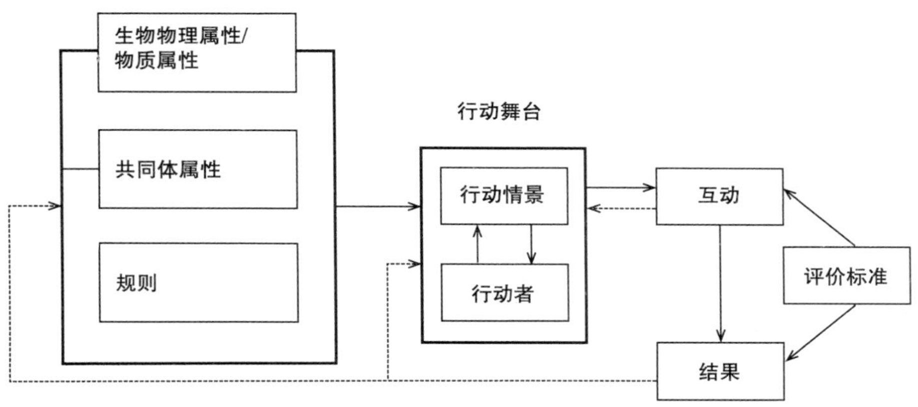

图 3-1　制度分析与发展框架

奥斯特罗姆从理性选择制度主义的层面将制度定义为规则的集合，抑或称其为一种广泛意义上的机制，在其约束下行动者以其有限理性进行行为选择，由于机制作用的维度和层次并不是单一的。奥斯特罗姆的 IAD 框架提供了多层次的分析思路，即宪法选择规则、集体选择规则和操作选择规则以及这些规则与人们对其进行选择、采取行动的相关分析层次之间的联系。行动者在操作选择规则指导下选择行动策略，在该层次上进行具体政策的实施，通过提供政策使用指南保证宏观立法意图的落地施行，如使用信息与资本、提供执行方案、实施方案步骤、监督执行效果等直接作用于客观世界的过程发生在操作层次；集体选择层次遵循集体选择规则，

① ［美］埃莉诺·奥斯特罗姆：《公共事务的治理之道》，余逊达、陈旭东译，上海译文出版社 2012 年版。

影响操作层次的规则制定，进行政策制定与评判，并在管理过程中不断评估执行效果并完成政策修改，构成顶层设计与基层实践之间转化与传达的路径；宪法选择规则适用于宪法选择层次的分析，进行顶层设计的规划、评判及后续修改，进行宏观治理，并对集体选择层次的规则选择产生影响。低一级的层次嵌套在更高一级的层次中，受到上一层次选择规则的影响，IAD 框架构成相互作用、彼此嵌套的规则系统。在这一研究路径下，行动者个体的行为决策被置于不同层次的制度背景中，通过激励行动者、影响政策结果体现出制度约束的秩序性，并将制度的影响通过逐层次投射

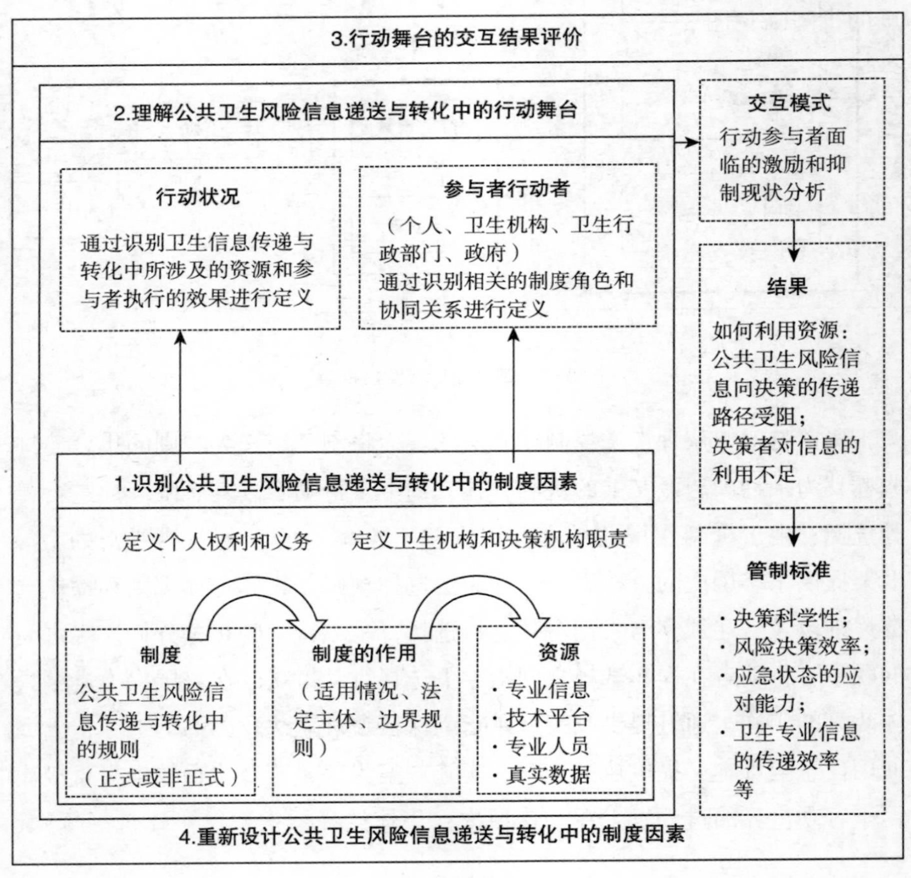

图 3–2　理论框架

到具体的操作层面也使该框架具有更为鲜明的现实意义。① 同时本书也认为，把低层次规则嵌入较高层次的规则中会导致分析的相对性，在进行某一独立特定的层次分析时，原本作为内生变量的规则选择应当作为当下特定层次分析的常量；但这一点并不意味着它始终不能变更，进行这样的变量相对固定化操作才能同时保持整个规则系统的流动性和稳定性。

中观层面的政策决策的制定、管理和评判发生在集体选择层次。我们使用IAD框架聚焦在制度研究，即面临重大公共卫生风险时的卫生专业信息向风险规制决策的递送与转化过程——调整公共卫生应急管理全过程动态防控中参与行动者行动的正式和非正式规则，以及创造和改变这些规则的机制（见图3-2）。

一　制度因素

奥斯特罗姆认为，制度是用来约束人们在重复性境况下的决策过程中的行为规则、规范和策略，进一步讲，规则是参与者普遍认可的对何种行为和结果是被要求、禁止和许可的具有可执行力的描述。对制度进行研究和分析的挑战包括但不限于制度本身具有复杂性和多层次性的特点，因此提出由边界规则、位置规则、选择规则、信息规则、聚合规则、报酬规则、范围规则构成工作规则的组合来界定制度对行动舞台及其内部各要素的复杂作用；而基于其层次性特点，提出多层次分析理论，从宪法选择规则层次、集体选择规则层次、操作选择规则层次这3个决策层次来分析制度对各个要素的影响。行动参与者在操作选择规则指导下选择行动策略，如使用信息与资本、提供执行方案、实施方案步骤、监督执行效果等直接作用于客观世界的过程发生在操作层次；集体选择规则层次遵循集体选择规则，决定操作层次的规则制定，进行政策制定与评判、评估执行效果、公共事务管理；宪法选择规则适用于宪法选择层次的分析，进行顶层设计的规划、评判及后续修改，进行宏观治理，并对集体选择层次的规则选择产生影响。每一层次都嵌套在上一层级中，并受到上一层次选择规则的影

① ［美］埃莉诺·奥斯特罗姆：《公共事务的治理之道》，余逊达、陈旭东译，上海译文出版社2012年版。

响，形成相互作用、彼此嵌套的规则系统（见图 3-3）。

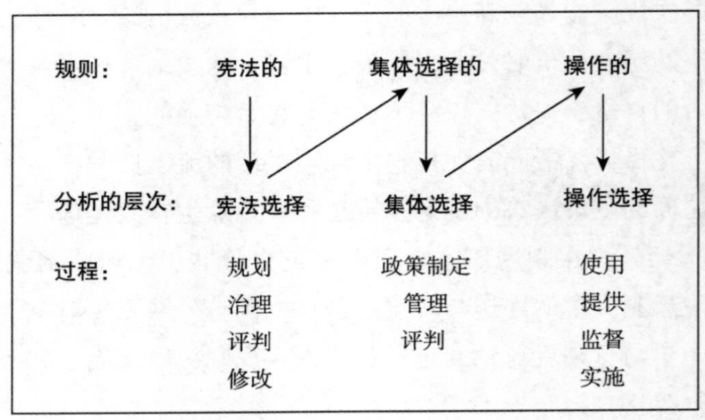

图 3-3　规则和分析层次之间的关联

同时，把一层次规则嵌入另外层次的规则中会导致分析的相对性，在进行某一独立特定的层次分析时，原本作为内生变量的规则选择应当作为当下特定层次分析的常量；但这一点并不意味着它始终不能变更。进行这样的变量相对固定化操作才能同时保持整个规则系统的流动性和稳定性。基于此，对我国公共卫生风险的防控应对和专业卫生信息递送和转化相关的法律、法规进行梳理，研究相关的政策文件和落实检查情况报告等资料（如《传染病防治法》及全国人民代表大会常务委员会执法检查组关于检查实施情况的报告）；收集分析医疗机构、疾病预防控制机构、卫生行政部门和政府的内部管理制度、领导讲话、调研报告、书面汇报材料等文献资料。并在此基础上明确制度的因素的作用，对制度中规定的行动情境的适用情况及其中的身份规则（将参与者和容许的行为联系起来）、边界规则（确立参与者进入或离开行动情境的标准和程序）和选择规则（规定从属于身份的行为集合，如必须做什么、可以做什么、不可以做什么）。在行动情境中，规则可以被看作是在某一特定环境中如何建立行动情境的指令、参与者所认可的构架行动情境的策略，或是人们鉴于行为与结果之间的关联而努力维持情境秩序和可预见性的努力。面临公共卫生风险时的卫生专业信息向风险规制决策的递送与转化的过程中，相关的专业卫生信息、真实的数据、公共卫生或临床研究技术平台以及相关的专业人员都是公共资源，在现有制度中给定的治理和适用中的规则及可能产生的交互作用和结果将在行动舞台中进行检查。

二　行动舞台

奥斯特罗姆的研究多集中于公共资源的自主治理，但其开发的方法论体系尝试为公共管理的广阔领域提供一种突破“政府—市场”二分法进行制度选择的路径。同时 IAD 框架的灵活性体现在研究者能够以框架中的各个要素为研究对象进行分析，拆解出对其造成影响的系列变量，在不同的认知视角或分析需求下，框架中的要素可分别作为自变量或因变量，以行动舞台为例，前者体现了行动情景与行动者的相互作用与结果产出对外生变量产生的反作用，后者体现了外生变量通过行动舞台对行动情景和行动者的约束，而在外生变量中，制度与行动舞台之间的制约与影响具有更强的操作性，因此可在剥离控制其他外生变量的前提下，以制度要素分别作为自变量与因变量分析特定制度安排下治理情景中的行动者行为选择、结果产生与制度的交互作用过程。

行动舞台作为研究的焦点，承载行动情景与行动者两大要素，对于前者，制度分析者采用博弈论的基本形式刻画了其一般构成要素，对于后者则在理性行为选择理论的基础上，结合认知行为过程的影响要素，提炼形成了有关行动者行为理论的假设。① 在行动情景的内部结构中，行动者根据为其提供的有关情景结构的不完全信息，以其特定身份参与到行动决策的过程中，做出符合其身份认知的行为选择，并在不同行动者个体或团体的行为之间形成互动，产生结果；该结果反馈至行动舞台乃至外部变量，随即构成新一轮的影响通路，即通过 IAD 的整体框架将外部变量与内部行动舞台进行关联，建构持续的、循环的影响机制，体现出 IAD 框架“结构化地组织了存在于各种制度安排中的主要变量”的优势。② 分析突

---

①　李文钊：《制度分析与发展框架：传统、演进与展望》，《甘肃行政学院学报》2016 年第 6 期。

②　王亚华：《对制度分析与发展（IAD）框架的再评估》，《公共管理评论》2017 年第 1 期。

发公共卫生事件应急管理决策过程中的行动者（政府、疾控中心、社区）在 IAD 框架下的利益驱动和障碍机制。这里的政府部门主要是指卫生健康委员会，主要的职责是制定检疫传染病和监测传染病目录，制定国家免疫和疾病预防控制规划以及组织落实避免侵害人民健康的公共卫生干预措施，同时负责卫生应急工作，组织指导各类突发公共事件的医疗卫生救援和突发公共卫生事件的预防控制。疾病预防控制中心的职责是在国家卫健委的领导下，参与和指导地方处理重大、突发公共卫生事件，建立国家重大疾病、卫生污染、中毒、救灾防病等重大公共卫生问题的应急反应系统。配合并参与国际组织对重大国际突发公共卫生事件的调查处理。社区卫生服务中心的职责主要是在一定社区中，由卫生有关部门提供预防、医疗、康复和健康促进为主要内容的卫生保健活动。对突发事件的社区预防正是社区卫生服务中心的主要职能之一，尤其是对隐藏在“健康人群”内的，且能突发严重卫生问题的监测预防。

在抗击突发公共卫生事件的过程中，三者的相互作用相互影响主要体现在应急管理决策和执行上，疾控中心的数据收集和监测、病原研究、现场流调等科学研究和分析是卫健委做出及时高效的管理决策的前提和基础；卫健委的决策既是社区采取具体防控措施的依据和支撑，又会影响疾控中心疾病防控和科学研究的方向和积极性；社区防控措施的落实是卫健委决策得以实现的关键，而社区人群的行为和健康模式则是疾控中心进行监测、病原和流行病调研分析的对象和来源。

三　交互作用效果评价

风险交流是风险应对过程中最新的一个环节，往往容易被忽视。在这次突发公共卫生事件中，各方的卫生专业信息交流非常不顺畅，不仅包括政府及其卫生行政部门、疾控中心和社区间信息交流不通畅，即使是疾控中心体系内部，国家和地方各级疾控中心之间，不同地区的疾控中心之间都存在严重的信息交流不通畅。从第一例不明原因肺炎收治到张继先医生及其所在医院向地方疾控中心报告，在长达 4 周时间内，国家疾控中心始终未获得相关信息，全国卫生系统早已建立的传染病疫情和突发公共卫生事件网络直报系统如同虚设，反映出体制和机制缺陷。

根据我国有关的法律法规和传染病疫情的特点，疾控中心应是重大公共卫生问题，尤其是公共卫生应急响应系统的专业主体，但在这次突发公共卫生事件中充分显示出疾控中心的地位与其重要性不相匹配。疾控中心的监测、风险评估和相关科研结果对于整个防控工作有着至关重要的作用，是卫生行政部门的决策依据。如果仅作为卫生行政部门的下属事业单位，其组织地位与其在整个传染病防治法制体系中的重要性不相匹配。

卫健委进行风险管理的决策应该以科学研究为前提和依据，但在本次突发公共卫生事件中暴露出现实工作中临床研判—公共卫生干预措施—行政决策—决策执行的脱节，也是一直以来在卫生行政领域中专家治策对公共政策的影响力有限的体现。里奇在研究智库、公共政策和专家治策的政治学时也指出，专家为了能使他们的政见合时、受关注，往往要以减损可信度为代价。2020 年 1 月 19 日以来，我国科学家（包括专家组成员）关于风险预测、新冠病毒分子生物学和流行病学研究成果陆续发表于各大医学研究权威期刊，但科学研究在卫健委乃至政府决策过程中并未及时发挥作用。

四　重新设计制度因素

在专业卫生信息递送通道不畅、科学判断与政治抉择之间协调不足的当下，本书将在全面梳理制度因素和行动情境的基础上，以卫生专业信息的传递效率、风险决策的科学性、公共卫生应急体系的整体应对能力等作为信息递送与转化的政府管制标准，分析其中通道不畅、协调不足的原因，重新设计制度安排以改变行动情境中的各个变量，进而提高治理能力。一是通过身份规则创建应急决策体制，通过督察方式保障风险决策的科学性和可容错性；二是通过边界规则改变参与者特性，设定参与者的受教育程度、技术水平等；三是通过选择规则改变容许的行为集合，对个人、卫生专业机构、卫生行政部门和政府的权利和义务在制度上进行重分配；四是通过偿付规则和身份规则改变结果，对某些违规的行为设定惩罚性规则，对已有的但明显滞后或作用不强的惩罚性规则进行修订。

五 国家治理现代化与制度分析和发展框架

国家治理体系可视为以制度为核心建构起来的，由宏观价值指导制度建立，并由具体政策和行动保证制度落实的制度体系，即由价值、制度和行动3个层面构成的一个往复式循环闭合结构，通过价值、制度、行动3个层面的不断调整，建构从宏观、中观到微观，从价值引领—制度建设—行动贯彻的递进式国家治理体系。① 从这一点出发，国家治理体系的理论分析思路与IAD框架的多层次分析理论不谋而合，通过从宏观理念建构与规则制定、顶层制度设计到组织机制建设，并具体为微观行动落实，② 保障政府国家治理思想从上到下贯彻执行，实现施政理念在各个环节落地。

而以系统组成的观点对两个理论进行横向比较，我国国家治理体系亦可以视为由治理体制、结构、方法、过程、功能体系5部分组成的系统。其中治理体制体系关注制度问题，结构体系关注国家治理主体及其相关关系，功能体系关注应该发挥的主要功能和作用，方法体系和过程体系关注治理手段和治理方式，与IAD框架要素中的“制度”“行动者”“交互模式”“结果”形成呼应。

1. 治理体系和治理能力现代化框架下的弹性应急管理体系

建设我国公共卫生应急管理体系应以国家总体安全观为引领，从治理体系、治理能力上全方位增强弹性，全面提高体系的响应能力、应变能力、抗压能力、恢复能力，在公共卫生安全方面充分彰显中国特色社会主义制度优势，以国家治理体系与治理能力现代化框架来看，构建具有弹性的公共卫生应急管理体系的模型，主要着重于增强治理体制、结构、方法、过程、功能体系5部分内容（见图3-4）。

（1）增强结构体系弹性

治理结构解决的是“治理主体是谁”及“治理主体之间是什么关系”两大问题。结构体系主要是指参与公共卫生应急管理活动的主体构成及其

① 郑吉峰：《国家治理体系的基本结构与层次》，《重庆社会科学》2014年第4期。

② 许耀桐、刘祺：《当代中国国家治理体系分析》，《理论探索》2014年第1期。

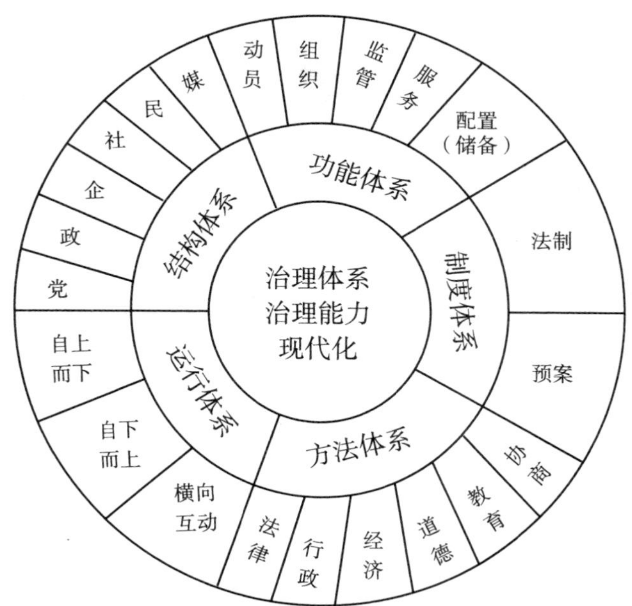

图 3-4 治理体系和治理能力现代化框架下应急管理体系弹性模型

相互关系的问题，它包含了政党、政府、行业和企业、社团、公民个人、新媒介等多主体，并且通过不断调试其相互关系，保证社会各部分灵活的结构调整和功能优化组合，从而达到分散风险、保留应急纠偏机制的目的，形成一个责任明确的结构体系。

（2）增强功能体系弹性

治理功能体系包括动员、组织、监管、服务、配置（储备）5 大功能，解决的是“治理体系主要发挥什么作用”的问题。有弹性的功能体系要求面对不可预测的风险、激增的需求和沉重的救援压力时同样具有很强的适应性，要求系统的多功能性，形成一个充分高效的功能体系。

（3）增强制度体系弹性

治理制度体系解决的是“如何保障治理结构有效运转”的问题。制度体系是由宏观的制度设计、中观的制度要素和微观的制度实践机制共同组成的。充分调动基层治理的创新与实践动力，主动调适、不断拉近制度运行的实然状态与制度优势应然结果间的距离，从而使制度体系具有更强的弹性和适应力，形成一个动态调适的制度体系。

（4）增强方法体系弹性

治理方法体系包括法律、行政、经济、道德、教育、协商6大方法，解决的是“具体靠什么手段进行治理”的问题。规范性和灵活性是公共卫生应急管理方法需要考虑的两个因素。有弹性的方法体系要求根据实际情况充分运用法律、行政、经济、道德、教育、协商等方法，快速灵敏、积极高效地响应和变化，形成一个规范灵活的方法体系。

（5）增强运行体系弹性

治理运行体系通过自上而下、自下而上、横向互动（决策管理委员会）3大运行方式，解决的是“治理体系采取何种方式、何种路径运转”的问题。有弹性的运行体系要求依托于常规性组织及资源，但又不完全依循正式规则运作，具有非制度化等特征。如联防联控机制，通过“纵向互动”与“横向协调”的运作逻辑，拓展了治理架构横向与纵向之间的弹性空间，在一定程度上缓和了“条块分割”所带来的结构性紧张，从而成为弹性化治理的重要维系机制，形成一个条块畅达的运行体系。

2. 公共卫生应急管理参与者的角色、作用和行动成本收益量分析

我国的治理体系结构为“党、政、企、社、民、媒”六位一体，具有中国特色的国家治理结构包括中国共产党（及民主党派）、国务院及各级地方政府、混合型市场企业（国有、私有企业；内资企业、外资企业；跨国企业、本土企业等）、各类社会组织（科技型、公益型、服务型等；全球型、本土型等）、广大人民群众、各类媒体（传统媒体和新型媒体）。6大主体，边界清晰、分工合作、平衡互动。一旦发生突发公共卫生事件，“党、政、企、社、民、媒”都会参与其中。作为参与角色，各自发挥自己的作用。非典、甲流、新冠肺炎等突发公共卫生事件是一项复合危机，对社会秩序、政府行为、经济管理、国际交流等多个方面均有广泛而深刻的影响。2003年非典之后，国务院总理温家宝签署国务院令，综合各方危机应对经验形成了《突发公共卫生事件应急条例》，明确规定了处理突发公共卫生事件的组织领导、遵循原则和各项制度、措施，明确了各级政府及有关部门、社会有关组织和公民在应对突发公共卫生事件工作中

承担的责任和义务。① 政府充当领导角色，作为风险沟通者，发布突发公共卫生事件信息；作为应急主导者，指挥并发布命令；作为应急协调者，调动资源、人力和实现上下级、同级不同应急部门；作为创新促进者，鼓励学术研究和开展技术交流。党在其中是重要的决策角色，政府工作人员中加入党组织不占少数。（陈金龙，2020）② 企业是协助政府及党组织的角色，参与应急管理研究、应急管理规划、应急管理体系、应急救援力量、应急产品制造、应急救援培训、应急舆情引导。抗击疫情期间，企业通过生产应急物资、捐赠物品、参与救援、安抚员工发挥了很强的作用。社会组织之所以能成为现代社会治理体系的主体之一，在以党组织为主导的多元治理结构体系中，社会组织是重要的协同主体，相较于政府与企业，社会组织在重大突发公共卫生事件应急管理中具有专业强、资源多、效率高、沟通和协调便捷等优势，在突发公共卫生事件发挥舆论引导、缓解社会焦虑、整合社会资源、发动社会帮扶、组织公众参与、引导复工复产中等作用。③ 本次中国成功的经验和法宝在于将党的坚强领导与社会多元力量的协同作用有机地协调和整合起来，④ 实现了党建引领和推进善治的协同效应，切实提高了“复合防控”效果。人民是突发公共卫生事件中容易受到伤害但同时受保护角色，党的宗旨是为人民服务，党、政府、企业、社会在突发公共卫生事件的作为都是为了保护人民生命和财产安全，全部应急对策的成功实施离不开人民群众听从指挥及安排。媒体在突发公共卫生事件防控工作中扮演了信息的传播者、虚假谣言的破除者、社会情绪的安抚者、社会舆论的引导者角色。⑤ 媒体联系政府与群众的桥梁

---

① 祝哲、彭宗：《突发公共卫生事件中的政府角色厘定：挑战和对策》，《东南学术》2020 年第 2 期。

② 陈金龙：《疫情防控彰显中国共产党的多维优势》，《机关党建研究》2020 年第 5 期。

③ 李京禄：《发挥社会组织的协同作用在疫情防控中提升社会治理能力和水平》，《山东人大工作》2020 年第 5 期。

④ 孔卫拿、黄晓媛：《重大突发公共卫生事件中的社会救助解析——以抗击新冠肺炎疫情为例》，《社会福利》（理论版）2020 年第 7 期。

⑤ 张弓：《新闻媒体在疫情防控中的角色探析》，《新闻研究导刊》2020 年第 22 期。

和纽带，新闻报道可以帮助民众闻知“天下事”，通过社交媒体的公众发言可以帮助政府了解公众对事件的看法、态度等，在突发公共卫生事件中担负着舆论引导、群众发动、人文关怀、社会稳定等职责。① 移动互联网时代的到来，媒体在其中发挥作用的作用越来越大，社交媒体所具有的移动性、即时性、便捷性、精准性、低成本、人性化、个性化等特点，② 使现有信息传播工具的优势和潜能得以充分发挥，但也无形中增加了社会风险。习近平总书记指出，“做好网上舆论工作是一项长期任务，要创新改进网上宣传，运用网络传播规律，弘扬主旋律，激发正能量，把握好网上舆论引导的时、度、效，使网络空间清朗起来。”新形势下如何制定与社交媒体语境相适应的治理策略，既是迫在眉睫的挑战，又是富有时代意义的命题。党一直是我国国家治理的重要角色，面对威胁人民生命安全的突发公共卫生事件，党中央对事件进行决策。国务院及各级地方政府是突发公共卫生事件的核心领导人物，由上而下发布命令，指挥相关应急部门。在应对突发公共卫生事件时，需要“党、政、企、社、民、媒”六位一体，实现全领域的协调合作、联防联控、群防群控，形成一种新式的突发公共事件参与者应对模式。

突发公共卫生事件会给国家的经济社会带来巨大的影响，其间不断投入人力、物力、财力。为了减轻对国家及社会的负担，决策部门需要采取有效且经济的方式。通过对参与者行动的成本收益进行分析，取消耗资巨大而成效低微的行动，一般来说收益大于成本，表示某个措施可以开展，同样收益与成本的比值越高，意味着在成本相同的情况下，比值越高带来的社会效益更高。成本收益分析是一种量入为出的经济性理念，它要求对未来行动有预期目标，并对预期目标的概率有所把握。成本收益分析方法的前提是追求效用的最大化。在经济活动中，人们之所以要进行成本收益分析，就是要以最少的投入获得最大的收益。

---

① 赵雨欣：《突发公共卫生事件媒体角色及应对策略探析》，《采写编》2020 年第 3 期。

② 李贞、李栋：《重大突发公共卫生事件下的风险治理研究——基于“两微”舆论风险的视角》，《云南财经大学学报》2020 年第 12 期。

第二节　公共卫生应急管理制度运行困境分析及其破解思路

近年来随着国务院机构改革、应急管理部的成立，应急管理体系逐步转变为“1+4”模式，即“应急管理法”“安全生产法”“消防法”“自然灾害防治法”“应急救援组织法”，对《突发事件应对法》进行适当调整，以适应新时代公共卫生应急管理体系的要求。经过多年的建设，我国现有公共卫生应急管理体系能够成功应对此次新冠肺炎疫情，但控制导向下的应急管理制度体系仍暴露出一系列问题，要解决这些问题，就要从防控过程中汲取经验教训，坚定不移地推进公共卫生应急管理体系的建设由控制导向逐渐转变为合作治理导向。

一　重“控”轻“防”问题严重

《传染病防治法》《突发事件应对法》及《突发公共卫生事件应急条例》实施以来，经受了一系列突发事件和灾害事故的考验，对四大类灾害事故与事件实施专业化管理和全过程管理，能够较好地应对一般性质常规突发事件，被证明是符合国情、基本可行的。但是，此次公共卫生事件的严重性与复杂性远远超出以往的认知，其凸显的全球冲击力、全域性威胁性、高度不确定性、紧急性和复杂性，从全球史的角度看，已构成人类在和平状态下最严重的“全球性危机”，对各国既有的治理体系，尤其是应急管理体系形成了强烈冲击。与此同时，高度不确定性、全面性、长期性和复杂性的应对也进一步放大了既有常规应急管理中的不足与短板。中国作为第一波疫情暴发的受害国，面对这种全新未知病毒，在严重缺乏基本信息与认识的情况下被迫冲在最前线紧急应对，现有法律制度与法律措施支持力度单薄的短板尤显突出。法律实施效果不理想的原因有多方面。此次疫情暴露出的最主要症结在于以《突发事件应对法》为基本法的国家应急管理法律体系的底线思维还不够突出，对非常规突发事件的研判不够，对其衍生演变以及跨界领域等规律与特征认识不足，对危害所带来的连锁反应缺乏认识，应对的制度设计与制度准备与防控现实需求有距离。究其根源，很大程度上与应急管理领域立法过于固守立法滞后性理念有关。

（一）突发公共卫生事件应对的立法思维存在断裂式、滞后性以及重“控”轻“防”问题

立法本来就是在滞后性与前瞻性中寻求平衡，既解决已经出现的突出问题，又对未来可能出现的比较严重的问题进行预先的制度设计，并发挥法律的引导功能。由于应急管理法律调整的是与常态行政状态下不一样的突发性事件，集中立法资源重点解决现实中已出现或者比较急需解决的问题固然重要，但是充分考虑风险治理特点，留足制度设计冗余为发生概率相对较低，但危害后果非常严重的极端非常规事件提供制度准备也同样重要。立法理念与立法模式应当充分考虑突发事件与常态管理不一样的特质。

1. 没有进一步区分常规应急管理与非常规应急管理，并设计出不同的法律调整框架

随着近年来巨灾频发，兼具小概率与大危害的非常规突发事件越来越呈现复杂弥散跨界演变的特征，其应对活动与常规突发事件有着截然不同的要求，且多半没有现存的经验教训可供参照借鉴。笼统适用同一套制度措施，对常规应急管理而言或者用力过猛，浪费资源，或者一刀切，不能统筹灾害减缓与经济社会平衡发展；对非常规应急管理而言，或者措施不力、方法不够，或者于法无据、法外寻策。

2. 紧急状态法或者“紧急状态”专章的缺失，宪法确立的紧急状态制度无法实质性落地

应急管理基本法层面存在重大空白，缺乏对特别严重的非常规应急管理进行有效调整的措施和手段，近年来在有关特大突发事件应对中，弊端日显。此次战疫，更加突出。全国各地被迫采取了最全面最严厉的管制措施，其中一些超出《突发事件应对法》的应急措施范围，如果不能在法律层面得到确认和规制，容易引发合法性质疑，对高效解决极端事态也十分不利。如何同时兼顾控制局面和依法办事，如何在尽快采取紧急措施来应对突发事件的同时适当平衡对公民基本权利最大可能或最大限度的保护，这些都需要有明确的法律提前予以妥善安排和精心设计，是衡量一个政府是否真正兑现法治、是否具有足够治理能力和治理水平的重要标准。

3. 对极端事件的峰值需求估计不足，没有预留制度空间，没有足够的安全冗余，巨灾应对能力短板突出

以应急物资保障为例，过去我国的应急物资保障的范围和时间，主要以常规应急管理的规模来设计与准备，虽有冗余，但还远远没有考虑到像武汉那样的上千万人口特大城市“封城”，以及波及十几亿人的全国社区防控等紧急事态且持续数月长时间的极端需求。在类似本次疫情这样规模与当量的紧急状态下，如何建立有战略、有规划、有弹性的物资保障体系，以确保国家和地方政府具有最大能力和最低底线的物资保障能力，急需破题。

（二）破解思路：从系统性、前瞻性、动态性、全过程性的高度来优化和完善公共卫生应急管理的法律体系

针对上述问题，应从系统性、前瞻性、动态性、全过程性的高度来优化和完善公共卫生应急管理的法律体系，进一步强化底线思维。党的十八大以来，习近平多次强调要坚持底线思维、增强忧患意识、防范风险挑战，主要防控可能阻滞或阻断中华民族伟大复兴历程的整体性风险。应对各类“黑天鹅”事件应当成为国家应急管理工作的重要目标。2020 年 5 月 23 日，习近平总书记在看望参加全国政协十三届三次会议的经济界委员时强调，“必须在一个更加不稳定不确定的世界中谋求我国发展”。这是我国公共卫生应急管理面临的客观形势和风险挑战，需要用法律的手段予以有效回应与防范化解。事实上，底线思维的原则与理念近年来被置于应急管理的重要地位，已成为各方共识。需要写入法律，贯穿到整个制度体系，并融入法律实施全过程。因此，公共卫生应急管理相关法律的制定站位要高，不能立足于“部门法”，也不能仅局限于一般常规应急管理。要进一步强化底线思维，不止于政治动员，更要体现法治权威，体现适度超前立法理念。要清晰判断底线在哪里、风险在哪里，最坏的情况是什么，充分预估困难和挑战，把法律制度设计得周密一些，将底线思维具体转化为实际的行动。要积极规避系统性风险、化解复杂矛盾、探索创新发展的路径和方法，充分做到有守有为，抓住防控和化解公共卫生风险的主动权，牢牢守住底线。习近平在浙江期间，曾提出突发事件应对中要“宁可十防九空，不可失防万一”“宁可事前听骂声，不能事后听哭声”

“宁可信其有，不可信其无”“宁可信其重，不可信其轻”。这都体现出风险治理的基本规律，因此，制定相关法律，对特别重大复杂的非常规突发事件要构建相对完整的制度框架，在制度设计上预设极限情景下的接口与措施储备。在立法模式上，要充分认识常规突发事件应对与非常规突发事件应对的特征，分类区别调整。应当进一步研判巨灾应对特点与规律，区别不同事件的不同应对状态，设计不同的启动程序与应对制度。应当按照严重程度、冲击力、危害性以及不确定性等，将现行突发事件应对分为常规应急管理与非常规应急管理，分类管理，分级启用，精准应对。一旦出现概率虽小，但危害性大、演变迅速、不确定性大，对社会运行产生严重威胁，采取常规应急管理措施已不足以消除或者控制、减轻危害的事件，启动非常规应急管理法律制度，以统一领导、集中指挥、综合协调为特征，必要时启动举国体制。对常规突发事件应对，则继续发挥现行《突发事件应对法》确立的以分级分类、专业应对、属地管理为主的工作体制。

二　重“上”轻“下”问题突出

（一）预防控制型突发公共卫生组织体系存在碎片化、“条块分割”式、资源配置严重不均衡、重“上”轻“下”等问题

1. “条块分割”导致信息碎片化，有限的资源无法有效的整合

我国传统的公共卫生应急管理体制是在政治动员下建立的，是一种平战转换和部门分割型的体制，主要存有模糊性、临时性、协调不通畅等问题。在被权利所限制的影响下，我国的公共卫生应急管理体系一直以来缺乏综合性、权威性的协调机构，“多龙治水”“上下不畅”，有限的资源无法得到有效的整合。这样的状况导致各种各样的设备和现有的人力资源反复投入和大批量的闲置，导致在突发事件爆发时各级主管部门职责不分明，甚至相互推卸责任，这很可能由此丧失防控救灾的最佳时机。上位法对在社区基层医疗卫生机构、疾病预防控制体系等不同岗位上的公共卫生医师和全科医生的分工、协作机制和应承担的责任进行规定，基本医疗和基本公卫在“医防结合”上流于形式。省级层面尚未普遍建立由医疗机构、疾控机构等具有不同功能定位的协同医防结合机构，市县级疾控机构

对医疗机构仅停留在检查督导和技术培训等方面，市级疾控指导医疗机构开展公共卫生服务存在培训面窄、检查督导滞后、整改效果不理性的状况；县区级疾控中心受制于人员配置、技术能力等因素所限，实际上难于起到技术指导辖区同级或更高级别医疗机构的作用。而相对应的，医疗机构仍然存在重医轻防、管办分离的情况；医护人员受临床工作量大、信息化程度不高、信息填报烦琐复杂等因素影响，对传染病防控敏感性不高。医疗机构信息化建设和公共卫生系统还不能有机结合，日常工作不能及时信息共享，导致疾控系统与医疗系统缺乏紧密结合、连续服务、有效衔接的工作模式和长效机制。

2. 基层动员制度不完善，缺乏与上级配套应急管理组织，影响防治措施的精细化

应对突发事件时，政府需要迅速动员各方力量，引导公民有组织地参与疫情防控。公民要有组织、有纪律地积极参与各地政府开展的危机管理活动，活动的主要形式是以当地社区为依附的社群的参与、非政府组织的参与以及社会性营利组织的参与等。其中，以当地社区为依附的社群形式主要是公民在城乡基层群众性自治组织机构的协调下，有序地参与突发事件的管理工作。社区、村往往是突发事件的第一现场，是应急管理中最基础的单元，尤其是发生重大公共卫生事件时，更需要动员基层力量来紧急应对，以防止公共卫生风险从社区外部输入或在社区间扩散、流行。此次应对突发公共卫生事件期间，基层应急组织的力量已经显现：基层群众性自治组织联合物业、志愿者等人员，承担了人员排查，信息的收集、核实、报送，社区封闭管控，群体性聚集管控等工作，为防止风险扩散发挥了积极作用。但在防控过程中，基层防控组织“乱作为”和“不作为”现象均频频发生。产生这些现象的原因，归根到底在于我国重大公共卫生事件防控普遍注重“上面”，忽略“下面”。

3. 基层应急组织的规定比较单薄，缺乏可操作性的实施细则

作为第一道防线的基层应急管理规定本应更加具体和细致，而现行法律法规注重于从宏观进行引导，对于基层应急组织的规定比较单薄，缺乏可操作性的实施细则，也没有强制性的执行要求。另外，基层应急组织的主体地位被忽视。现行应急管理法制无论是中央层级还是地方层面，均只

强调基层应急组织的“协助”“配合”义务，忽视了其对本单元内的居民、村民应有的组织、领导作用。这种命令—控制型管理对于推动社区公众积极主动参与社区灾害风险治理产生了较大的障碍。

4. 对基层应急组织的应急能力建设关注不足

在此次疫情的中心区武汉，因初期物资紧缺、人员不足，给公共卫生风险防控带来了很大的困难。且没有对基层应急组织的监督、问责机制，法律责任不明。《传染病防治法》《突发事件应对法》中责任主体只规定到县一级，且由于应急管理法制强调赋予行政机关应急权以及时、有效化解危机，这就使得应急管理主体在执行处置措施时具有较大的裁量权。一方面责任不晰，另一方面权力较大，就极有可能侵犯公民的权利。基层应急管理的专门性规定为国务院部门规章和地方政府部门规范性文件，位阶较低，内容侧重于宏观政策引导。基层缺乏与上级配套应急管理组织。作为一个公共卫生系统的应急管理机构，应急管理部要整理合并 11 个与应急管理有关的部门职责，统筹兼顾各个部门协助开展公共卫生应急管理工作，统一调度和分配各种应急资源，以此来提升我国各地政府部门间协同防控的应急能力。目前，国家统筹 31 个省市自治区全面成立了省级应急管理厅（局），至此标志着我国具有中国特色社会主义的公共卫生应急管理组织体制进入一个崭新的时代。然而，市县层级虽然是直接地参与了突发事件应急处置，但其应急管理部门并没有完全成立。

5. 决策信息来源单一，缺乏多种信息的交叉互证

公共卫生事件往往会在短时间内快速影响某个社群的全体居民。由于人口流动等原因，公共卫生突发事件还可能对社群以外的公民健康产生影响。同时，基于公共卫生突发事件的影响范围，政府需要决定仅在行政辖区范围内采取行动，或是根据疫情变化与周边地区、上级政府保持互动，以实现必要的跨地区、跨层级响应。在全球化背景下，一些范围较大的公共卫生事件还需要开展跨国合作，或寻求世界卫生组织等国际组织的协助。因此，政府需要快速响应突发公共卫生事件，在最短时间内做出专业、准确判断，决定是否需要启动，以及启动何种级别的应急机制。但是目前缺乏一个由多元主体共同参与的公共卫生风险防控机制，政府决策往往缺少公共卫生专业人士、医院、医生、社会工作者、社区和居民等的深

度参与，导致政府做出决策缺少充分有效的信息，影响决策的精准性和有效性。

（二）破解思路：以多点触发机制为纽带建立和完善公共卫生应急管理合作型组织体系

针对上述问题，应以多点触发机制为纽带建立和完善公共卫生应急管理合作型组织体系。一方面，条块分割、碎片化、资源配置不协调、决策信息来源单一等问题，主要是由于我国各部门之间权责不匹配和边界模糊，难以形成有效的合作治理。对此，法律规制的主要任务在于调节应急管理权力配置格局，推动政府间、政府与相对人之间展开有效合作。

1. 推动府际风险处置权合理分配

分级负责、属地管理原则在跨区域突发公共卫生事件面前存在缺陷，其实质原因在于突发公共卫生事件的影响范围超出了应急负责单位的权限和能力。在“不出事”逻辑原则指引之下，为规避突发事件所带来的不利影响和政府责任，地方行政机关存在遇事不讲原则的策略主义和有问题消极不作为的“捂盖子”举动。因此，应通过区域联动配置府际间的应急权。在突发事件府际博弈过程中，竞争与合作是两种基本样态。法的规制功能在于确保良性竞争和有效合作，对政府间的行为成本和权责比例进行调整。对于府际合作，可通过行政协助协议书规定请求主体和被请求主体之间权责划分，若请求主体对需要协助的事项并无管辖权，则应当由具有处置权的被请求主体负责。若请求主体和被请求主体均有应急处置权，则应当在协议书中列明二者的应急责任，对于府际竞争，应对处置行为进行总体评价，精准定位失灵的根本原因，对应急能力薄弱地区应予以必要支持，避免其因资源不足选择规避责任和过度竞争的行为。

2. 明确政府之外主体的权责配置

突发公共卫生事件是全社会的共同危机，其解决需要多元主体的合作参与，各主体的权利义务与其角色定位应相匹配，通过知情权、表达权、决策权、监督权 4 个维度构建和完善公众参与权。其中，知情权即获取突发事件警情、政府主体行为和相关制度措施的权利，其要求政府在履行一般的信息公开职责的同时，根据事件级别依法、准确、及时地提供相关信息；而表达权要求社会公众能依法行使言论自由，不因过度的信息管制而遭受惩处；决策权要求应急处置的相关法律规范要充分征求公众意见，不仅要强化专家咨询制度，而且可以根据需要开展听证会等方式参与决策；监督权主要是指社会公众除举报政府不履行突发事件应急处理职责、不按照规定履行职责的情况外，对任何主体的相关违法犯罪行为进行监督。

3. 健全专门的法律保障机制

要关注现阶段制度法规“非量身定制”现状，避免“大杂烩”式立法，也即根据不同领域的特点以及各领域应急的不同阶段细化各环节相关条文，以便进行全过程管理。坚持“防”“控”相结合，既要完善现有的应急响应程序，又要不断尝试具有前瞻性的应急手段和程序，如物资储备制度除了加强对实物的管理，还可以从合同储备和生产能力储备两方面提高潜在物资储备，促进不同部门之间的合作治理。

4. 充分重视基层在公共卫生应急管理过程中的作用

中央全面深化改革委员会第十二次会议上，习近平总书记指出：“要切实加强农村、社区等基层防控能力建设，织密织牢第一道防线。”此次突发公共卫生事件防控是社区治理体系和治理能力的一次重大考验。如何在突发事件期间增强政府的行动能力，改善传统政府全面主导型的应急管理治理机制成为当前政府公共治理变革的一个重要课题。

治理理念上，需要转变立法观念强化基层应急管理组织的法律地位。以社区为代表的基层应急管理具备应急响应准备针对性强和效果佳、响应时间及时、掌握救援信息全面准确、取得救援物资方便快捷、事后自我恢复能力强等优势，因此，在立法上需要转变当前对基层应急组织的“从属”“协助”“配合”义务定位，充分强调其在应急准备、预测预警、应急处置、事后恢复重建整个突发事件应急管理过程中的组织、指挥、协调作用。

其次，组织体系上，下放应急管理权力，扩大基层组织和单位在突发事件应对中的自主权。基层应急管理权有必要从县一级下沉到乡镇一级，由乡镇成立专门的委员会负责本乡镇行政辖区内的突发事件管理工作，各基层群众自治组织联合物业、社区党员干部、志愿者等人员，成立应急响应队伍，负责本区域内突发事件应急响应的日常工作，以提高突发事件的处置速度和效率。

最后，应急响应机制上，细化中央、地方层面突发公共卫生事件应急响应法制中关于基层应急响应的规定。在法律上对应急演练、人员配备、资金投入和物资储备予以强制性规定，以明确基层应急组织的应急机制建设；明确基层组织在突发公共卫生事件中的法律责任和义务，建立相应的考核、奖惩机制，以增强基层组织的主动性和积极性。

三 应急管理指挥体系散乱低效

（一）应急领导主体权责不清、应急指挥体系混乱

突发公共卫生事件的应急领导主体，决定了由谁代表国家行使国家应急管理权，以及指挥、协调各方关系，做出应急决定等一系列重大问题。SARS之后，为了强化突发公共卫生事件的指挥系统，提高应急处置效率，《突发公共卫生事件应急条例》的一项重大制度创新便是成立各级应急处理指挥部。指挥部整合了多方面资源，有利于节约沟通成本，避免不必要的重复行为。而对《突发事件应对法》《传染病防治法》《突发公共卫生事件应急条例》中的应急指挥体制进行梳理后发现，这3部法律法规的规定却不尽相同，甚至存在冲突。

1. 法定的领导主体不一致

《传染病防治法》确定了各级人民政府为领导机关，《突发事件应对法》确定为县级以上人民政府，而《突发公共卫生事件应急条例》则以各级突发事件应急处理指挥部为领导主体。根据上位法优于下位法和特别法优于普通法的基本法律原则，各级人民政府为突发公共卫生事件应急处置的领导机关，各级突发事件应急处理指挥部若要采取应急措施，应当获得人民政府的明确授权。

2. 应急处理指挥部组成部门的组织架构、内部分工等规定不够具体

新冠肺炎疫情防治期间，各级地方政府大多及时成立了相应的应急指挥部，但各级政府在成立这些指挥部时，却没有对指挥部的组织架构、内部分工等做出公开的宣告，作为一个临时性的机构，容易导致职责不清，权限不明的情况发生。

3. 临时指挥部存在持久性不足的特点

临时性的指挥部灵活、运行成本低，但由于其随着突发事件的暴发而产生，随着突发事件的平息而解散，临时指挥部就存在着持久性不足的特点。指挥部缺乏持久性将带来法律责任承担主体缺失，不利于突发事件应急经验积累，实用倾向浓厚，不利于突发事件应对的法制化等问题。需要特别指出的是，此次新冠肺炎的应对还显现出应急领导主体多元化的格局。此外，为了加强对湖北省疫情防控的指导，中央还成立了由中共中央政治局委员、国务院副总理孙春兰率队的中央赴湖北指导组。根据官方资料显示，中央指导组主要的职责有 3 项：指导、督导当地防控措施的落实；协调物资、人员等重大事务；督察不作为、乱作为、不担当的问题。据此，中央突发公共卫生事件防控工作领导小组、国务院联防联控机制以及中央指导组已客观上成为此次防控的指挥主体。发挥执政党强大的社会动员能力，以“一盘棋”的思想整合各部门防控能力，是特殊时期应对突发公共卫生事件的特殊需要。但就此次应对突发公共卫生事件来看，由于现行法律法规中并没有与“突发公共卫生事件防控工作领导小组”和“联防联控机制”相关的法律依据，其法律性存在一定瑕疵。《突发事件应对法》《突发公共卫生事件应急条例》中对国务院突发事件应急指挥机构的组成部门有相应的规定，而此次相关部门并未披露国务院联防联控机制的具体成员单位、组织架构等，这些都有损该机制领导全国公共卫生风险防控的权威性。作为现行法律之外的领导主体，中央突发公共卫生事件工作领导小组、国务院联防联控机制、中央指导组与应急指挥部的关系如何并不清晰。以武汉市的防控为例，至少存在中央疫情工作领导小组、国务院联防联控机制、中央指导组、湖北省防控指挥部、武汉市防控指挥部这 5 个领导主体。这种“叠床架屋”式的应急指挥体系可能会带来多主体之间的决策冲突、中央指导权和地方统一领导权之间的协调、信息在层级流通中产生的时间耗费等问题。事实上指令多元化在本次防控上已然造成了一定的混乱。2020 年 2 月 24 日，武汉市防控指挥部以 18 号通告否定三个半小时前发布的 17 号通告。无独有偶，湖北省潜江市也闹出相似的事件：2020 年 3 月 11 日，潜江市防控指挥部以 27 号通告否定两个小时前发布的 26 号通告。短短数小时之间，同一指挥部发布两份截然相反的通告，暴露出多重领导的弊端。

（二）破解思路：明确领导主体责任，优化公共卫生应急指挥系统理顺突发事件应急管理领导体制

1. 保持突发事件应急领导体制的法制统一

修改《传染病防治法》《突发事件应对法》及《突发公共卫生事件应急条例》中突发事件应急领导体制的抵触之处，予以规范化、一致化。突发事件应急指挥部是否有权采取应急措施，抑或是需要同级人民政府的授权后才能采取应急措施，需要在法律上统一明确。

2. 加强突发事件应急指挥部的顶层设计

完善应急指挥部内部组织制度，要明确相关的组织架构，厘清内部承担应急管理工作的各类小组、委员会的主要负责人以及内部的职权分工与配合，并对外做出明确宣告，利于社会的充分了解与积极配合。若有可能从中央到地方都应在内部设置一个常设的应急部门。建立突发事件应急指挥官制度，明确应急指挥的责任追究、奖惩分配、经验总结。现行法律法规没有明确应急指挥部决策、领导失误应由谁承担责任、如何承担责任；没有明确因科学决策、指挥有方，大大减少了人民群众生命财产损失的，应如何予以表彰；应急指挥部作为临时性的机构，现行法律没有规定指挥部总结应急处置经验教训的义务，这些都需要在制度建设上形成长效机制，以此保证应急指挥部的有效运行。

3. 在法律上建立健全传染病防治联防联控制度

“公共危机需要来自不同部门和机构的联合与协调，须以多元化、立体化、网络化的管理体系来应对”。2019 年 12 月 28 日，十三届全国人大常委会第十五次会议表决通过了《基本医疗卫生与健康促进法》，并定于 2020 年 6 月 1 日起实施。在该法第 20 条中，将联防联控作为传染病防控的最新原则。未来相关法律的修改完善，需要结合最新传染病防控原则，在总结此次新冠肺炎防治中各级政府联防联控经验基础上，将传染病联防联控制度在法律上予以明确。

4. 明确以应急指挥部为中心的一元化应急领导体制

厘清中央疫情工作领导小组、国务院联防联控机制、中央指导组、各级政府应急指挥部之间的法律关系，并明确以应急指挥部为中心的一元化

应急领导体制。根据突发事件属地管理的基本应急体制，地方应急指挥部应当是领导、指挥的主力军，较高权力层级的中央突发公共卫生事件工作领导小组、国务院联防联控机制、中央指导组在属地管理原则下，对地方防控工作予以指导，提出建议、意见。

第三节　公共卫生应急管理制度设计的方法论及优化路径

经过多年的探索，我国已经基本建立起了一套以党的领导为制度根本，以政府负责为制度关键，以群防群治、联防联控为制度依托，以法治体系为制度保障的公共卫生应急管理制度体系。这一体系内蕴着合作治理的基本要求、思路与方法，而有待于我们从方法论的高度上开解出其制度设计的方法论。

一　党的集中统一领导是合作治理制度化的内在要求

中国共产党是中国特色社会主义事业的领导核心，处在总揽全局、协调各方的地位。中国共产党的领导是中国特色社会主义制度的最大优势，党中央集中统一领导是公共卫生应急管理工作取得胜利的根本保证。在公共卫生应急管理过程中党的集中统一领导的优势首先体现在全速决策、全程指导、全面落实上，在党的全面领导下，国务院联防联控机制迅速启动，各级党委和政府积极作为，各级立法、执法、司法部门，各参政议政党派，各类人民团体、社会组织等，心往一处想、劲往一处使，最终都汇集为公共卫生应急管理的强大合力，危急时刻，党的集中统一领导这一优势得以充分发挥。① 其次，党的集中统一领导的优势体现在组织优势上，中国共产党是根据马克思主义建党的原则形成包括党的中央组织、地方组织、基层组织在内的具有崇高组织使命、严密组织体系、严肃组织纪律的政党，是我国国家治理体系的核心和中枢。在此次突发公共卫生事件防控中，全党以上下贯通、实施强而有力的紧密组织体系，实现了我党组织和

---

① 田克勤、张林：《全球抗疫下的中国制度和治理优势思考》，《东北师大学报》（哲学社会科学版）2020 年第 4 期。

我党工作的全面覆盖。党中央准确研判疫情形势、及时部署各项工作，为打赢这场防控战役提供了根源的保证；党的地方组织、各级党委保证党中央各项决策部署在本地区落实落地，全面加强本地区防控工作；基层党组织，特别是各居委会和村委会，通过网格化管理、拉网式排查，充分发挥了战斗堡垒作用，促成了群防群治抵御公共卫生风险的工作成效；机关企事业单位党组织全力以赴做好医疗救护、科研攻关等工作；广大党员干部“不忘初心、牢记使命”，关键时刻成为群众的主心骨，广大党员积极带头亮身份、立标杆、做表率，发挥出全体党员的模范带头作用。从中央到基层、从基层到普通党员，党的组织优势得到充分彰显，这是“全面从严治党”的成效体现，也是“中国共产党为什么能”的真实写照。①

二　集中力量办大事是合作治理制度化的根本要求

公共卫生应急管理不只是医药卫生问题，而是全方位的工作，是总体战。在党的统一领导下，卫生健康、交通运输、科技教育等部门各展其长，组织、宣传、政法等战线各司其职，人大、政协、各人民团体等各担其责。以党为统帅，举国上下从中央到地方，从地方到基层各条战线、各个领域，形成了全面动员、全面部署，群防群控、联防联控的整体效应。同时，全国一盘棋还体现出“一方有难八方支援”的协调机制。在党的集中统一领导下，全国人民以最快速度集中优势力量投入到公共卫生应急工作中。

三　人民当家作主、以人民为中心是合作治理制度化的保障

人民高于一切，生命重于泰山。在此次突发公共卫生事件防控中，习近平总书记反复强调要把人民群众生命安全和身体健康放在第一位，把风险防控作为当前最重要的工作来抓，突出人民利益高于一切的价值理念。在公共卫生应急管理工作中，党中央始终把人民群众的生命安全和身体健康放在第一位，始终设身处地为人民群众生命安全和身体健康着想，所有

---

① 李志勇：《一体推进“三不”是新时代全面从严治党的重要方略》，《中国纪检监察报》2020 年第 2 期。

的防控措施首先考虑的是尽最大努力来挽救人民群众的生命，体现了人民利益至上的价值理念优势。“以人民为中心”作为新时代中国特色社会主义的核心理念，在防控过程中得到充分体现。

四　人类卫生健康共同体重要思想是合作治理制度建设的指引

人类命运共同体，不同于“区域共同体”“民族共同体”“实际上是对人类生命、人类本质、人类境遇、人类现状、人类前途的一种价值追寻”。① 是基于人类共同命运所构建的共同体，旨在通过关注人类作为自然界物种的存续、作为社会关系总和的协调，进而关注和实现人类的整体利益、长远发展。构建人类命运共同体，是当代中国为解决全球治理赤字提供的“中国方案”。② 公共卫生安全是人类面临的共同挑战，重大传染性疾病是全人类的敌人，需要各国携手应对，全面加强国际合作，凝聚起公共应急管理的强大合力。

---

①　虞崇胜、闫明明：《类文明与人类命运共同体的构建》，《西北工业大学学报》（社会科学版）2019 年第 3 期。

②　田克勤、张林：《全球抗疫下的中国制度和治理优势思考》，《东北师大学报》（哲学社会科学版）2020 年第 4 期。

第四章　公共卫生应急管理体系的制度实践

第一节　公共卫生应急管理实践的理论基础、问题及对策

一　公共卫生风险防范下的规制理论

风险规制即设立专业的公共机构，对可能造成公共危害的风险进行评估和监测，并通过制定规则、监督执行等法律手段来消除或者减轻风险，政府运用公共手段消除或减轻风险即为政府风险规制。风险防范是针对环境恶化结果发生的滞后性和不可逆转性的特点而提出来的，是损失发生前为了消除或减少可能引发损失的各种因素而采取的一种风险处理方式。随着时代的发展，风险防范理论已渗入卫生健康、食品安全及公共突发事件防控等多个领域，反映了人们在面对科学不确定问题上的应对智慧。完善的风险规制应当妥善地协调科学判断与政治抉择之间的关系，坚持“底线思维”，不仅仅是要“做最坏的打算”，也是要做“最全面的打算”，更重要的是要做好“最周详完善的措施”，然后去应对和主动接受挑战。从认识论看，不确定性是科学所固有的一种特质，科学认识总有一个不断深化的过程。那么，依赖于科学的立法决策及公共决策，不需要也不可能等待达成共识的科学定论。完善的风险规制应当妥善地协调科学判断与政治抉择之间的关系。风险规制活动是一个复杂的系统工程，一方面它涉及大量专业性问题的判断，需要借助非常精深的专业知识；另一方面，风险规

制中不可避免的价值判断也使得最终的决策需要由承担政治责任的行政部门进行，就风险的性质、危害进行初步评估，并依据预防原则讨论适宜的应对决策。

应对突发的公共卫生事件需要通过组织网络间的共同努力。然而，因为突发公共卫生事件主要由国家的公共卫生系统处理，政府网络在其中起到的作用就稍显薄弱。在面对突发事件的响应时，美国政府机构之间协调的缺乏一直是一个问题，其他国家如荷兰、韩国、马来西亚，也同样面临着组织间信息协调应对问题。在中国，多个专业主体和行政主体在面临公共卫生重大风险的应对过程中不同偏好和决策考量影响因素的博弈及协调过程并未得到深入的剖析，无论是国家卫生行政部门，还是疾病预防控制机构，对于其卫生应急能力的研究中都少有纳入多中心信息交流及协同机制顺畅性的评估。

因其未知性，与已知传染病相比，新发传染病事件的防控决策的及时性和有效性尤其依赖于科学的风险研判，而科学的风险研判如何形成及时有效的防控决策很关键的一点在于多个专业主体和权力主体在对同一突发事件的应对的偏好和判断是不同的，如何形成统一的防控决策并且实时更新需要“多中心”参与协同；同时防控决策的执行和落实需要决策部门将策略递送给相关执行部门、团体乃至个体。相关信息递送的过程属于风险交流，其应用对降低灾害风险影响有重要作用。由此可见，风险规制涉及多个部门、机构甚至个体的参与，应对新发传染病的风险规制，不能由单一的主体完成，至少需要开展风险评估的专业机构疾病预防控制中心、根据风险研判进行风险决策的政府部门（主要是卫生行政部门）、防控决策的执行部门和团体（如医疗机构、社区服务和志愿者组织等）的协同运作。在应对本次突发公共卫生事件中，为了使防控措施的执行得到保障，我国启动了自下而上的联防联控机制，这就是国家层面建立的“多中心”指挥体制。32 个国家级政府部门共同建立了国务院联防联控机制，指导督促各有关方面做好各项工作，成为有序推进防控工作的强大保障。国务院联防联控机制下设多个工作组，这些工作组成为了“中心群组”，明确职责，分工协作，形成防控的有效合力，在风险防控、医疗救治、科研攻关、宣传、外事、后勤保障、前方工作等方面给予了全方位的指导，各省级联防联控机制（领导小组、指挥部）以统一的诊疗方案和防控方案作为指引，研判本地疫情形势和发展规律，结合实际制定周密方案并将责任落实到人，各部门、各单位密切配合，有效遏制了风险扩散（见图4-1）。

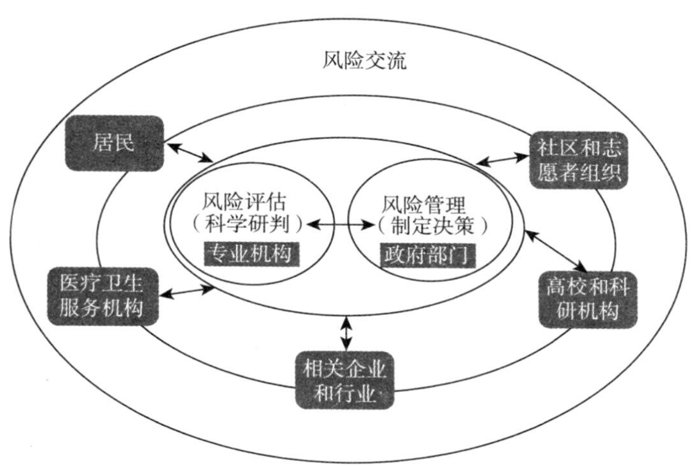

图4-1　基于多中心理论的新发传染病的风险规制和联防联控机制

二　公共卫生应急管理实践的问题

（一）风险研判滞后

在突发公共卫生事件的防控工作中，如何“将预防关口前移，避免小病酿成大疫”值得重视。目前主要的问题是风险规制不完善，主要表现为解决风险规制决策能力不足、科学研判信息向行政决策递送和转化的机制不够完善、监测信息和防控措施的交流片面滞后。在本次公共卫生事件开始的前期，报告与沟通不及时、不准确、不全面，地方相关部门和机构对此次事件发展存在“误判”，加之上报程序冗长、信息公布主体过于单一且级别过高，地方政府过于依赖中央的决策，从而在很大程度上导致了风险行政决策的失灵，错失了防控的“黄金时期”，降低了公众甚至是医务工作者的警觉和防护意识，进而加大了后阶段防控的难度。

防控决策的及时性和有效性取决于科学准确的风险评估和研判。在我国目前的风险应对体系中，突发公共卫生事件的风险管理和交流主要是由政府及卫健委作为主体，风险评估由疾控中心进行，而在组织架构中，疾控中心是从属于卫健委的事业单位。疾控中心作为卫健委的事业单位，这样的地位在应对公共卫生重大风险时非常尴尬，没有相对独立的现场监测、调研权，防控策略决策权、预警预报权、风险交流权，严重影响了风险应急处理的及时性和有效性。

同时防控决策的执行和落实需要决策部门将策略递送给相关执行部门、团体乃至个体。相关信息递送的过程属于风险交流。及时有效的多向风险交流是保证利益各方都能参与到风险管理和风险评估的过程中，提高大众对风险管理决策的知情权和参与权，确保规制措施的落实和执行的关键。在目前的应急体系中，风险交流机制存在两个急需解决的问题，一是科学的风险评估和研判结果如何向决策递送和转化，即专业机构与决策机构的风险交流；二是相关信息如何向公众发布，即与社会和公众的风险交流。

与社会和公众开展风险交流，需要在保障公众健康的基础上综合考虑社会稳定、经济发展和国际交往等问题，需要从更宏观更全面的角度来开展。因此，与社会和公众开展风险交流应该由掌握综合信息的地方政府来开展。而专业机构与决策机构的风险交流应该在疾病预防控制中心和政府间进行。

（二）应急响应全链条衔接不畅

课题组前期调研发现，作为特区，深圳市在本次疫情防控中出现了3种具有代表性的传染病防控模式：一是传统的防控模式：除罗湖以外的原关内3区（福田、南山和盐田）防控措施的执行主体主要是各区疾控中心，全方位在辖区内跟进和采取包括流调、采样、消杀、隔离等措施；二是社区参与模式：关外各区的社区配备防保所，虽然区疾控中心依然是防控措施的核心，但社区参与度增强，由社区所属街道、派出所和居委派出工作人员组成3人工作小组，负责社区内信息收集和居家隔离工作，使防控信息收集和防控措施的落实更加精准、细致、及时，同时在一定程度上分担了疾控中心的压力；三是医联体模式：罗湖区是医改试点，实行的是医联体模式，在这个模式中，区疾控中心的部分工作纳入医联体统筹安排，区疾控中心主要负责现场流行病学调查工作，样品采集等工作由医联体其他机构进行，分工更加细致明确。但在调研的过程中我们发现，由于缺乏相应的法律法规和规制的赋权和保障，疾病预防控制体系职能在事业单位改革中被不断弱化，科学研究成果未能及时充分应用到疫情防控决策中，风险评估结果未能及时告知有关方面和公众，使其在本次公共卫生事件发生时没有成为决策过程中的“中心”之一；社区联防联控机制缺失，社区卫生服务中心及社区其他机构、组织和个人在疾病预防控制体系中的职责没有明确的规定和规范，使社区这个最基层的“中心”发挥决策执行力的时候因各种应急做法的适度性而遭到质疑，无法凝聚公众这个健康权保障的“中心”对于切断传染源、保护易感人群在实施过程中的谅解和服从。

1. 纵横联动机制失灵

在目前的应急体系中，省、市、区各级疾病预防控制机构的纵向联动机制不完善。比如，在新冠肺炎疫情防控过程中，有些市级疾病预防控制机构的作用没有得到充分的发挥，既不能给予区级疾病预防控制机构技术上足够的指导和支持，也未能给予足够人力和物力的支援。疾病预防控制机构与相关部门的横向联动机制亦不完善。

反观我国目前的风险应对体系，包括新发传染病防控在内的突发公共卫生事件的风险管理和交流主要是由政府及卫健委作为主体，风险评估由疾控中心进行，而在组织架构中，疾控中心是从属于卫健委的事业单位。疾控中心作为卫健委的事业单位，这样的地位在应对疫情时非常尴尬，没有相对独立的现场监测、调研权，防控策略决策权、预警预报权、风险交流权，严重影响了突发公共卫生事件应急处理的及时性和有效性。同时缺乏专家充分参与的信息公布大大削弱了政府的公信力。如，防控前期三批国家级专家组都由国家卫健委委派，疾控中心只是专家组的一部分，在形成建议时专业建议并未受到应有的重视和采纳。可以设想，如果疾控中心是政府机构（而非事业单位），便可以把专业能力和政府权威集于一体，成为体系的“中心”之一而不是卫健委的附属，在防控工作上会更为灵活、方便。疾控中心对政府行动缺乏影响力也表现在其决策缺乏响应。早在 2020 年 1 月 6 日，中国疾控中心就启动了响应，1 月 15 日又升级为一级响应。但这些应急响应似乎只存在于疾控中心内部，对外影响有限。

为了保障风险评估和研判的科学性和防控措施的有效落实，应进一步构建完善的联动机制。应加强省级疾病预防控制机构在科学研究和风险研判方面的主导地位，建立首席公卫医师制度，战时直接参与政府的行政决策；增强各级疾病预防控制机构多层次的核心能力建设，省级疾病预防控制机构着重加强研发能力，包括新发病原体的检测、监测技术和疫苗研发能力，建设 P3 和 P4 实验室；市级疾病预防控制机构着重加强实验室检测能力，以满足平时和战时的实验室工作，并明确市级疾病预防控制机构在涉外突发事件应对中的核心地位；区级疾病防控机构负责社区的疾病防控工作，应着重增强实战能力，包括病原溯源和现场流行病学调研能力，并通过组建“流行病学哨兵队”构建与社区医疗服务机构的无缝对接和合作机制。

2. 社区联防联控机制缺乏

社区是公共卫生重大风险联防联控的第一线，也是外防输入、内防扩散最有效的防线。但目前在社区联防联控方面，我们存在两大问题。一是缺乏社区疫情防控的相关法律法规和权威文件规范指南标准等的指引，各市区均摸着石头过河，在落实相应响应机制时没有明确、规范、标准的范式和依据，导致了防治措施的延误、滞后或过度应激。二是社区联防联控机制缺失，社区卫生服务中心及社区其他机构、组织和个人在应急体系中的职责没有明确的规定和规范，使社区这个最基层的环节在执行决策的时候因各种应急做法的适度性而遭到质疑。

本次公共卫生事件的社区防控方式主要有 3 种：一是传统的防控模式：防控措施的执行主体主要是各区疾控中心，全方位在辖区内跟进和采取包括流调、采样、消杀、隔离等措施。二是社区参与模式：虽然区疾控中心依然是防控措施的核心，但社区参与度增强，由社区所属街道、派出所和居委派出工作人员组成 3 人工作小组，负责社区内信息收集和居家隔离工作，使防控信息收集和防控措施的落实更加精准、细致、及时，同时在一定程度上分担了疾控中心的压力。三是医联体模式：以深圳市罗湖区为例，罗湖区是医改试点，实行的是医联体模式。在这个模式中，区疾控中心的部分工作纳入医联体统筹安排，区疾控中心主要负责现场流行病学调查工作，样品采集等工作由医联体其他机构进行，分工更加细致明确。

这3种模式均存在各自的优缺点，各社区可结合演变过程和目前社区的医防结合情况，建立与本区实际相符合的联防联动机制，但政府应该对这3种机制中各涉及主体的职责和联动方式进行规范的指引和明确。

3. 各部门信息条块分割

突发公共卫生事件横向涉及的部门或机构特别多，包括各地政府的卫生行政部门、海关及其出入境管理部门、检验检疫部门、医疗机构等。每个部门、机构都有各自的公共卫生信息，例如香港卫生防护中心有专门的传染病资讯系统，用来监控传染病情况。类似的数据库都储存了极具价值的公共卫生数据，但是横向涉及面越广的信息条块分割越严重，越容易形成静态信息体系的弊端，进而形成静态“信息孤岛”。各地区、各部门都有各自的检测设备在运作，但如果数据信息不实时共享甚至基本不共享，突发应急事件的处置工作就无法实现多主体、多部门的真正协作。因此，必须通过应急管理部门将各个管理机构关于重大公共卫生事件的横向信息进行数据共享和处理，增强实时监控分析能力和预警能力，及时将信息通报给政府有关职能部门，并且通过智慧城市网络，让各地民众随时随地得知最新信息。

4. 应急医疗救治能力还需进一步提升

对比本次突发公共卫生事件对医疗救治提出的新的更高的要求，我国应急救治网络还不够健全，应对突发公共卫生事件的定点医院、后备医院、方舱医院等缺乏系统的整体设计和布局，分层、分级、分流救治机制尚未建立。重应急、轻预防的倾向仍未扭转，各级传染病医疗机构投入相对不足，医疗物资等战略储备不足。落实“医防结合”还不到位，各级疾控机构对医疗机构仅进行检查督导和技术培训，医疗机构仍存在重医轻防、管办分离的情况，医疗机构和疾控机构紧密结合、连续服务、有效衔接的工作模式和工作机制尚待建立。

（三）生物安全防线有待加固

本次突发公共卫生事件发生后国家明确提出要从保护人民健康、保障国家安全、维护国家长治久安的高度，把生物安全纳入国家安全体系，系统规划国家生物安全风险防控和治理体系建设，全面提高国家生物安全治理能力。近年来，联合国通过《禁止生物武器公约》《生物多样性公约》《国际植物新品种保护公约》《国际植物保护公约》等国际公约，努力架起生物安全的全球防线。我国目前关于生物安全的立法工作正在进行中。2019 年国家层面正式启动生物安全法的立法进程，当年 10 月，全国人大常委会对生物安全法草案进行了初审，目前处于征求意见阶段。此外传染病防治法的修订工作也在 2020 年的议程中。

近年来，伴随着我国生物经济的快速发展，生物安全技术也取得了一定的进步。我国在新发病原体研究、外来生物入侵防控、基因合成与编辑技术等技术点上虽然取得了突破性进展，但与美国等发达国家在总体科技创新能力方面存在一定的差距：一是技术总体处于跟跑状态。在第五次国家技术预测中，通过对“危险性病原物与人类健康、外来有害生物与生物多样性、转基因生物安全、实验室生物安全、生物防恐”等生物安全主要方向进行评价，我国生物安全与国际领先技术相比，60. 0%处于跟跑状态，仅有 20. 0%处于领跑状态，技术水平与发达国家相差 8 年。二是我国原始创新能力不足，关键核心技术缺乏。我国生物技术在重大基础理论和基础技术方面原创成果少。在第五次国家技术预测中，我国的生物安全技术源头大部分来源于美国、日本等发达国家。如微生物控制技术、分子毒理学、合成生物学生物安全评价技术、转化毒理学等都来源于美国的基础研究，核心菌种、酶制剂、生物反应器、测序仪等“卡脖子”问题仍显突出，关键技术受制于人，全球大部分生物技术专利权被美国、欧洲掌握，其中美国占 59%，欧洲占 19%，我国所占比例不足 4%。同时，包括生物安全在内的全球生物技术专利量前 10 位的机构中有 9 家是企业，而我国前 10 位的机构中只有一家是企业，核心技术研发及其应用远落后于发达国家。三是缺乏生物安全的综合研发机构。虽然国内有与生物安全相关的国家实验室，但都以开展基础研究为主，缺乏开发制造突发公共卫生事件中的医疗产品和设备。发达国家根据突发流行病的增长现状，开设相关综合研发机构。2014 年，美国耗资 4. 4 亿美元的生物防御中心先进开发与制造创新中心正式启用，满足美国在突发公共卫生事件中激增的医疗产品和设备需求。四是高端人才缺乏。据 QS 世界大学排名，2019 年全球大学在生物领域排名前 10 名中美国占有 7 所，另外 3 家来自欧洲；前 50

名中美国占有22所，我国北大和清华仅列第36位和第38位。长期的大学教育落后格局造成我国生物领域顶尖人才的缺失，难以支撑我国包括生物安全在内的生物技术快速发展。五是企业创新能力弱，拳头产品少，难以支撑生物安全的需要。从福布斯公布的数据看，2019年世界生物企业前20名中，美国占据17家，另外3家为欧洲和澳洲，我国没有一家企业入选。我国1500多家大中型医药企业中有研发活动的企业只占11.43%，制药企业生产的药品绝大多数是不具有自主知识产权的仿制药品，低水平重复现象比较严重。市场上具有自主知识产权的年销售额在10亿元以上的单企业单品种产品屈指可数。

三　公共卫生应急管理的“四间”治理策略

习近平总书记多次就“完善重大公共卫生事件防控体制机制，健全国家公共卫生应急管理体系”做出重要指示，并系统阐述了如何构建起强大的公共卫生体系，强调要坚持整体谋划、系统重塑、全面提升，改革疾病预防控制体系，提升重大公共卫生事件监测预警和应急响应能力，健全重大公共卫生事件救治体系，完善公共卫生应急法律法规，深入开展爱国卫生运动，着力从体制机制层面理顺关系、强化责任，为维护人民健康提供有力保障。真正实现公共卫生应急管理能力的提高，就需要形成一个包含多因素的全链条的动态决策模型，强化“临床研判—公共卫生风险评估—行政管理决策—防控协同能力支撑”的突发公共卫生事件的全过程全周期应对机制，党、政、企、社、民、媒的全领域全方位协调合作、联防联控、群防群控机制，打造时间、空间、人群间和信息间的“四间”格局，综合提高突发公共卫生事件的智慧应对能力。

（一）时间、空间、人群间和信息间“四间”分布格局

传统流行病学中疾病的分布是指疾病在不同时间、不同地区、不同人群中的频率与分布的特征，其通过从时、空、人三方面对疾病群体现象进行全面、系统的展示，以认识疾病的分布规律。本次突发公共卫生事件初期，针对COVID-19病毒进行的流行病学分布特征分析，对公共卫生风险研判、制定防控策略等起到了积极的作用。近年来社会化媒体和社交网络服务在全球迅速兴起和广泛流行，大大拓宽了传统健康相关研究的数据来

源和媒介途径。与此同时全球范围内基于互联网信息开展健康相关研究的探索逐年增多，逐渐催生出信息流行病学这一新的学科，而如何利用社会化媒体和社交网络服务数据这一新维度，是当前流行病学的一个重要应用领域。传统现场流行病学主要以突发公共卫生事件为研究对象，在信息流行病学的理念下，其与大众传媒的良性互动也应是其研究的主要内容之一，在如今社交媒体和网络数据如此发达的今天，媒体也应该作为一个新的维度。自2003年SARS疫情后，我国首次明确了突发公共卫生事件的定义。十余年来，在公共卫生界大力主导和积极探索突发公共卫生事件应急应对体系建设的同时，新闻媒体也将其作为重点内容进行广泛传播，且国内多所大学新闻和传播学界针对如何报道突发公共卫生事件展开了热点研究，最大限度满足公众对突发公共卫生事件信息的需求，实现了较好的传播效果。① 在本次突发公共卫生事件中，各方媒体在风险防控、政策宣传、舆论引领等方面起到了重要作用，为打赢防控阻击战提供了强大舆论支撑。相比之下，公共卫生学界和新闻媒体间与突发公共卫生事件相关的良性互动在以前却较少，这对新闻媒体在流行病学的研究和实践中发挥出重要作用产生了阻碍。在防控信息发布过程中，无论是政府部门、新闻媒体等都存在错误理解、使用流行病学概念知识的情况。② 一些基础的流行病学概念，如传染源，传播途径等，不仅是非专业的媒体，专业人士和机构也使用错误，这不仅可能造成相关部门及社会对防控进展产生错误认识，不利于本次突发公共卫生事件的防控，也不利于公共卫生工作者与媒体的有效互动，影响了突发公共卫生事件相关理论的学科交叉和扩展。因此，信息维度必须与时间、空间、人群三个维度一同形成“四间”分布格局，作为突发公共卫生事件应对的重要研究内容。

（二）突发公共卫生事件应对阶段的特征及其制约因素

从时间维度看，突发公共卫生事件都有生命周期。而在整个生命周期

---

① 张顺祥、李雪梅、罗念慈等：《大众新闻媒体对突发公共卫生事件相关报道的现场流行病学研究》，《中华流行病学杂志》2013年第12期。

② 梁梓晖、张亚丽、陆泽源等：《新型冠状病毒肺炎暴发疫情下流行病学关键概念理解偏差及其对防控的影响》，《热带医学杂志》2020年第3期。

中，又可以进一步划分为不同的发展阶段;① 根据卫生应急管理过程理论，认为应急管理包括预防阶段、准备阶段、响应阶段、恢复评估及学习阶段 4 个阶段。2019 年底至今，席卷全球的突发公共卫生事件，其罪魁祸首是一种传播性极强的新病毒 COVID－19，为突出病毒的分段传播特征、反映防控重心的转移过程，肖群鹰等将 COVID－19 的生命周期划分为潜伏期、暴发期、相持期、解决期和恢复期 5 个发展阶段②（见表 4－1）。

表 4－1　　通用传染病疫情生命周期阶段划分的临界标准体系

生命周期		条件指标	趋势指标	时点与期间
潜伏期	开启	出现首例病毒感染者	—	2019 年 12 月 8 日至 25 日，共 18 天
	结束	发生首起空间关联性群体感染	—	
暴发期	开启	发生首起空间关联性群体感染	—	2019 年 12 月 26 日至 2020 年 2 月 4 日，共 40 天
	结束	当天新确诊病例数 < 前一天新确诊病例数	新确诊病例数的增长趋势被扭转，变成上下振荡或者缓慢下降态势	
相持期	开启	当天新确诊病例数 < 前一天新确诊病例数	新确诊病例数的增长趋势被扭转，变成上下振荡或者缓慢下降态势	2020 年 2 月 5 日至 18 日，共 14 天
	结束	当天新确诊病例数 < 当天新治愈病例数	新确诊病例数呈现递减、新治愈病例数呈现递增态势	

① 仇蕾洁、马桂峰、张雪文等：《农村基层突发公共卫生事件应急能力评价指标体系构建研究》，《中国卫生事业管理》2017 年第 11 期。

② 肖群鹰、刘慧君：《COVID－19 疫情的生命周期模型与分期应急管理》，《城市治理研究》2020 年第 1 期。

续表

生命周期		条件指标	趋势指标	时点与期间
解决期	开启	当天新确诊病例数<当天新治愈病例数	新确诊病例数呈现递减、新治愈病例数呈现递增态势	2020年2月19日起
	结束	当日新确诊病例→0和当日新增疑似病例→0	保持状态（偶发性的零报告不宜作为判据）	
恢复期	开启	当日新确诊病例→0和当日新增疑似病例→0	保持状态（偶发性的零报告不宜作为判据）	—
	结束	最后一名患者治愈出院	—	

注：文章完成时候疫情还处于解决期，恢复期并没有到来。

（三）突发公共卫生事件应对过程中各子系统与系统要素之间的互动关系

一个完善的突发公共卫生事件应对过程中应该具备预先计划和协调的快速反应能力和专业且充足的应急队伍以及完善的问责和质量改进机制，同时，还应该具备设计成熟的应急管理体系、应对组织架构和应急处置流程的能力。2003年SARS之后，我国的突发公共卫生事件的应对体系建设进展迅速，坚持预防为主，平战结合，国务院有关部门、地方各级人民政府和卫生行政部门加强突发公共卫生事件的组织建设，组织开展突发公共卫生事件的监测和预警工作，加强突发公共卫生事件应急处理队伍建设和技术研究，建立健全国家统一的突发公共卫生事件预防控制体系，保证突发公共卫生事件应急处理工作的顺利开展。①

目前我国已自上而下建立了包括国家、省、市、县四级疾病防控网络，是全球最大、覆盖范围最广的网络信息直报系统。国家层面，设立应急指挥机构（突发公共卫生事件应急指挥部）、日常管理机构（突发公共

① 安红昌：《健全中国特色应急管理体系的思考》，《工业安全与环保》2020年第11期。

卫生事件应急指挥中心）、专家委员咨询会、应急处理专业技术机构。应急处理专业技术机构包括医疗机构、疾病预防控制机构、卫生监督机构、出入境检验检疫机构。地方层面，参照国家层面设立应急指挥机构（突发公共卫生事件应急指挥部）、日常管理机构（突发公共卫生事件应急指挥中心），根据需求设立专家委员咨询会。我国突发公共卫生事件应对体系呈多层级管理，责任关系明确，结构清晰，垂直性强，建立了以中央部门—省级（自治区、直辖市）—地市级—区县级的四级纵向分级管理与横向联系的系统化纵横相间的突发公共卫生应对体系（见图 4-2）。上级机构指导下级机构，同级部门互相协作，协同管理，实现纵向机构与横向机构联防联控，应对突发公共卫生事件需要通过组织网络间的共同努力。在中国，面临着多个专业主体和行政主体在面临公共卫生重大风险的应对过程中不同偏好和决策考量影响因素的博弈及协调过程并未得到深入的剖析的问题，因此国家层级政府机关、地方层级的泛政府、央地垂直关系会出现协同治理困境。在突发公共卫生事件发生期与飚升期，决策研判是关键的一环。突发公共卫生事件研判工作需要多个部门共商

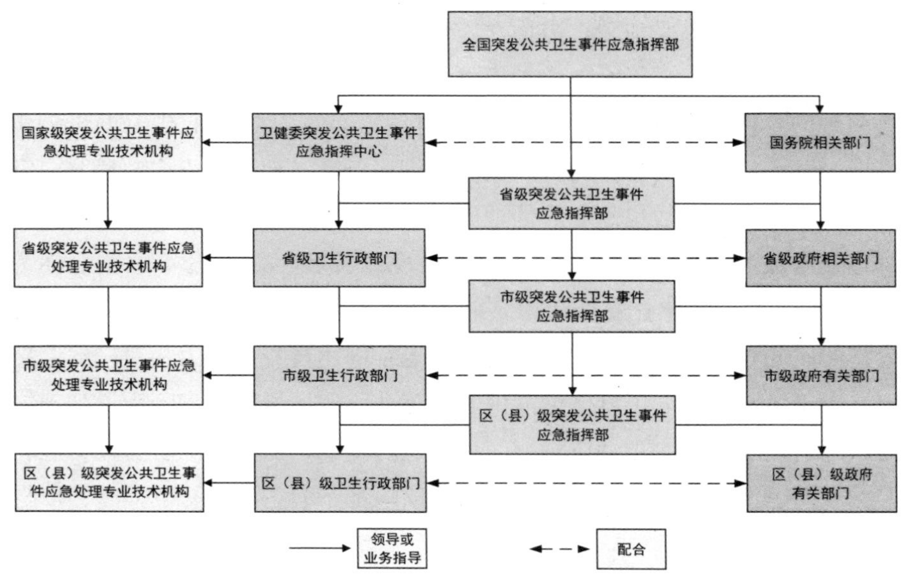

图 4-2　突发公共卫生事件应急组织框架

决定，假如出现地方政府及其领导人和专家机构对突发公共卫生事件的研判路径在人民群众生命安全这个公共利益上合轨，那么可能在突发公共卫生事件发生不久后，地方政府就能够针对其防治与控制做出有效决策；相反，如果二者不一致、不合轨，无论是地方政府选择有误还是专家机构判断有误，都可能会错过重大突发公共卫生事件的最佳防控时机。突发公共卫生事件的最初研判是非常困难的，需要政府与专业机构的协同工作。

（四）从人群维度看，预判突发公共卫生事件影响的脆弱人群特征

脆弱人群指应对能力不足或更易受到伤害的人。在社会过程中，人口特征（人口分布和密度、年龄结构、城乡差异、受教育水平等）、物质建成环境和交通方式等都会影响传染病传播。人口空间邻近和人口密集会加速传染病传播。人口迁移可能带来新的传染病、改变城市传染病的流行病学特征等，例如从农村到城市的人口城镇化过程，或国际性的旅游和移民，随着国际化与城市化的深入推进、交通方式的发展和日益广泛的大规模人口流动，重大突发公共卫生事件的跨域传播风险进一步扩大，其管制与防控工作也变得极其复杂。以本次新冠肺炎为例，可以从人群分布、人群流动及主动、被动应对两方面对脆弱人群的特征进行预判。结合某些特征，一些人群的脆弱性会比普通人群更高。新冠肺炎是由新型冠状病毒感染引起的急性呼吸道传染病，人群普遍易感。从人群分布与人群流动角度，脆弱人群主要为暴露人群，武汉作为病例暴发地，感染人数最多，湖北省其他市感染人数也高于其他地区。由于人群流动，其他省市的感染人群迅速增加。基于大量的人口学数据发现以青壮年和中老年感染群体为主，① 可能与青壮年在室外活动、乘坐交通工具出行外出工作、参与人群聚集的时间相对较长，频率也更高。中老年群体自身免疫力相对较弱，新冠暴发于冬季，中老年群体可能由于晨练、跳广场舞等聚集行为增加感染的风险。表现在主、被动应对方面，新冠防范意识低的人更容易成为脆弱人群。新冠期间，居民外出戴口罩是一项最基本的主动式防范措施，取得

① 晏月平、李忠骥：《新冠肺炎感染人群的人口学分析——以我国 10 省市区为例》，《人口与发展》2020 年第 3 期。

了一定的防治效果。本次公共卫生事件暴发时期，被怀疑可能感染的人群需要被隔离观察 14 天。如果这部分人群主动向有关部门说明情况，及早采取措施，就有利于阻止风险的扩散。相反，这部分人群被有关部门查出再采取相关措施，可能已经造成一定范围的扩散。

（五）突发公共卫生事件舆情监测与信息发布的风险管理优化机制

世界卫生组织在全球公共卫生风险监测与早期预警工作中，一直重视对各类公共卫生相关事件、民众谣言和媒体等信息的舆情监测，并纳入成员国国家级防控战略管理。由于 IT 和互联网等信息传播技术的发展以及社会的开放与进步，资讯时代为公共信息的流通和传播提供了更大的范围和广泛的自由空间，使公众参与社会管理和各类公共事务的诉求发生了巨大的变化。① 手机成为了我国网民的第一大上网终端，中国网民互联网接入的方式呈现出全新格局，而微博的诞生，更是彻底颠覆了传统的舆情信息传媒方式，使互联网成为巨大的舆情信息海洋，蕴藏着无法预见、不可估量的信息爆发力及舆论影响力。近年来，在不少突发公共卫生事件的处置应对中充分体现了媒体在事件发生、发展过程中所起的巨大影响作用，例如舆论造势、恐吓威胁、专业和道德绑架等，对事件本身的发展方向产生了不良的引导；甚至还影响事件的应急处置流程，包括政府决策、措施落实、公众行为引导、事件后评估等。因此，传染病在“媒体”上的流行呈现出另一种“流行病学特征”。而本次新冠，更是“政治+媒体”的对应急响应过程的极大影响，最终导致社会治理上出现东西方差别，进而导致公共卫生风险的失控。因此，基于“文化”背景下，信息维度的分析、应对，必须作为突发公共卫生事件应对的重要内容，及时掌握其特征、趋势，予以干预，使之对“社会治理”起到积极反作用，推动治理能力现代化进程。

（六）“四间”背景下，国家治理现代化赋能突发公共卫生事件应对案例分析

本次突发公共卫生事件发生后，以习近平同志为核心的党中央高度重

① 陈强、郭岩、万明等：《全球公共卫生情报网及对我国的启示》，《医学信息学杂志》2011 年第 3 期。

视，全面加强对公共卫生风险防控的集中统一领导，始终把人民群众生命安全和身体健康放在第一位，制定周密方案，组织各方力量开展防控，采取切实有效措施，全国形成了全面动员、全面部署、全面加强防控工作的局面。在党中央集中统一领导下，在各方面共同努力下，我国防控工作有力开展，取得了重大成效。习近平总书记就防控形势和做好防控重点工作、统筹推进公共卫生风险防控和经济社会发展工作多次发表重要讲话。坚持实事求是、坚持以人民为中心、坚持统筹兼顾、秉持人类命运共同体理念，是贯穿习近平总书记重要讲话的鲜明主线，也体现了有效应对重大公共卫生事件的中国优势与中国经验。

时间、空间、人群间和信息间是全面、系统提升突发公共卫生事件应对能力的 4 个重要维度。从时间维度看，在指挥防控工作的过程中，习近平总书记从实际出发科学研判疫情形势，并做出科学决策，及时把握公共卫生风险发展不同阶段及其新变化新特点，确定防控工作中的主要矛盾、根本问题、工作重点、防控策略。并且根据不同防控阶段的主要矛盾、根本问题、工作重点动态调整应对策略。从空间维度看，习近平总书记强调，“必须加强党中央集中统一领导”“坚持全国一盘棋”。党中央大力支持湖北和武汉防控工作，统筹全国卫生医疗资源，充分平衡各地需求，全力提供医疗物资支援湖北和武汉，解决了患者增多与医疗资源短缺的矛盾。从人群维度看，习近平总书记多次强调“把人民群众生命安全和身体健康放在第一位”，突出人民利益高于一切的价值理念。他指出，在统筹推进公共卫生风险防控和经济社会发展工作中，各级干部特别是领导干部“必须增强仁爱之心，当好人民群众的贴心人，及时解决群众所急所忧所思所盼”。对于被病毒感染的患者，要求应收尽收，尽最大努力收治；对于奋战在一线的医护人员，督促从生活、安全、人文关怀等方面给予保障。既强调保持生产生活平稳有序，确保主副食品生产、流通、供应，确保蔬菜、肉蛋奶、粮食等居民生活必需品供应；又关注着特殊群体，提出要减轻困难群众就医就诊后顾之忧等。从信息维度看，我国重视信息公开，淬炼治理能力。2020 年 2 月 3 日晚，天津市的疫情新闻发布会“福尔摩斯式破解病毒传染迷局”冲上了微博热搜，这条热搜下的视频内容是 2 月 2 日天津疾控中心传染病预防控制室主任在新闻发布会上对某百货大楼的 5 例确诊病例的详细分析。同时我国还注重细节保障，体现政府部门对民生的关切。2 月 4 日，北京市政府举办的新闻发布会中首次配备手语翻译，发挥出示范效应。此后，天津市新闻发布会、国务院联防联控机制新闻发布会也有现场手语翻译。一个细节变化，体现的是政府部门对民意的重视、对民生的关切。如今，怎样接受电视和新闻采访考验着新闻发言人和干部的媒介素养。面对电视镜头，“一问三不知”的黄冈卫健委主任后来被免职；对话央视新闻主播提问对答如流、传递信心的温州市市长受到网民肯定。① 以上每一项措施、每一个细节，都无不体现着国家治理体系和治理能力现代化的优势。

第二节　海上公共卫生应急管理的实践

海洋作为陆地的延伸与补充，从表面上来看其与公共卫生体系没有任何相关性。但从海洋活动的本质上讲，海运经济作为世界经济的重要构成之一，其发展离不开安全有序的海上运输及作业环境。海上突发事件严重威胁着安全稳定的整体环境，对海运经济的发展产生负面影响，而海上搜救能够有效地削弱海上突发事件对海运经济的负面效应。随着我国改革开放、社会主义现代化建设的持续推进，为顺应时代需求，海上搜救管理整体架构历经变迁并不断调整。现阶段，海域通航环境日趋复杂，如渔业养殖捕捞、船舶货物运输、国际邮轮载客、海上观光旅游及涉海施工等海洋经济活动并存，使得海上搜救面临的挑战日趋艰巨，② 而且我国海域通航环境日趋复杂，如渔业养殖捕捞、船舶货物运输、国际邮轮载客、海上观光旅游及涉海施工等海洋活动并存，这些活动或多或少等都会引起人口与货物在全球范围的流动，这一典型特征就注定公共卫生体系的建设不能忽视海上卫生安全问题。

在中共中央政治局第八次集体学习时，习近平总书记强调，“21 世

① 刘鹏飞、翟薇、吴汉华：《新冠肺炎疫情中的新闻发布与舆论引导》，《青年记者》2020 年第 15 期。

② 陈志军：《浅析我国海上搜救管理的体制创新》，《天津航海》2020 年第 2 期。

纪，人类进入了大规模开发利用海洋的时期。海洋在国家经济发展格局和对外开放中的作用更加重要，在维护国家主权、安全、发展利益中的地位更加突出，在国家生态文明建设中的角色更加显著，在国际政治、经济、军事、科技竞争中的战略地位也明显上升。”作为高度依赖海洋的外向型经济的国家，我国对海洋资源、空间的依赖程度大幅提高，管辖海域外的海洋权益也需要不断加以维护和拓展。我国是一个陆海兼备的发展中大国，建设海洋强国是全面建设社会主义现代化强国的重要组成部分。在人类健康命运共同体的背景下，建设海上公共卫生体系又成为建设海洋强国的重要组成部分。海上公共卫生安全影响着陆地公共卫生安全。2020 年突发公共卫生事件暴发以来，除了本土病例外，亦发生了多起海上病例，尤其是“钻石公主”号和“至尊公主”号邮轮疫情感染事件引起了全球各界的极大关注，该事件暴露出全球范围内海上公共卫生事件应对能力的不足、法律的不完善及机制体制的不通畅。新形势下，海上公共卫生安全问题的跨国性、突发性、不确定性和长期性以及公共卫生安全应对的科学性，决定了解决公共卫生安全问题的策略应是系统的、全方位的。海上公共卫生体系的建设和实践是一项系统工程，是一个关乎经济社会发展乃至地区稳定的战略问题。因此，梳理海上公共卫生应急管理实践对构建高效及时完善的海上公共卫生应急管理体系是非常必要且迫切的。

一　我国海上公共卫生实践中的困境

宏观系统层面，一是国家战略规划不足，投入不足与结构不合理并存。当前海上公共卫生决策方面，主要以应急性、部门性和临时性决策为主，缺乏科学、综合、宏观和长效的公共卫生决策机制，缺少前瞻性决策和发展战略规划，常常无法应对全球化带来的新挑战以及海上突发公共卫生事件和危机事件；也难以有效解决日益复杂的公共卫生问题。二是海上疾病预防控制方面，对于海上食品安全、饮水安全、邮轮、口岸、船舶、搜救指挥等工作仍然不够重视，往往忙于对突发公共卫生事件的应急处理，而缺少战略储备。三是人才队伍方面，由于梯队建设、专业能力配置及管理缺乏系统规划，不能满足海上公共卫生体系建设的需要。

中观层面，机构之间协调性不足。以邮轮突发公共卫生事件为例，邮轮疫情的阻断需要在第一时间启动源头管控机制，地方政府、口岸联检单位、卫生健康部门和港口部门、邮轮客船等单位要建立联动协作和信息共享机制，形成从口岸排查、邮轮防控到岸上处置一套完整的防控体系和规范的处置方案。然而染疫邮轮无人接管的遭遇，也暴露出了危机下治理权矛盾与制度空白之处。

微观层面，海上公共卫生安全保障具有全员性的特点，如船舶卫生涉及国家各有关管理部门、航运企业以及船舶等各类管理人员和船员，邮轮卫生涉及船员、管理人员及乘客。因此必须强调人在海上公共卫生体系建设中的作用，充分调动人的积极性，做到人人重视安全，人人参与安全，人人监督安全，全员参加安全管理，以达到最佳安全状态。然而目前船舶、邮轮等虽配有船医，但所能提供的救治能力有限，且船员、邮轮管理人员等协同应对突发公共卫生事件的能力不足。

二　我国海上公共卫生法治体系实践中的困境

公共卫生法律体系是指由我国现行的不同类别的公共卫生法律规范按照一定的原则组成的相互联系、相互制约的有机整体。从法律的角度讲，海上公共卫生问题涉及的因素较多，包括海洋法（《联合国海洋法公约》等）、国际卫生法、国际人权法、国际海运法、世界贸易组织（WTO）及其相关国际海运服务贸易规则，以及国际投资法（国家对邮轮投资者的投资保护）等。① 对该问题之法律应对研究，主要也应从我国相关法律法规及国际卫生法的角度入手，从国家的卫生权力和义务两个角度进行分析。

就船舶卫生检疫，中国与之相关的法律法规有《中华人民共和国国境卫生检疫法》（2018 年修正）和《中华人民共和国国境卫生检疫法实施细则》（2016 年修订）等。其中，《中华人民共和国国境卫生检疫法实施细则》第 9 条规定，在国内或者国外检疫传染病大流行的时候，国务院卫生行政部门应当立即报请国务院决定采取检疫措施。这些措施包括封

① 石东风、万兵华、叶琳等：《构建我国公共卫生法律体系框架的探讨》，《中国公共卫生》2004 年第 1 期。

锁陆地边境、国界江河的有关区域，但并不包括入境港口、降落机场。反之，根据其第9条第4款，对来自国外疫区的船舶、航空器，中国要指定第一入境港口、降落机场，没有经第一入境港口、机场检疫的，不准进入其他港口和机场。因此，在中国法律环境下，中国并不能拒绝邮轮入境。但是，关于邮轮入境后人员下船问题，从上述法律法规的条文来看，其规定得比较原则，并未直接规定在何种情况下可以禁止船员和旅客下船。

关于邮轮口岸卫生检疫，中国有诸多法规、标准等对此予以规范。其中，2016年，国家质检总局发布了《出入境邮轮检疫管理办法》（总局令第185号），其中第32条规定："邮轮发生突发公共卫生事件时，应当依法对受染人员实施隔离，隔离期限根据医学检查结果确定；对疑似受染人员依法实施就地诊验或者留验，就地诊验或者留验期限自该人员离开感染环境的时候算起，不超过该传染病的最长潜伏期。邮轮上发生突发公共卫生事件时，邮轮运营方可以提出申请，经检验检疫部门同意，在邮轮上实施隔离留验；对不具备隔离留验条件的，应当转送至指定医疗机构"。可见，如果是在中国，船上是可以作为隔离场所的，但前提是船上具备"隔离留验条件"。在发生高风险疫情时，禁止上下船也是符合实际的做法。但是，相关法律、法规以及专家意见都没有进一步明确，如果是在船上隔离，具体该如何操作。如果依据国内法决定在船上进行隔离，或许可以考虑在码头前沿搭建临时的活动板房，使用生化应急转运担架（负压隔离仓）、集装箱生化隔离系统（CBCS）等，将船上人员先暂时撤到码头前沿。如活动板房空间不够，再把部分无症状人员或者轻症人员暂时撤离到码头候船大厅。然后，对邮轮所有部位（尤其是空调系统）整体消毒后，乘客和船员再上船进行隔离。

世界卫生组织《国际卫生条例（2005）》对船舶卫生检疫问题有专章（第二章对交通工具和交通工具运营者的特别条款）进行规定。其中，第28条（入境口岸的船舶和航空器）规定："一、除第四十三条或适用的国际协议另有规定之外，不应当因公共卫生原因而阻止船舶或航空器在任何入境口岸停靠。但是，如果入境口岸不具备执行本条例规定的卫生措施的能力，可命令船舶或航空器在自担风险的情况下驶往可到达的最近适宜入境口岸，除非该船舶或航空器有会使更改航程不安全的操作问题。

二、除第四十三条或适用的国际协议另有规定之外，缔约国不应该出于公共卫生理由拒绝授予船舶或航空器‘无疫通行’，特别是不应该阻止它上下乘客、装卸货物或储备用品，或添加燃料、水、食品和供应品”。

《国际卫生条例（2005）》第 43 条对“额外的卫生措施”做了详细的规定，而采取这一措施需要遵守的原则可以归纳为：（1）保护性原则，即采取此种额外的措施，可获得与世界卫生组织的建议相同或更大程度的健康保护；（2）适当性原则，即额外的措施应尽量减小对旅行和贸易不必要的限制；（3）科学性原则，即应遵守循证（Evidence-Based）原则，采取额外卫生措施应该基于客观证据所反映出来的事实和现象。第 43 条第 3 款特别规定：“缔约国执行本条第一款所述并对国际交通造成明显干扰的额外卫生措施时，应该向世界卫生组织提供采取此类措施的公共卫生依据和有关科学信息。”就本条而言，所谓“明显干扰”一般是指拒绝国际旅行者或者交通工具入境、出境、延误入境或出境 24 小时以上。对此，世界卫生组织 2016 年出版的《船舶公共卫生事件管理手册》（Handbook for Management of Public Health Events on Board Ships）第 8.4 条也特别指出：禁止船舶进出港（refusal of departure or entry of a ship）也是一种额外卫生措施。因此，拒绝入境（refusal of entry），或者拒绝下船导致延误（delay）超过 24 小时，都属于“额外的卫生措施”。结合《国际卫生条例（2005）》第 28 条和第 43 条的内容可知，原则上缔约国不应当因公共卫生原因而阻止船舶或航空器在任何入境口岸停靠，也不应该阻止乘客上下，但在满足一定条件时，缔约国可以采取包括禁止入境在内的“额外的卫生措施”。值得注意的是，就“额外的卫生措施”而言，第 28 条第 1 款和第 2 款最大的区别在于，第 1 款强调了入境口岸是否具备执行本条例规定的卫生措施的能力，第 2 款则没有。因此，与第 28 条第 2 款“无疫通行”（即不再登轮查验，船舶靠泊后可直接装卸货物和上下人员）不一样的是，第 28 条第 1 款隐含的含义是，缔约国是否可以采取禁止入境的措施取决于港口是否具备执行本条例规定的卫生措施的能力。换句话讲，就是否可以采取禁止入境措施而言，港口的卫生能力属于第 43 条的例外的例外。港口如具备执行本条例规定的卫生措施的能力，则不得拒绝船舶入境。从原理上讲，港口如具备执行本条例规定的卫生措施的能力还拒绝船舶入境，那么船舶可能就无法入境添加油水、补给等。如果港口都这么拒绝，船舶只能在海上“流浪”，船上人员很快会陷入饥寒交迫的局面。因此，除非入境口岸不具备执行本条例规定的卫生措施的能力，否则拒绝船舶入境既不合理也不合法。当然，入境后，主管机关则可以依据《国际卫生条例（2005）》第25条（关于过境船舶和航空器）对其进行监管，例如要求其添加补给后离境等。关于船舶入境后的卫生检疫措施问题，如上所述，无论港口是否具备执行本条例规定的卫生措施的能力，其都可以采取额外的措施。对此，世界卫生组织2016年出版的《船舶公共卫生事件管理手册》（Handbook for Management of Public Health Events on Board Ships）第8.1.10条（限制/拒绝旅客的入境或出境）也规定：“为防止疾病国际传播以及根据实际情况（depending on the situation）疑似或感染人员可拒绝其入境或出境。”从本条之规定可以看出，关于船舶入境后人员是否可以入境（即下船）的问题，各国有很大的自由裁量权，可以根据“实际情况”决定是否准许人员进入。

三　我国海上公共卫生应急管理体系的体制机制及其实践现况

从全球传染病流行态势看，传染病病原体不断变异，突发公共卫生事件暴发的频次越来越密、影响程度越来越深、波及范围越来越广、危害越来越重、输入风险越来越大。从全球病媒控制来看，根据世界卫生组织统计，世界人口80%以上面临病媒传播疾病的风险，其中一半面临两种以上疾病风险，病媒生物入侵我国的风险不容忽视。① 因此，在各国交流越来越密切的背景下，境外输入成为引起重大突发公共卫生事件暴发的重要原因。面对重大突发公共卫生事件，海上公共卫生应急管理体系要做的不只是疫后应对与恢复的方案、机制设计，还要围绕海上安全将疫情风险关口前移，避免或减少重大突发公共卫生事件的发生及其带来的冲击。同时，由于我国公共卫生应急体系较为完善，而预防体系建设略有不足。以海上公共卫生应急管理体系为切入点加强公共卫生预防体系，这也是对我国公共卫生应急管理体系建设的一个有益探索。

---

① 张亮：《构建全方位口岸公共卫生安全体系》，《中国国门时报》2017年第4期。

海洋作为陆地的延伸与补充，从表面上来看其与公共卫生体系没有任何相关性。但从海洋活动的本质上讲，我国海域通航环境日趋复杂，如渔业养殖捕捞、船舶货物运输、国际邮轮载客、海上观光旅游及涉海施工等海洋活动并存，① 这些活动或多或少都会引起人口与货物在全球范围的流动，这一典型特征就注定公共卫生体系的建设不能忽视海上卫生安全问题。就我国现有的公共卫生体系和应急管理体系来看，二者都缺乏对海上安全问题的关注，尤其在预防预警方面。海上公共卫生应急管理体系的构建将补足我国公共卫生体系的一个缺口。②

传染病学基本理论认为，传染源、传播途径和易感人群是导致传染病流行的 3 大环节，缺少其中任何一环，都无法造成传染病的流行即引发重大突发公共卫生事件。因此，公共卫生的预防也主要围绕传染源、传播途径和易感人群 3 个方面展开。结合海上活动对传染病流行 3 大特点进行分析，可以发现海上活动与公共卫生预防之间存在如下逻辑关系（图 4-3）。

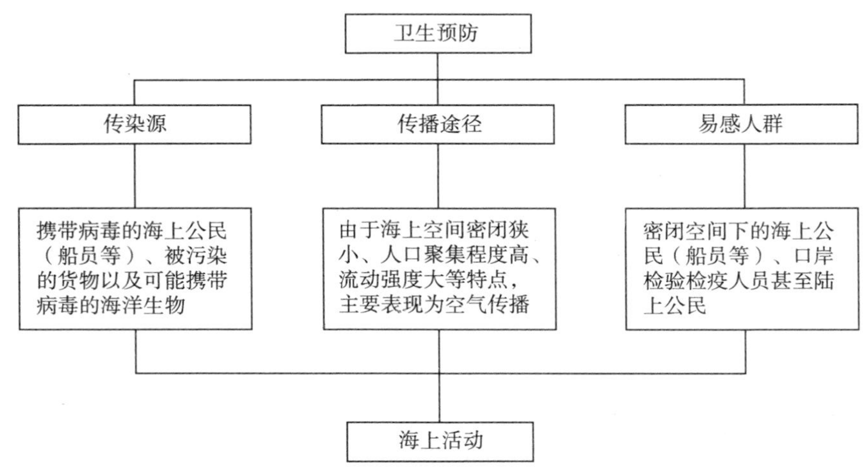

图 4-3　海上活动与公共卫生预防的关联逻辑

---

① 陈志军：《浅析我国海上搜救管理的体制创新》，《天津航海》2020 年第 2 期。

② 邓爱民：《防患于未然：旅游公共卫生体系的缺失与构建》，《社会科学家》2020 年第 4 期。

传染源是指体内有病原体生长、繁殖并且能排出病原体的人和动物。包括病人、病原携带者和受感染的动物。在海上表现为携带病毒的海上公民（船员等）、被污染的货物以及可能携带病毒的海洋生物等。

传播途径是病原体从传染源排出体外，经过一定的传播方式，到达与侵入新的易感者的过程。在海上由于空间密闭狭小、人口聚集程度高以及流动强度大等特点，传播途径主要表现为空气传播。

易感人群是指对某种传染缺乏免疫力，易受该病感染的人群和对传染病病原体缺乏特异性免疫力，易受感染的人群。根据海上活动的特点，可得知密闭空间下的海上公民（船员等）、口岸港口的检验检疫人员甚至陆上公民都有可能成为易感人群。

通过分析海上活动与公共卫生预防之间的关联逻辑，可以发现以预警、预防为起点建设海上公共卫生应急管理体系，可以在全球疫情大流行时，从本土的海上活动切断传染源与传播路径，从而保障海上公民生命健康，降低海陆公共卫生交叉感染风险以及减少海上突发公共卫生事件对陆上公共卫生应急管理体系的威胁。

（一）陆上公共卫生应急管理体系是海上公共卫生应急管理体系的基础

本次突发公共卫生事件暴发之后，习近平总书记在中央全面深化改革委员会第十二次会议上强调，要“从体制机制上创新和完善重大疫情防控举措，健全国家公共卫生应急管理体系，提高应对突发重大公共卫生事件的能力水平”。同时，习近平总书记曾在党的十九大报告中指出：“坚持陆海统筹，加快建设海洋强国”。国家战略的实施为构建海上公共卫生应急管理体系提出了国家安全保障层面的最高要求。

公共卫生是旨在保障和促进公众健康的社会事业，它是通过国家与社会的多元共治，促进形成人人健康的环境，从而预防和控制疾病，保障公众的生命安全和身心健康。① 工作范围包括传染病防控、慢性病防控、环境卫生、职业卫生、妇幼保健、大众健康教育等。在人类不断与病毒、瘟疫做斗争的过程中，各国对公共卫生核心内涵的认识日益丰富。17 世纪

---

① 张守文：《公共卫生治理现代化：发展法学的视角》，《中外法学》2020 年第 3 期。

的英国斯图亚特王朝曾提出“保障国家的公共卫生”的计划，力图通过加强医疗管理保障公共健康；18 世纪末到 19 世纪初，德国开始使用“国家医学”的概念，其中主要包括“卫生监督”的内容；此后，英国受其“公共卫生之父”查德威克（Edwin Chadwick）思想的影响，通过了《1848 年公共卫生法》；到 19 世纪中叶，“公共卫生”一词得到普遍使用，并与卫生监督、政治医学和国家医学等概念互换使用。1920 年，美国学者温思络提出公共卫生是“通过有组织的社会努力来预防疾病、延长寿命、促进健康和提高效益的科学和艺术”。公共卫生体系是一个国家（地区）为了公众健康，由政府主导，相关部门、专业机构、其他组织等各尽其责、协作联动，综合运用法律规制、组织保障、管理机制、资源配置、技术支撑等措施，向全社会提供公共卫生服务的有机整体。维护公共卫生体系的有效运行是政府的责任。① 新中国成立以来，我国就开始不断探索建设公共卫生体系。1949 年根据《中华人民共和国中央人民政府组织法》规定：在政务院下设立卫生部，受文化教育委员会指导。1950 年 3 月，卫生部成立中央防疫总队。1954 年中华人民共和国卫生部成立。1982 年卫生部决定医学科学技术局与医学教育局合并，成立科学教育司。同年，卫生部成立了国家预防医学中心（1985 年改为预防医学科学院），开展应用性科学研究，为全国卫生防疫机构提供业务技术指导、高层次专业人员培训等服务。1986 年国务院常务会议通过了成立国家中医管理局的决议。1996 年卫生部发布《关于进一步完善公共卫生监督执法体制的通知》，卫生监督体系逐步从卫生防疫系统中独立出来，与疾病预防控制体系、医疗救治体系共同构成公共卫生体系。2000 年成立了各级卫生监督机构。2001 年，中国疾病预防控制中心（CDC）在原预防医学科学院的基础上组建成立，以国家、省、地、县四级疾病预防控制中心为主体的疾病预防控制体系雏形初步形成。2006 年国家疾病预防控制局、卫生监督局成立，“中央、省、市、县”四级的疾病预防控制体系和卫生监督体系基本建立。2013 年的机构改革组建国家卫生计生委。2016 年全国卫生

① 陶莹、李程跃、于明珠等：《公共卫生体系要素的确认与研究》，《中国卫生资源》2018 年第 3 期。

与健康大会确立的新时代卫生与健康工作方针，明确“健康入万策”，成立卫生健康委员会。

公共卫生在我国从无到有，从小到大，从弱到强，在本次新冠肺炎疫情的应对中虽然暴露出一些短板，但仍为构建海上公共卫生应急管理体系提供了制度基础。

（二）口岸检验检疫制度的完善将有利于海陆之间传播途径的切断

口岸公共卫生安全关乎人民根本利益，是国家安全体系的重要组成部分，也是外经贸平稳健康发展的重要基础和前提。在2016年全国卫生与健康大会上，习近平总书记强调，“要筑牢口岸检疫防线，牢固树立安全发展理念，健全公共安全体系，努力减少公共安全事件对人民生命健康的威胁。”

长期以来，我国始终高度重视口岸安全和卫生检疫工作。口岸基础设施不断完善，口岸公共环境明显改善，重大活动保障有力，口岸公共卫生监测和反恐能力不断提高，有效应对各类突发公共卫生事件，卫生检疫已经成为确保我国国门安全、推动外贸经济持续健康发展的重要力量。特别是党的十八大以来，我国全面推进口岸核心能力建设，所有在运营的口岸顺利通过核心能力复核督查验收，向全世界展现了中国负责任大国的形象；全面提出口岸公共卫生体系建设，有效应对寨卡等“国际关注的突发公共卫生事件”，实现鼠疫、霍乱、黄热病3大检疫传染病的历史性检出；全面参与全球公共卫生治理，首次在境外建立质检总局传染病监测哨点，参与援建非洲疾控中心，密切同“一带一路”沿线国家和地区的检疫合作。

（三）邮轮应急响应机制的健全有利于海上传染源的控制

随着世界经济的快速发展，国际旅游和国际交流日趋频繁，我国邮轮产业已成为服务贸易的重要组成部分，在上海、天津、广州、厦门等沿海城市建设了13个邮轮港。但是邮轮卫生安全正影响到越来越多人的身体健康和切身利益。邮轮具有载客量大、人群接触密切、环境相对封闭、食品饮用水来源单一、医疗条件有限、航行时间长等特点，给传染病在邮轮上传播提供了条件，增加了邮轮传染病暴发事件的发生可能。一旦在邮轮上发生突发公共卫生事件，防控防治是一大难题。

自 2017 年 1 月 1 日起，我国质检总局制定出台的《出入境邮轮检疫管理办法》（以下简称《办法》）正式实施。《办法》规范了邮轮检疫监管，控制邮轮公共卫生风险。同时规定了国际邮轮风险管理流程，明确规定了船方申报检疫信息和突发公共卫生事件的义务，明确了检疫人员处置突发公共卫生事件和监督管理的职责。《办法》的实施，为进一步规范邮轮检疫监管，强化邮轮卫生风险控制，保障口岸公共卫生安全提供了政策性依据。如上所述，此次突发公共卫生事件中我国也发生了两起邮轮公共卫生事件。邮轮载运量比较大，人员高度密集且相对封闭，空调、排水系统相通。在海上航行期间，一旦出现疫情，防控是极为困难的。我国当地政府、海关、移民、海事等相关部门快速响应，通力协作，在病例发生第一时间启动源头管控机制，依照《出入境邮轮检疫管理办法》，及时暂停我国大陆港口始发的国际邮轮，建立日调度机制，最终使得这两起事件都得到了科学、有效的处置。尽管我国已经具备邮轮相关的法律法规，但我国的邮轮突发公共卫生事件应急处置体系仍不成熟，目前还未形成系统性、统一性的全国邮轮卫生检疫监管模式和突发公共卫生事件应急处置标准。

（四）公共卫生智能化监测预警制度有助于保护陆上公民等易感人群

随着互联网、云计算等新兴信息技术不断发展，为实时监测疾病危险因素与防控疾病暴发与流行，我国开始注重区域性公共卫生信息系统建设，致力于探索实现公共卫生信息系统之间互联以及数据共享，以提升应对突发公共卫生事件的科学决策与管理能力，提高重大疾病防控及公共安全保障能力。在大数据时代，通过运用数据辅助重大行政决策，并借助技术革新决策的模式，能够很大程度提升决策能力的科学化与现代化，已经成为实现国家治理能力和治理体系现代化的重要途径。吸取本次突发公共卫生事件经验，我国各地纷纷提出建设智慧化预警多点触发机制，健全多渠道监测预警机制，提高实时分析、集中研判的能力。以新发、突发和不明原因传染病为重点，完善传染病疫情和突发公共卫生事件监测系统，改进不明原因疾病和异常健康事件监测机制，加强可疑症状、可疑因素、可疑事件的识别，实现实时监控和主动发现。构建由疾控机构、医疗机构、第三方检测实验室等组成的公共卫生病原检测实验室网络和平行实验平台，规范菌毒种库和感染性生物样本库管理，提升不明原因传染病病原检测快速发现和鉴定能力。陆上公共卫生监测预警制度的完善将为海上公共卫生应急管理体系的构建提供便利。

（五）我国海上公共卫生应急管理体系构建的路径选择

在“海陆统筹，有机统一；平战结合；紧急响应，果断决策；海洋权益保护；信息共享与国际协作；海上科卫融合”6大原则的指导下，本书拟对构建和完善海上公共卫生体系提出4个路径选择。

1. 完善海上公共卫生法治保障体系

一方面加强立法与海上公共卫生应急管理体系的配套建设，做好海上生物安全风险防控和治理体系建设的分层对接，优化顶层设计、强化政策供给，加强党对海上公共卫生管理体系建设的集中统一领导，充分发挥督察工作对应急管理建设与责任落实的督促推动作用，服务大局、突出重点，以实事求是的原则以督促干，控制质量、解决问题。

另一方面要推动形成全员守法的强效合力。守法是海上公共卫生应急管理体系法治保障的重要内容，是行政决策执行力的核心。要普及海上公共卫生安全和风险防控相关法律法规，提高全民知法、懂法、守法、护法、用法意识和公共卫生应急管理意识，强调人在海上公共卫生安全管理中的作用，充分调动人的积极性，做到人人重视安全，人人参与安全，人人监督安全，全员参加海上公共卫生安全管理，以达到最佳安全状态。

2. 构建海陆统筹研究疾病预防控制与重大疫情防控救治体系

一是加强人口与健康状况的监测，建立区域化的疾病监测与预警系统。将国内的外籍人士作为重点人群，宣传国境卫生检疫法，完善外籍人士入境的检疫管理规定，建立外籍人士就诊管理制度，提供卫生保健服务。增加人口与健康科技投入，促进人口健康信息互通共享，加强人口与健康状况监测。建立完善人口健康信息化标准规范体系，强化标准规范的建设和应用管理。借鉴美国的全球疾病监测预警机制，建立区域化的疾病监测与预警系统，巩固现有的疾病监测与报告体系，并在适当的时候逐步从区域化向国际化范围内扩充。

二是加强沿线沿路国家的卫生舆情监测，提前做好国内的各种应急预案的修订和完善，建立健全卫生舆情监测的长效工作机制。成立卫生舆情组织机构，加强领导。建立多方协调机制，加强沿线沿路国家相关部门之间交流合作。建立与周边及沿线国家的常见和突发急性传染病信息沟通机制，强化与周边国家的传染病跨境联防联控机制。建立重大传染病疫情通报制度，提高传染病防控快速响应能力。加强食品安全国际合作，监测食品安全舆情，沿线沿路国家和地区建立技术检验和防范体系，确保食品安全问题不会成为贸易壁垒。强化沿线沿路国家的卫生交流合作，相关部门应联合出台卫生应急体系相关政策的实施细则，提前做好国内的各种卫生应急预案的修订和完善，提高联合应对突发公共卫生事件的能力。

三是构建海上公共卫生应急管理体系不能仅盯在“海上”，还应注意沿海、海空等各个层面，形成一个立体的安全概念。海上公共卫生安全与陆上公共卫生安全能力紧密相关，没有陆地的有效配合，临海国家对海上通道安全的控制是有限的。陆上的安全将为海上安全创造条件，而陆上的不利因素可能在海上运输途中发展成为重大安全隐患。要做好海上安全，我们必须考虑海上运输的两头，从源头做到防范。因此必须采取综合配套措施，通过制定军事安全政策、海事安全政策以及多边和双边合作等综合手段确保海上通道安全。同时海陆统筹的公共卫生突发事件防控方案是必要的，具体的防控工作看似只是“专业性”“技术性”的工作，背后却都凝结着各个层级的政治和法律制度架构的领导、组织、协调、运转力量。在治理理论的发展过程中，以“多中心治理理论”较具有代表性。多中心治理理论认为，在公共治理领域，政府和市场的治理能力是有限的，没有任何一个机构或者主体对治理权力的合法使用享有终极的垄断，而是由多个权力中心分享着相对自主的、有限的专有权，由多个权力中心来治理公共事务、供应公共物品。多中心治理就是为了实现政府部门与非政府部门（私营部门、第三部门或者公民个人）等众多公共行动主体彼此合作，增进公共利益，在相互依存的环境中共享权力，共同管理公共事务的过程。多中心治理理论已经在很多公共事务治理中得到了应用，比如食品安全、社区公共服务、城市环境污染治理等。我们在梳理公共卫生风险防控过程中的得与失时发现，从国家安全的层面去决策和部署公共卫生防控方案是全球性公共卫生问题应对的必要认知。

3. 提升海上公共卫生应急响应及恢复能力

应急预案以确定性应对不确定性，化不确定性的突发事件为确定性的常规事件，实现有序、快速的响应。利用应急预案演练机制，实现海上公共卫生防控能力与资源分配能力的储备。一是要强化风险意识，制定基于风险评估和情景构建、法治化、标准化、科学化的应急预案，并制定战时资源分配启动条件和应对预案，制定包括调配人员、对口支援、物资保障、技术支持等在内的方案。二是定期召集演练，并在演练后基于评估和回顾进行修订调整预案。模拟输入性新发传染病引发疾病大流行等场景，协调多职能部门共同演练，提升先期处置、资源分配能力和效率。三是要加强医疗资源和生活物资的系统性分配能力，针对不同时期、不同人群实施应急资源配置。

4. 优化增强海上公共卫生储备机制

一是要加强海上公共卫生专业人才队伍建设，打造具有全球视野的大健康全周期的人才培养体系，在充分调研现有全省公共卫生教育资源部局的基础上深耕、做强一批公共卫生学院，并且在“双一流”大学，部属、省属、市属大学的合适定位上错位发展，培育公共卫生实验教学基地，使海上公共卫生人才的培养和使用无缝衔接，为分级分类组建海上卫生应急队伍提供“预备役”，覆盖形势研判、流行病学调查、医疗救治、实验室检测、物资调配等领域。同时建立首席公卫医师制度，作为行业专家对海上公共卫生的整个过程（包括计划、提供以及管理等）进行大局把控，并负有向最高决策层及时谏言、参与制定健康管理、健康促进政策的责任。同时培育专业海上密闭空间消杀队伍，并能适应海上生活，负责船舱内各场所消杀工作，按照船舶或邮轮上人员密度等配置人数，给予身份和财政保障。同时沿海城市的陆上公共卫生体系应与海上协同，培育能够实现口岸排查、邮轮防控、岸上处置的专业化海陆统筹公共卫生队伍。

二是要健全海上公共卫生应急物资储备机制，强化风险意识和底线思维，针对海上可能存在的公共卫生风险，科学调整储备的品类、规模、结构，优化关键物资生产能力布局，做到关键时刻拿得出、调得快、用得上。加强医疗、生活物资储备。按照平战结合、有备无患，长短结合、统筹兼顾，专兼结合、精准施策的原则编制物资储备清单、重要原材料所需清单，制定医疗物资储备总体规划，调整储备的品类、规模、结构，增加必要的疫苗、药品、试剂和医用防护物资储备。同时完善与物资保障相辅相成的物资运输系统。提高产业链、供应链运行一体化协同水平，对海上应急救援物资实行集中管理、统一调拨、配送，建立高效安全可控的海上应急物资供应保障网。

三是要强化科技力量对海上公共卫生体系的支撑作用，联合推进海上卫生与健康领域科技创新，签订海上科卫融合机制合作协议。共同组织实施一批重大科技项目、共同推进海上卫生与健康领域国际科技交流合作、共同出资引导支持海上卫生与健康科技创新等形式、联合多部门多系统建立海上公共卫生应急管理平台、探索在海洋科学多学科交叉研究的海上移动实验室中纳入卫生健康领域的研究，撬动和引导更加丰富的增量资源共同参与海上卫生和健康科技创新。

第三节　公共卫生应急体系下的“医防融合”社区健康管理发展研究

国家治理体系和治理能力在基本医疗卫生领域的现代化水平亟须提升与优化，这一点在党的十九届四中全会报告《关于坚持和完善中国特色社会主义制度推进国家治理体系和治理能力现代化若干重大问题的决定》中得到了明确的批示，基本医疗卫生制度建设明确包含在国家治理体系和治理能力现代化的进程中。国家治理体系从应然的角度提出了治理规则法治化、治理主体多元化与治理方式自主化的要求，并通过 IAD 框架进行实然性的对比与检验，从而在比照之中内化为我国基层健康管理“医防融合”一体化治理的本土经验，推动基本医疗卫生健康管理与应急体系的发展，进而实现了国家治理体系与治理能力现代化在公共卫生体系的实践。

一　基层医疗卫生机构“医防融合”理念的提出

近几十年来中国乃至世界范围内疾病谱发生显著变化，新发传染病带来重大社会影响的同时，慢性非传染性疾病逐渐转变为社会主要负担，后者成为未来主要的公共卫生问题和防治方向。2017 年党的十九大提出把

“健康中国”上升为国家战略，引导医疗卫生服务从以“治疗”为中心向以“人民健康”为中心转变，2020年“十四五”规划纲要中提出“全面推进健康中国建设”，并着重强调基层社会治理能力的提高，社区健康管理的重要性在中国政策语境中日益凸显。此次突发公共卫生事件的主战场现已不在国内，为进入公共卫生风险常态化防控模式并保持经济社会持续稳定发展，需要检视我国医疗卫生服务体系当前的发展路径，研判自2009年国家深化医药卫生体制改革以来，是否达到医改“保基本、强基层、建机制”的总体要求。本书结合此次重大公共卫生事件应对的实践，从全过程动态防控的视角，提出融合基层社区健康管理与公共卫生应急管理体系建设，织密织牢“第一道防线”，实现健康中国战略有效落地，保持人与自然和谐，实现全民健康和全面小康，促进中国乃至全球的公共卫生安全。

在对已有文献①和《“健康中国2030”规划纲要》进行解读的基础上，本书对社区健康管理定义为以基层社区医疗卫生服务机构为载体，以提高全民健康水平为目的，以提供健康相关咨询、动态监测、风险评估、干预和疾病治疗、预后复健等全方位、全生命周期的管理服务等方式的管理模式。而《“健康中国2030”规划纲要》从国家层面健康战略规划的高度提出，要实践“全民健康”的健康中国战略主题，以“医防结合”的方式进行社区健康管理，更能够充分实现基层医疗卫生机构的健康管理职能，更有利于实现全民基本医疗卫生服务的全覆盖。

学界目前对“医防结合”并没有一个准确的定义，在《“健康中国2030”规划纲要》中将其定义为“建立专业公共卫生机构、综合和专科医院、基层医疗卫生机构‘三位一体’的重大疾病防控机制，建立信息共享、互联互通机制，推进慢性病防、治、管整体融合发展，实现医防结合。”该定义侧重于从主体、实现机制的角度对该概念进行了解读，本书借鉴该定义进行研究，鉴于本研究的研究对象为基层社区，不存在“综合和专科医院”，因此本书讨论以基层疾病预防控制中心为代表的基层专

---

① 周光清、付晶、夏瑶等：《城市社区健康管理理论与实践经验探讨》，《中国全科医学》2018年第36期。

业公共卫生机构和以社区卫生服务中心（站）为代表的基层医疗卫生机构通过“医防结合”的方式进行社区健康管理的问题与对策。

但实践中，我国基本医疗服务体系与公共卫生体系沿各自路径发展并未有效联系，以至于应急管理在公共卫生领域的发展受阻。基于此，本书创新性地从应急管理的角度，运用制度分析与发展框架与国家治理理论相结合的方法，分析目前我国公共卫生应急体系与基本医疗卫生体系建设存在的不足，探讨在基层医疗卫生机构，如何促进全科医生、公卫医师和疾病预防控制中心（CDC）专业人员合理分工和配合，通过基本公共卫生服务和基本医疗服务以共同完成《“健康中国2030”规划纲要》中针对健康管理和新发传染病应对提出的目标，建设实现以基层为重点的、以预防为主要内容的服务体系，并进一步丰富和发展我国公共卫生应急管理理论。

本书尝试通过结合国家治理理论与IAD框架运用于基层医疗卫生机构健康管理的角度，从逻辑上分析阐述国家治理理论与IAD框架的兼容性，并合理论证IAD框架在我国基层医疗卫生领域本土化适用的可能性，深化国家治理理论在基本医疗卫生领域运用的理论基础，进一步探讨国家治理体系与治理能力现代化在基本医疗卫生领域的发展与实践。在特定行动舞台例如基本医疗卫生场域中，医疗卫生法律制度直接或间接对行动舞台中的行动情景和行动者产生制约，形成其特定的互动模式并得到一定的产出，通过启动系列价值标准对行动情景与行动者互动下产生的潜在结果进行评价，并反馈给框架中的各项要素进行相应的调整以优化整个基本医疗卫生服务体系。在基本医疗卫生服务体系中，以《基本医疗法》为代表的医疗卫生法律法规，作为自变量引起了各级政府基本医疗卫生政策的制定施行，并连环引起了基层医疗卫生机构有关服务体系的建立，后两者作为因变量的持续变化是对顶层设计的回应。同时，基层的实践也作为自变量为顶层规划提供了必要的素材和依据，是引起宏观治理不断推进与修正的根本动力。

从IAD框架的定义和逻辑来看，该理论可以对基本医疗卫生服务在基层医疗卫生机构“医防融合”健康管理一体化功能建设时所出现的问题进行分析，IAD框架被认为是公共事务管理的前沿理论，而其结构的高度包容性决定了其理论应用的广泛性和适应性，同时因健康管理具有的高度外部性，其被拟制为公共服务产品，因此在逻辑思路上两者具有相通性和一致性，可尝试在IAD框架下对社区健康管理进行分析。以医疗卫生服务场域为行动舞台，全科医生、公卫医师等行动者在构建“医防融合”一体化健康管理的行动情景中展开充分的分工与协作，制度分析者可参考特定价值标准评价各层次下行动者进行健康管理的交互模式，以及此行为模式下产生的潜在结果。在这一特定的基本医疗卫生服务体系的分析框架下，操作规则直接影响行动者具体问题的日常决策，就基本医疗与公共卫生的分工协作问题进行充分信息交换并达成共识，提供、决定行为组合的模式并监督行动者的政策实施情况；集体选择规则通过制定决策管理基本医疗卫生服务体系的方式决定操作选择，推动基层医疗卫生服务能力建设，并指导基层医疗卫生机构和基层疾控就健康管理问题分工协作；宪法选择规则层次则决定健康管理规划、治理等主体性问题，间接影响集体选择规则和操作选择规则的活动和结果。且通过三层次规则选择间接形成的流动与互通，共同推进基层医疗卫生机构“医防融合”健康管理的一体化建设（见图4-4）。

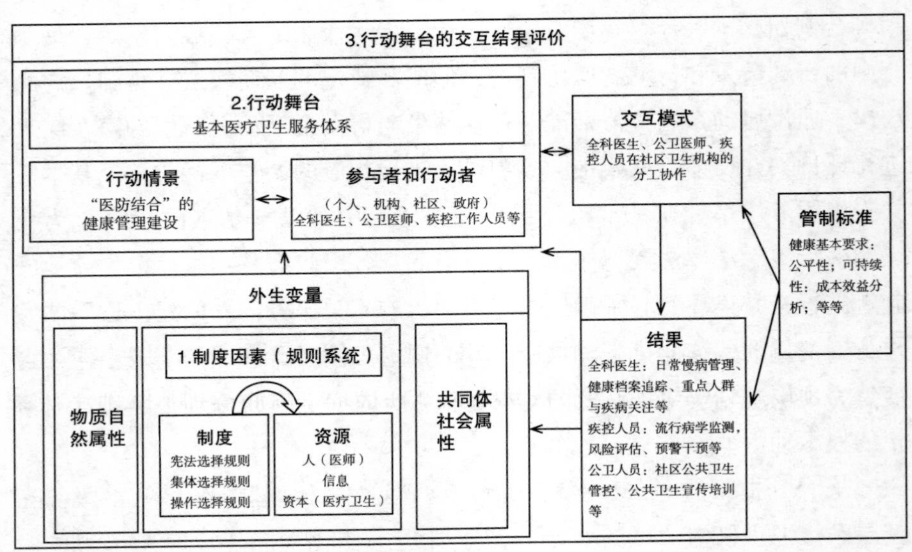

图4-4　基本医疗卫生服务体系IAD框架

二　基层医疗卫生机构健康管理的实施现状与问题分析

（一）宪法选择层次医防分离

理应在宪法选择规则的指导下在医疗卫生法律体系中对“医防融合”理念进行确认，但在我国目前的立法实践中并没有实现这一美好愿景。我国自1949年以来，已经逐渐建构起由《基本医疗法》《传染病防治法》《突发事件应对法》《生物安全法》《国境检疫法》《食品卫生法》《母婴保健法》《精神卫生法》《职业病防治法》《计划生育法》等多部公共卫生法律以及配套法规、相应法定技术标准组成的公共卫生法律体系，在医政管理方面，也形成了由《执业医师法》《药品管理法》《社会保险法》（基本医疗保险方面）等部分单行法律以及《处方管理办法》《护士条例》《医疗机构管理条例》《医疗器械监督管理条例》《医疗事故处理条例》等行政规范性文件组成的规范体系。

但是以《基本医疗法》为例，其作为包括健康管理在内的医疗卫生领域的“基本法”，本应对该领域的各主体行为进行概括性规范，但实际上该法并没有对医师权利义务进行明确规定，没有对临床和公卫医师进行区别规范，而纵观上述几十年形成的医疗卫生法律体系也没有对临床医师和公卫医师的权责利以及分工合作模式进行明确的界定，以达至健康管理为核心、医防融合的目的。

导致的后果便是医防融合理念在健康管理实践中的逻辑断层，即宪法仅确立了抽象的公民健康权利，但没有对“医防融合”的理念予以确认，背后反映出顶层设计时并没有厘清居民健康权利的实践路径需要自然因素和社会公共因素全流程、全周期地协调配合公共卫生服务与医疗卫生服务，导致在相关的医疗卫生法律中公共卫生体系与医疗服务体系被作为两个独立不互涉的系统进行规定，两者的错位导致在中观的集体选择层次缺乏建立整体性“医防融合”体系的合法性依据，因此分为公共卫生体系与医疗服务体系两个体系独立运作，社区健康管理职能也分离为疾病预防控制与治疗康复两部分由上述两个体系分别承担。包括医疗卫生院校教育制度在内，也发展为单一的公共卫生或者临床教育，其专业培养模式存在明显“医防脱节”现象，无力承担培养“公共卫生+临床医学”的复合型人才队伍的责任，导致人才防疫抗病的实践应急能力始终薄弱，意即宪法选择规则疏于确认“医防融合”理念的影响，还将通过集体选择规则层次的中介传导至操作选择规则层次，不能为操作选择规则指导复合型医疗卫生专业人才队伍建设提供合法性与合理性依据，导致体系建设核心的行动者并不能承担居民全方位、全生命周期的健康管理职能。

（二）集体选择层次重医轻防

在实践中，从集体选择层次上来看公共卫生体系与临床医疗服务体系均按照各自的路径独立运作，无论是在教育体系或是在工作体系中都呈现出“医防分离”乃至“重医轻防”的局面，直到2003年非典疫情之后公共卫生体系才得到一定程度的重视和发展，但是公卫事业本身所具有的前期投入巨大、后期回报缓慢等性质，致使在顶层设计的健康规划与集体层次地方政府的短期激励之间产生偏差，导致公卫体系始终游离在医疗服务体系之外并落后于临床医疗卫生服务事业的发展。以机构数量为例具象化呈现“重医轻防”的现状，对《2018年我国卫生健康事业发展统计公报》和《2019年我国卫生健康事业发展统计公报》的数据进行分析，在基层医疗卫生机构数量数十倍于专业公共卫生机构的背景下，包括社区卫生服务中心（站）在内的基层医疗卫生机构数量在2017—2019年均呈现正向的变化，只有专业公共卫生机构及其下属的各个机构数量呈现递减趋势，两个体系的发展对比明显。

集体选择层次上体系独立运作构成了操作选择层次上复合型专业人才队伍建设的结构性障碍。我国基层执业的全科医生和公卫医师实现基本医疗和基本公卫的服务都需要通过基本医疗卫生机构和基层疾控等“单位”作为载体来实现，并不能由单独执业者直接面向社区居民实施服务，因此其“单位人”的身份为这两类核心行动者的行为决策提供了行为动机，由于当下的体系发展模式给予行动者的激励是在现有的独立结构中发展单一的公共卫生或者临床知识技能，故而没有动机驱动其发展成为“公共卫生+临床医学”的复合型专业人才。其背后反映了集体层次没有对复合型人才队伍培养提供相应的土壤即组织结构，例如，院校教育制度中公共卫生与临床的不融合，以及工作上激励动力不足、晋升空间不足、物资与人力资源配置制度不合理等都无法引导操作层次上的人才模式向高素质复合型方向发展。

（三）操作选择层次医防资源配置错位

为应对此次突发公共卫生事件的挑战，国务院办公厅在《关于加快医学教育创新发展的指导意见》中提出在医学人才培养方面，我国目前还存在着人才结构亟须优化、质量有待提高等问题。以我国近年来医疗卫生统计数据对目前的基层医疗卫生机构专业人员的组成结构和学历、职务层次进行分析可以发现，我国基层医疗卫生机构卫生技术专业人员组成中临床医师比例显著高于公卫医师，而在临床医师内部也存在特定专业如儿科、康复等尤为不足的问题①，基层医疗卫生人力资源配置结构性失衡。同时比较专业人员的学历和职务层次可以发现，整体卫生技术人员中本科及以上学历者所占比例逐年上升，高层次医疗卫生从业者比例增加，人才质量提高。但是在基层医疗卫生机构中，以全科医生为例，专业人员仍以大专、中专学历以及初、中级职称者为主，② 存在学历低、职称低、专业技术水平低的问题，因此医疗卫生体系内部不同层级间人力资源配置质量存在不均衡性发展。而基层医疗卫生机构及其专业人员作为居民健康的“守门人”，其当下的人力资源配置质量要低于医疗卫生体系整体发展水平，无法支撑其在操作选择层次发挥健康管理的功能。

操作选择层次中基层医疗卫生机构与基层疾控的专业人才队伍是支撑集体选择层次医疗服务体系与公共卫生体系实现其健康管理职能的核心，当在实践中人才配置存在结构性失衡时，集体选择层次也就无法实现基层医疗卫生体系“医防融合”一体化社区健康管理的建设理念。同时，基层医疗卫生机构与基层疾控及其专业人才队伍是最终落实顶层设计中强基保本健康价值的最小单位，将影响宪法选择层次中的规划和治理效果。但是从下至上的角度来看，操作选择层次的行动者并不仅仅具有健康政策“执行者”一个身份，因为制度是由各种资源要素通过法律确认的供给方

---

① 仇蕾洁、张雪文、马桂峰等：《基于供给侧视角的基层医疗机构卫生人力资源短缺问题研究》，《中国卫生事业管理》2018 年第 11 期；张青、朱艳玲、王安安等：《广州市社区卫生服务机构人力资源配置现状分析》，《中国卫生资源》2018 年第 1 期。

② 陈雯艾、罗义国、廉养杰等：《新时代基层医疗机构全科医生人力资源现状思考》，《中国农村卫生》2020 年第 11 期。

式提供给基层医疗卫生服务体系中的各方需求者的，操作选择层次的行动者作为最基本的提供者和实施者，由于其具有位居基层一线的优势，对第一手信息具有最直接且敏锐的触觉，在与社区居民的直接互动中能够为集体选择层次和宪法选择层次提供政策施行情况和效果。而宪法选择层次进行法律制度的制定和调整建立在证据的基础上，如果没有来自操作选择层次的行动者为法律改革提供客观真实的信息，将会直接影响国家卫生治理体系和治理能力现代化的实现。因此，操作选择层次上配置失衡的基层医疗卫生专业人员在长期的社区健康管理实践中，将会经过反复的行为决策凝聚形成一致的偏好，以群体选择的形态向上提供反馈以至影响宪法选择层次的治理。

三　基层医疗卫生机构“医防融合”健康管理一体化模式的建立

在基本医疗卫生场域建构的特定行动舞台中，“医防融合”理念的确立与基本医疗卫生法律制度体系的完善是在宪法选择规则的约束下完成的；在集体选择层次上，以上述确定的健康价值观为基础，建立政策体系并构建“医防融合”下的基本医疗卫生服务体系，消除公共卫生体系与医疗服务体系在社区健康管理职能实践中的体系壁垒；并交由操作选择规则指导基层医疗卫生机构与基层疾控内的行动者予以落实，即纵向上呈现出宪法、集体、操作选择层次逐级推动基层医疗卫生机构的“医防融合”健康管理建设。同时，操作选择层次上的行动者在行为选择中不断碰撞形成目的一致、方向一致的集合体，其行为与结果为集体选择层次与宪法选择层次提供了后续健康管理政策评判、规划与治理调整的来源与动力。因此，三层次在结构上形成流动的、稳定的整体。

从宪法选择规则层次上来看，应由宪法选择规则在宪法与相关的医疗卫生法律条文中确定“医防融合”的理念并确立具体制度，为“医防融合”一体化的健康管理做出顶层设计。“医防融合”不仅是一种理念，也叙述了一种实现健康治理效能的实践模式，其为集体选择层次的体系建构提供了实现机制，集体选择规则指导基层医疗卫生服务体系以机构能力建设为载体，以预防为主的健康管理为核心推进公共卫生体系与医疗服务体系打破体系、机构、部门间壁垒，强化基层卫生服务机构与基层疾控间的分工与协作，共建基层医疗卫生服务体系，将社区健康管理问题转化为体系内部的职能配置问题，提高社区健康管理水平。而在操作选择规则层次上，则以培养复合型专业人才队伍为目标，在社区健康管理过程中形成在重大疫情面前“一锤定音”的公共卫生专家和防控救治的管理者，同时增强作为织密织牢第一道防线的全科医生敏锐的预防监测触觉，以公卫医师和全科医生为代表的复合型专业医疗卫生人才队伍为社区居民提供以预防为核心的健康管理，实现首发病例溯源清楚、确诊患者的流行病学调研全面和密切接触者的确认及时等生命全周期、健康全过程服务。同时操作选择层次人才队伍以集体形态做出的行为选择并呈现的健康结果将为集体选择层次与宪法选择层次的政策评判与调整提供最真实的信息来源与证据支撑（见图 4-5）。

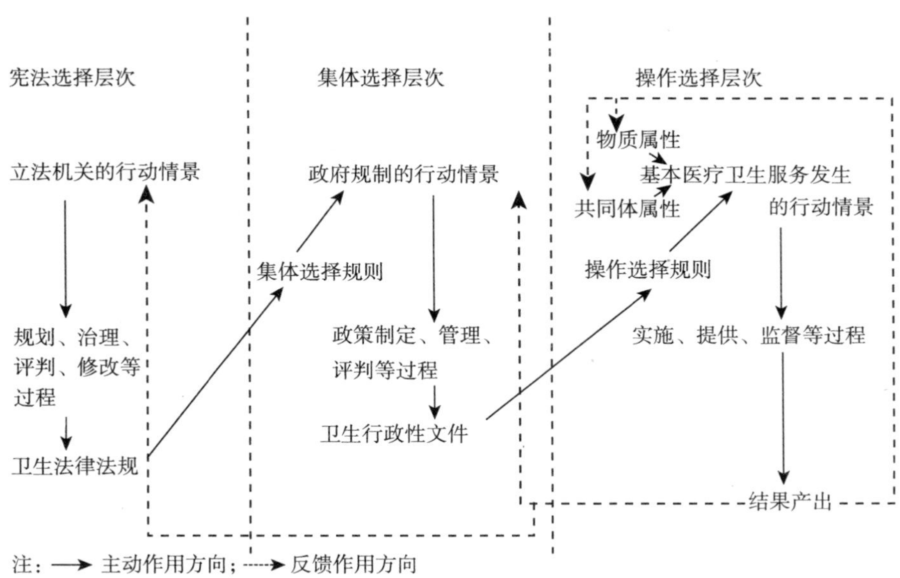

图 4-5　基于多层次分析的基本医疗卫生服务框架

（一）“医防融合”理念应由宪法选择规则确定

1. 在基本医疗卫生法律修订时建立公卫医师专章规定

面对此次突发公共卫生事件应对时，公卫医师法律规范缺失所带来的基层防治不足问题，十三届全国人大常委会第十七次会议制订了针对公共卫生专项立法修法的计划，基于《基本医疗法》在本领域内的基础性地位，建议在该法修订时就公卫医师的法律定义、职能范围、权利义务等重要内容进行专章规定，使得基本公共卫生服务与基本医疗服务在基层医疗卫生机构进行整合时具有宪法选择规则层次的依据；并由地方人大和政府根据实际情况制定实施细则予以补充，在宪法选择层次建立系统完备的法律制度体系，为集体层次、操作层次提供规范性依据，在纵向上搭建起基层医疗卫生全链条的健康管理过程。

由于我国公共卫生教育培训效果尚未达到临床医学理论与实践要求，并且公卫医师的服务对象和职能范围明确区分于临床医师，因此需要从宪法选择规则层次对公卫医师处方权的实施对象和范围进行限制性规范，使其区别于临床医师处方权；并由操作选择规则指导其在专业公共卫生领域内对医疗机构的人群进行健康管理。或可在宪法选择规则层次评估处方权概念扩张可能性，除用药类处方外，给予疾病预防、治疗、健康管理等建议类型处方的合法地位，增强公共卫生工作的权威性。同时建立处方权管理机制，对操作层面的公卫医师处方权使用进行监督和评估，及时反馈至宪法选择规则层次对法律制度进行修改与完善。

2. 进行“医防融合”的医学教育培训模式改革

为配合宪法选择规则层次对公卫医师的立法规范，以及操作选择规则层次对专业人才素质的要求，可在集体选择层次对医学教育培训模式进行调整。

在公共卫生概念扩展及大健康观倡导下，公共卫生教育应契合当代“生理—心理—社会”医学模式，开设传统专业课程的同时，增加核心能力培养和相应课程设置，如医学伦理学、卫生管理学、卫生法学等，提高公共卫生教育的综合性；同时提高临床医学教育公共卫生知识技能要求，从教育上推动“医防融合”一体化进程。为加强公卫医师和全科医生教育培养体系的系统性，应加强院校教育、毕业后教育及再教育“三阶段”相衔接的教育制度与复合型人才培养制度。在集体选择规则引导约束下，高等院校可与实践教学基地（如基层疾控、基层医疗卫生机构）、科研机构、实验室、企事业行政单位建立长效合作机制，设立专项机构合作基金，搭建科研实践协作平台，形成理论与实践相结合、教学与现实相匹配的教育培训模式。并建立相关管理、监督及评判机制，及时评估教育培训效果，为各层次管理提供依据。

（二）集体选择规则应以机构为核心提升能力建设质量

1. 基层疾控机构应合理定位并与社区医疗机构深度整合

宪法选择规则对疾控的性质做出了规定，中央编办、财政部、国家卫生计生委于 2014 年发布的《疾病预防控制中心机构编制标准指导意见》（中央编办发〔2014〕2 号）的规定称“坚持疾病预防控制中心公益属性”“不承担一般性医疗服务职能”。集体层次选择规则应在宪法层次影响下，指导基层疾控明确定位，疾控作为卫健委下属卫生事业单位，直接对卫健委负责，承担公共卫生预防保健职能，即负责日常健康管理、新发传染病应对、组织公共卫生疾病控制等相关工作。

基于操作层次的互动中存在基层疾控与基层医疗卫生机构的职能高度重合的同时权限空白的困境，且为回应公卫医师与全科医师教育培训模式改革要求、公卫医师立法规范与处方权赋权问题，本书建议在集体选择规则层次将基层疾控组织架构中与基层医疗卫生机构职能重合的业务部门合并到基层医疗卫生机构。依托后者深入社区、充分开展实践的优势，在集体层面推动基层医疗卫生机构能力建设，加强基层健康管理；精简疾控机构规模，明确专业公共卫生机构定位，赋权侧重专业能力发挥，以期填补权限空白，推动我国基层医疗卫生体系的服务配置趋向合理结构。

由于基层机构建设评估标准的法律层级较低，建议在后续医疗卫生基本法律的修订中加入对其的专门规定，从宪法选择规则层次指导组织机构能力建设以匹配医疗卫生执业者充分参与的行动舞台。再通过集体选择层次制定具有针对性与操作性的量化评估标准，如通过分档设计的模式将“资源配置”“基本医疗和公共卫生服务”“业务管理”“综合管理”各大板块下的项目条款分为 A 档（“优秀”）、B 档（“良好”）、C 档（“合格”）、D 档（“不合格”）等不同档次，并分别阐述每个档次的具体配置要求和评价方式方法，以标准化的方式给予各项指标客观的结果反馈。通过该类模型的建立运用可直观得出基层医疗卫生机构的发展状况，并通过集体层次的结果反馈进行操作层次与宪法层次的决策改进。

2. 基层医疗卫生机构的“医防融合”制度化建设

为改变“医防分离”的局面，需要从法律制度、组织体系、支撑工具各方面促进医疗系统和公卫系统的融合。

首先，推动宪法选择规则层次“医防融合”的制度化建设，构建基层医疗卫生协作模型，以立法形式加以固化，把此次新发传染病应对中“医防融合”政策推广到日常健康管理和疾病预防控制中，发挥长效机制作用。形成集防、治、教、研于一体的健康管理模式，在面对新发传染病时有助于降低病死率，织密织牢“第一道防线”。

其次，在组织建设上，考虑将基层疾控纳入医联体系统，建立医疗卫生联合体，在其内部实行权责清单制度，厘清机构职责，强化基层公卫部门技术支撑、质量监督、监测评判、应急处置、政策建议、宣教等职能，和基层医疗部门个人健康追踪管理、疾病诊治及转诊、康复、护理等医疗护理职能。在机构设置上，建立由公共卫生人员、医疗人员及其他相关专业人员组成的医学中心，为实现“将健康融入所有政策”，变被动应对新发传染病为日常主动参与各项政策制定，推动医疗和公共卫生政策部门的供给侧改革。为政府部门科学、及时决策提供建议，实现“零级预防”。

最后，在操作层次可通过先进理论的转化和科学技术手段的应用加快医防部门间信息流通和决策部署，如建立覆盖公卫系统和医疗系统的大数据信息平台，由各基层社区成立监测哨点，成立实时监测网络，信息上报多处、多级相关部门单位，破除机构间信息壁垒，加快预警和干预，促进“医防融合”。在宪法选择规则层次检视并完善我国公共卫生预警制度，通过专家和疾控等专业机构在集体选择规则层次的支撑，将预警系统中的关键节点如前期信息收集、触发早期警示、分析评估、发出预警等落实到操作选择规则层次①，提高新发传染病应对的预警效率和效度。目前建立的传染病网络直报系统对传染病控制和管理起到了重要的作用，但《传染病防治法》规定传染病预警与公布的法律主体为国务院卫生行政部门和省、自治区、直辖市人民政府，主体设置门槛较高，而《突发事件应

① 金自宁：《风险视角下的突发公共卫生事件预警制度》，《当代法学》2020 年第 3 期。

对法》规定的预警信息上报路径中影响因素众多，导致基层信息传递可能存在迟滞与延误的情形，并一定程度上限制了基层的应急处置权限，导致系统操作性和效率下降，医疗系统和疾控系统之间沟通与行动迟缓。

因此本书认为，依托宪法选择规则层次临床医师公共卫生教育的改革，随其公共卫生素养的提高，可以考虑开放临床医师网络直报系统填报权限，健全信息填报奖惩制度和可疑病例讨论报告制度，将上报责任下放到医生，提高疫情上报速度，同时保证信息专业性，改革操作选择规则层次行动者的机动性。另外，应从宪法选择层次的高度建构风险信息沟通的制度体系，前移风险预防关口，从根本上改革风险信息沟通的方式如拓展信息上报制度来源多样性，除传染病网络直报系统外，可考虑社会多渠道信息来源的补充、验证，从而提高新发传染病预警速度。

（三）医疗卫生人力资源高质量发展以支撑行动者功能

1. 深化人员规模保障机制改革以稳定数量

此次突发公共卫生事件让社会充分认识到基层公共卫生和基层医疗的重要性，而专业人员是保证基层医疗卫生服务质量的核心。为保证基层专业人员现有数量并稳定增长，应从专业人才角度出发满足其合理物质与精神需求，可从基层财政补助、薪酬激励、绩效考核、职称晋升等方面进行探索。例如实施倾斜性政策，针对高端人才聘任和职称晋升给予优惠，吸引人才下沉基层。突破现有绩效考核制度框架，在基层人员工资绩效考核中根据专业要素重要性的不同设置权重，侧重体现知识、技术、劳务、管理等要素价值。并设置独立考核和评价体系，与临床医师考核评价标准相区别，将人才留在基层。

而针对日常医疗卫生工作和新发传染病应对所需人员不对等的情况，应该制定人员流动与储备政策，建立区域内不同医疗卫生部门间人员流动性工作机制，覆盖综合医院、基层医疗卫生机构、基层疾控等相关部门机构，由人员流动促进“医防融合”，进行有效的人员管理。并针对特殊情况，设立人员征调与分配机制，确保特殊情况下的区域公共卫生安全。

2. 复合型人才能力建设以提升健康管理质量

要将专业人才队伍能力建设纳入制度规划之中，由宪法选择规则层面的设计推动操作选择规则层面的实施。如为提高基层医疗卫生机构人员的专业能力，建立流行病学和医学专家制度，选派专家驻基层医疗卫生机构指导培训工作，其工作主要内容是政策解读与方针把控，培训、指导、监督、反馈基层工作；并利用“网络模式”构建各级医疗卫生机构上下串联系统，基层机构可通过网络预约上级机构的专家进行商讨，远程指导基层工作。

利用基层疾控与基层医疗卫生机构组织合并以及人员流动机制的建立，并依托公卫医师与全科医生教育培训模式改革所带来的公卫与临床医学融合，优化社区签约服务的团队建设，建立以全科医生与公卫医师配对为核心的社区健康管理服务团队。在大型综合医院的层面已有强化公共卫生职能、设立首席公共卫生专家的探索，而基层社区医防融合健康管理服务团队正是该模式在操作选择规则层次上的不二之选。以法律形式对不同岗位上的全科医生和公卫医师的职能范围和分工协作机制进行确认，强化团队中公卫医师职能，促进深入社区的全生命周期健康照护，强化实践型“医防融合”，发挥健康管理与应急体系最小核心单位作用。

依托公卫医师与全科医生教育培训模式改革，启动高素质复合型人才培养模式，为保证基层专业水平长期在线、专业人才下沉基层，可将疫情期间采用的“三位一体”小组工作方式纳入常规社区管理模式，社区和乡镇成立“基层防控三人小组”，由街道或乡镇干部、社区或乡镇医生、民警组成联防联控最小单元，体现防控的人道主义、专业性和国家强制力三位一体的内涵。利用日常进行的健康档案管理制度，实时动态追踪居民的身体状况，对于新发传染病的高危易感人群，变被动受理为主动防控，提高预警管理水平，将日常健康管理工作与新发传染病应对相联系，促进“医防融合”。并在各基层医疗卫生机构设立人口宣传教育办公室，对应国家的人口宣传教育中心，在平时，根据政府机构和上级医疗卫生部门的政策要求，建立融媒体宣传教育机制，提高居民对自身健康权利的责任意识。在战时，组织开展全面的科普知识和技能宣传，全面提升个人健康素养，让每个人了解并掌握新发传染病应对过程中个人所应具备的知识技能。

第五章　公共卫生应急管理体系的制度保障

高效运作的公共卫生保障体系可以减少公共卫生风险给整个社会经济带来的冲击和疾病负担，具有非常强的正外部性。2018 年中办、国办印发的《关于推进城市安全发展的意见》，提出“促进建立以安全生产为基础的综合性、全方位、系统化的城市安全发展体系，全面提高城市安全保障水平”，为今后一个时期的城市公共安全管理提供了行动指引，同时对公共安全工作提出了新的要求。因此，迫切需要处理好制度保障与制度设计、制度实践、制度创新之间的关系，将公共卫生应急管理的具体实践与“全周期管理”“平战结合”等原则紧密融合，实现公共卫生应急管理体系的有力防控。2020 年伊始的突发公共卫生事件对我国整个医疗卫生体系提出了严峻挑战，暴露了公共卫生体系中存在的一系列短板，引起了人们对公共卫生应急处置能力及其制度保障的关注，但是旧的思路和制度仍限制着公共卫生应急管理体系的改革和发展，在人类卫生健康共同体理念下，公共卫生应急管理全过程动态防控体系正处在发展的重要关口，亟须按照国家治理体系和治理能力现代化的目标，构建要素齐全的、有机结合、动态衔接的保障制度，基于国民基本风险保障权益，织密制度保障网络，优化保障资源配置，培育社会成员的理性预期，有效应对复杂多变的公共卫生风险。

中国公共卫生政策的改革与发展一直是以“危机应对”或者“问题回应”的形式推进的，问题解决方案式的被动规划使得公共卫生政策改革缺乏长远的战略眼光。经济社会系统复杂开放和城市人口大规模集聚对公共卫生应急管理体系的建设提出了更高的要求①，公共卫生应急管理体系的构建不仅需要完善的制度设计和执行，同时也需要从现实出发，重新审视现行制度安排，并根据“全周期管理”“平战结合”原则来重构或完善现行制度保障，以保障和维护公共卫生应急管理体系全过程动态防控能力。

保障体系是国家在风险管理领域的基础性制度安排，同时，世卫组织呼吁所有国家“建立具有复原力的综合系统，能够对未来的任何威胁做出反应并采取积极主动的行动”，以有效地预测、应对可能发生的、迫在眉睫的、新出现的或当前发生的紧急情况的影响，并从中恢复。

这也是世界各国公共卫生应急管理体系建设的共性规律，因此更应强化公共卫生应急管理体系的制度保障，增加公共卫生应急管理体系的弹性和复原力，在遇到公共卫生风险时能够迅速获得关于其环境的信息，迅速调整其行为和结构以适应不断变化的环境，与其他人进行简单而彻底的交流，并广泛调动专门知识和物质支持网络。

第一节　法治保障

健全的全链条法治体系是保障公共卫生应急管理体系有法可依、执行有力、系统有序、条块畅达的基础。法治是治国理政的基本方式，也是有效应对公共卫生风险的重要手段和基本保障。② 要确保城市人流、物流、信息流和资金流的流动安全，就要加强公共卫生应急管理体系的法治保障体系建设。赵宏指出公共卫生风险防控即使在应急状态之下，也应谨守法治的一般界限，唯有坚守法治的底线才能使社会最终从无序走向有序。③王晨光教授指出只有筑牢坚实的公共卫生法律基础，才能最有效和最广泛地凝聚社会共识，这也是推动法治国家和健康中国建设的内在要求。④ 全

① 梁一灿、孙钰：《城市公共卫生安全风险防控的对策研究》，《统计与管理》2020年第4期。

② 焦盛荣：《健全完善公共卫生法治保障体系》，《甘肃日报》2020年第5期。

③ 赵宏：《疫情防控下个人的权利限缩与边界》，《比较法研究》2020年第2期。

④ 王晨光：《疫情防控法律体系优化的逻辑及展开》，《中外法学》2020年第3期。

国政协常委、社会和法制委员会主任沈德咏表示，应强化法治意识，将突发重大公共卫生风险防控工作纳入法治轨道，同时加强立法工作，进一步完善突发重大公共卫生风险防控工作法律体系。陈云良等强调传染病防治决策的法治化要求明确卫生健康主管部门的法律地位，区分行政紧急权力和一般行政权力的行使，同时通过法律原则对行政紧急权力进行限制。① 王伟国认为在我国社会转型时期，应将法治保障置于根本性地位。② 宋才发认为成熟定型的制度体系是国家治理现代化的基础，国家治理现代化是社会主义制度优越性的集中体现，推进国家治理现代化意味着要实现国家治理的法治化，提供相匹配的法治保障体系。③ 任豪等论述了突发公共卫生事件下国家权力的运行逻辑、应急法治与常态法治的互动关系以及公共卫生风险防控下的公权力边界划定。④ 焦盛荣认为法治是治国理政的基本方式，也是有效应对重大公共卫生风险的重要手段和基本保障。⑤

我国一直高度重视公共卫生法治化建设，先后制定了多部法律，为应对公共卫生应急管理工作提供了具体依据和法律指导，基本实现了有法可依。但从整体来看，常态化医疗卫生合作与公共卫生应急管理法律制度以及立法的系统性、科学性和精细化等方面都存在一些问题，执法队伍中大多数还沿袭着传统的行政执法思维方式，缺乏对法律精神的深层次认知，执法理念和执法水平与新时代下公共卫生风险全过程动态防控的新要求存在着巨大的差距，加之卫生行政执法与刑事司法衔接不畅、司法环节暂无法全方位保障公共卫生应急管理体系，且尚未形成全民守法的强效合力。此外，现行公共卫生应急管理体系中存在弱制度化的问题，各个环节存在漏洞，且各环节之间的承接、联动存在障碍；公共卫生应急管理常态化合作中仍存在制度屏障导致人员、物资、医保等实质性问题的出现。

为持续推动公共卫生应急管理体系的建设，基础在制度，核心在制度

---

① 陈云良、陈煜鹏：《论传染病防治决策的法治化和科学化》，《比较法研究》2020年第2期。

② 王伟国：《诚信体系建设法治保障的探索与构想》，《中国法学》2012年第5期。

③ 宋才发：《应对新冠肺炎疫情的几个法律问题》，《宁夏党校学报》2020年第3期。

④ 任豪、王伟：《健全疫情防控法治保障机制的研究》，《社会治理》2020年第8期。

⑤ 焦盛荣：《健全完善公共卫生法治保障体系》，《甘肃日报》2020年第5期。

执行力，而制度执行力的提升需要加强法治保障体系的建设，形成全链条的统一领导、权责匹配、权威高效、动态督察、程序规范、执行有力的全链条法治体系。因此应从立法、执法、司法、守法4个环节着手，构建保障公共卫生应急管理制度，健全全链条的统一领导、权责匹配、权威高效、动态督察、程序规范、执行有力的全链条法治体系。立法环节，从强化公共卫生法治保障立法修法工作计划到2020年度立法工作计划，人大常委会进一步细化了公共卫生领域立法修法的时间表、路线图。执法环节，卫生行政执法体系是公共卫生体系的重要组成部分，是执行国家卫生法律、法规，维护公共卫生秩序和医疗服务秩序，保护人民群众健康，促进经济社会协调发展的重要保证。公共卫生领域相关立法修法工作需要配合执法、司法和守法环节，形成防控体系的法治保障，要通过“疾控+卫监全链条执法”的方式提升制度执行力，司法环节进行卫生行政执法与刑事司法衔接机制研究。守法环节，一切组织和个人自觉守法是不断强化公共卫生应急管理法治保障的重要支撑，守法机制也是不可或缺的重要补充，要通过宣传教育、案例警示等方式，让社会公众认识到构筑国家公共卫生安全的价值，从而提高公众的尊法、守法意识并向行动层面转化。

此外，医疗卫生领域有不少立法，但立法着眼点主要是专业技术角度考量较多，传染病流行时的社会管控等公共管理层面的立法急需补位。从社会治理的角度讲，提高公共卫生防控救治能力，还应特别注重防治技术与社会管理职能的统一。在传染病防治领域，患者发现、疾病救治等方面的技术处置十分重要，但控制传染源、阻断传播链条、保护易感人群等防控疫情扩散的社会管控措施同样十分重要，二者相互协作、密切配合才能更好更快地控制突发公共卫生事件，这就需要在立法层面实现两方面工作的高度统一。

第二节　储备能力保障

完善国家储备体系是提高国家治理能力、保障国家安全、应对突发公共卫生事件的重要内容。公共卫生应急管理的制度保障需要强有力的综合性储备体系作为基础，这个体系应以应急物资、基础设施等“硬”（实物形式的储备）储备为核心因素，同时兼顾应急资金储备及调用能力、应急资源配置能力、防控能力在全社会的储备等“软”储备。本次突发公共卫生事件暴露了公共卫生应急物资储备平战结合机制不完善，物资品种规模有限、应对风险能力不足，储备模式单一、协同保障机制尚未建立，缺乏常态化轮换机制、储备运行和持有成本较高，决策管理薄弱、分发到达率低、社会参与度低、供应链信息不全等问题①；同时公共卫生应急管理基础设施整体建设和储备不能支持突发公共卫生事件发生时的迅速响应和迅速恢复的弹性功能，无法配合分级分流救治；此外，我国公共卫生应急管理财政资金存在着规模小、地方与中央分担机制不健全、支出结构不合理等问题②，尚未建立起成熟的公共卫生应急管理资金管理体系；且战时面临资源挤兑问题时医疗资源、社会资源、公共部门资源分配能力不协调；最后，应急能力常规化储备不足，应急演练形式化，未能真正体现群防群治。

因此，应以平战结合为理念，提升公共卫生应急管理体系在应急物资储备能力、应急基础设施建设储备、应急资金储备及调用能力、应急资源配置能力储备以及公共卫生防控能力在全社会的储备，强化公共卫生应急管理的储备制度保障。本书从以下角度进行讨论：如何创新模式，健全体系，建立科学合理的应急物资储备机制，有效提高应急物资储备效能？如何深入传统与数字化公共卫生基础设施的完善保障研究，提升公共卫生基础设施建设的安全性、可靠性、保障性、复合性和动态性？如何高效、合理、科学地储备和运用应急资金，建立多元化资金筹集机制、优化应急财政资金支出结构和投入比结构？如何加强医疗资源、公共部门资源、社会资源在战时的系统性分配能力储备，实现公共卫生应急管理工作中应急资源配置的能力保障以增加防控体系的弹性？如何在强化全民应急管理意识的基础上，利用应急预案演练机制提升公共卫生应急管理能力在全社会的

---

① 张晶：《突发性公共卫生事件下城市应急物流的协同运作机制》，《物流技术》2020年第5期；杜剑：《建立科学、完备、优化的应急救灾物资储备体系》，《团结报》2020年第6期。

② 武玲玲、常延岭、彭青：《完善我国应急财政资金管理的途径》，《河北经贸大学学报》2015年第4期。

储备？

一 物资储备

针对目前物资体系的情况，张晶认为公共卫生应急物资储备平战结合机制不完善，物资品种规模有限、应对风险能力不足。① 杜剑认为，公共卫生应急物资储备的储备模式单一、协同保障机制尚未建立、常态化轮换机制缺乏、储备运行和持有成本较高，同时存在决策管理薄弱、分发到达率低、社会参与度低、供应链信息不全等问题。②

物资储备作为公共卫生应急管理能力的重要部分，亟须着眼补短板、堵漏洞，科学调整储备的品类、规模、结构，优化关键物资生产能力布局，健全公共卫生应急物资储备机制，有效提高应急物资储备效能。为应对未来可能出现的其他突发公共卫生事件，应着眼于物资储备的储备主体、储备内容、需求场景和运行机制 4 大方面的研究。首先，探索如何以藏储于企，产储结合的原则构建公共卫生物资信息化储备体系，树立“大储备”意识，坚持“一盘棋”推进，推动军、民、政府、企业、集体和个人，全民动员积极参与应急物资储备体系建设，发挥国家宏观调控和市场运作相结合的作用，从国家层面制定各类储备主体的分工、储备重点，并统筹建立平时和突发事件发生时，各主体间资源的协调运行机制，探索建立国家、省、市、县、机构、家庭六级物资储备机制。其次，探索建立紧急状态的物资调配统一指挥机制，以增强战略物资储备的系统性、整体性与协同性。最后，充分利用大数据技术，建立统一标准和规则，辅助快速响应、科学化决策。③ 从而建立起更加科学、完备、优化的信息化应急物资储备体系为突发公共卫生事件提供物质保障。此外，国家还应加强 ECMO、CART 等高端医用设备的研发和产能储备。

---

① 张晶：《突发性公共卫生事件下城市应急物流的协同运作机制》，《物流技术》2020 年第 5 期。

② 杜剑：《建立科学、完备、优化的应急救灾物资储备体系》，《团结报》2020 年第 6 期。

③ 李竹青：《智能公交调度系统数据服务器软件设计》，硕士学位论文，浙江工业大学，2013 年。

二　人才保障

林崇德经研究认为大力发展教育与科技、建设国家创新体系、提高国民素质和科技水平、提高国家创新能力的基础工作是培养创造性人才。① 常非凡等学者认为重大公共卫生风险事关国家、城市的安全和发展，事关社会大局稳定，人才培养和队伍发展是建设强大和有效的公共卫生应急管理体系的重要基础，是维护国家公共卫生安全的常备军，是落实健康中国战略“预防为主”核心方针的主力军。② 段志光等学者认为公共卫生教育需要社会环境支持和政策保障。③ 北京市卫健委党委书记、主任雷海潮指出，应急能力的建设要防止出现“重物轻人”。有的地方重视设备设施投入，拟投资建设大批硬件设施，购置大量技术设备，但却忽视了人才队伍能力培养和建设。特别是在公共卫生领域，以“平战转换”为要求，培养和储备领军人才、专业骨干，建设人才队伍，提升能力水平，才是根本之计和问题关键。

公共卫生人才是公共卫生应急管理体系中质量保障的最小支撑单位。公共卫生风险事关国家、城市的安全和发展，事关社会大局稳定，人才培养和队伍发展是建设强大和有效的公共卫生应急管理体系的重要基础，是维护国家公共卫生安全的常备军，是落实健康中国战略“预防为主”核心方针的主力军。④ 然而现阶段公共卫生人才培养在投入、过程和产出阶段均存在不足。2020 年 9 月 9 日国务院常务会议指出，我国医护人才总量、结构都还不适应健康中国建设需要。此次突发公共卫生事件更加显现出公共卫生、重症救治和护理等方面人才的不足。要加大医学教育改革创新力度，增强医护人才保障。公共卫生领域人才培养模式缺乏统筹兼顾和全面考虑，衔接不顺畅，缺少层次化、系统化、可操作性，并未形成全面

① 林崇德：《培养和造就高素质的创造性人才》，《北京师范大学学报》（社会科学版）1999 年第 1 期。

② 常非凡、林坤：《公共卫生应急管理短板如何补》，《人民论坛》2020 年第 14 期。

③ 段志光、王彤、李晓松等：《大健康背景下我国公共卫生人才培养的政策研究》，《中国工程科学》2019 年第 2 期。

④ 常非凡、林坤：《公共卫生应急管理短板如何补》，《人民论坛》2020 年第 14 期。

系统的公共卫生人才培养教育体系脉络，培养质量有待提升；公共卫生专业人才储备不能覆盖公共卫生应急管理体系的全链条各环节，致使公共卫生人才队伍这一应急管理的后备资源配置形势严峻，严重削弱了公共卫生应急管理的中坚力量，成为公共卫生应急管理体系的一大短板。此外，我国的卫生事业是政府实行一定福利政策的社会公益性事业，但由于长期以来一直存在的“重治轻防”观念，政府对公共卫生经费的投入与发达国家相比相对较低。

国务院总理李克强 9 月 9 日主持召开国务院常务会议，部署加快医学教育创新发展，为维护人民健康提供人才保障。因此，要从战略层面探索培养和储备满足“平战转换”要求的公共卫生高素质人才和高质量队伍培养模式，以保障制度的执行，重点是从国家安全和全民健康的战略高度探索研究如何构建新型全链条的公共卫生人才培养体系，加强公共卫生高素质人才培养和公共卫生高质量队伍发展，来保障公共卫生应急管理制度的执行，并支撑制度创新。第一，放眼全球，聚焦典型，总结分析国内外公共卫生人才培养的具体模式、主要特征及其经验和教训，在把握国外先进经验的基础上立足我国国情，凝练我国公共卫生领域人才培养与发展中存在的问题；第二，在现存问题和已有研究的基础上，从国家安全、“健康融入万策”和“大健康”的高度，系统规划我国公共卫生人才培养，按照国家公共卫生治理体系和治理能力现代化的目标要求，更新公共卫生教育理念，从战略目标、步骤、数量、质量等角度进行顶层设计，培养“顶天立地”的人才、创新性学术人才和高技能应用型复合人才，提出构建以大健康为中心、覆盖院校教育—毕业后教育—继续教育全链条的公共卫生人才培养体系，为培养公共卫生应急管理工作所需的高素质公共卫生人才提供有力的质量保障；第三，针对发展创新人才培养模式、在保持高等教育系统规模稳定或小幅增长的背景下，通过调整或优化结构，主动对接健康事业和健康产业新需求，提高公共卫生人才培养的质量和水平，为分级分类组建公共卫生风险应对队伍提供“预备役”，以满足公共卫生应急管理队伍的功能定位与能力素质要求为导向，以提高解决实际问题、现场处置的能力为目标，加强人才培养和使用的无缝衔接，覆盖预警、研判、流行病学调查、医疗救治、实验室检测、社区防控、物资调配等领域，为我国高质量公共卫生人才队伍的建设制定公共卫生人才培养与发展多阶段、多部门协同创新的战略路线；第四，在充分考虑公共卫生防控工作人员及队伍培养周期长、责任重和风险高等特点，从完善薪酬待遇、发展空间、执业环境、社会地位等方面入手，探索完善公共卫生人才配套投入机制、激励机制和人才职业发展机制，为我国组建高质量、稳定的公共卫生应急管理队伍提供有力保障；第五，明确公共卫生教育需要社会环境支持和政策保障①，还需要建立投入产出模型，定性和定量研究相结合，进行公共卫生人才培养成本核算及人才产出情况研究，为国家公共卫生人才培养资金投入比例提供科学、合理的依据，有利于提高国家投入资金使用效益。

三　公共卫生基础设施建设

完善的公共卫生应急管理基础设施建设布局，是公共卫生应急管理的另一大重要保障。城市规模的不断扩大和人员流动的不断频繁等因素大大增加了城市公共卫生风险的复杂性，城市中与城市间的人流、物流、信息流的流动强度与频率都已成倍增加，这对公共卫生基础设施建设提出了更高的要求。

公共卫生基础设施至少包含以下 3 类传统设施：一是通常所指的医疗卫生设施；二是与环境卫生相关的基础设施，如公共厕所、垃圾收集与转运设施等；三是市政设施中的给排水设施。此外，信息时代催生的全新的数字化基础设施，如远程医疗、人工智能诊疗、在线卫生服务等也在公共卫生领域发挥越来越重要的作用，成为新型数字公共卫生基础设施。目前的研究主要集中在医疗卫生设施如医疗救治场所、应急隔离场所等的改、扩、建方面，然而无论是公共卫生本身的功能要求还是国际惯例，公共卫生基础设施的含义都更广泛，涵盖与公共卫生相关的所有类型的基础设施。除了对传染病等突发公共卫生事件进行预防、监测和治疗外，公共卫生应急管理的职能还包括对公共环境卫生的监督和控制。故应继续深入传

① 段志光、王彤、李晓松等：《大健康背景下我国公共卫生人才培养的政策研究》，《中国工程科学》2019 年第 2 期。

统与数字化公共卫生基础设施的完善保障研究，不仅关注医疗卫生设施建设，同时关注维护公共环境的设施建设；不仅关注传统设施，同时关注新型数字公共卫生基础设施。此外，应急资源的配置是否合理是提高救援效率的前提，是完成应急救援的重要环节①，并应根据管理的制约因素和应急资源配置需求建立基于情景分析方法的资源配置方案②。Das Rubel 等学者认为应在假设情景分析的基础上考虑与资源配置相关的人员、车辆及地理环境等因素以及各类灾害风险的演变规律等，不断地协调应急资源调度配置与应急需求的关系，建立应急资源调配模型。③ 应着眼于探索如何将基础设施的建设重点从基本供应的达标转向对于安全性、可靠性、保障性的提升上，从硬件设施建设转向服务与管理能力提升，从单一系统建设转向复合功能协同，从一次性建设转向动态建设和弹性布局，为公共卫生应急管理体系提供有力的基础设施保障。

四　应急资金储备

成涛林提出应急管理资金管理是一个长期的、复杂的且系统性很强的工程，需要完善事前、事中及事后全过程的管理。④ 刘荣等学者认为应急管理资金储备作为有效建立公共卫生应急管理反应机制的重要一环，是突发公共卫生风险时实现各级政府弥补市场缺陷、快速满足社会公共突发性需求的财力保障及物质基础。⑤ 闵志慧等学者认为政府部门作为宏观调控的主体，应落实具体政策措施，以灵活应对各类突发事件的出现，科学、

---

① 盛进路、王腾腾、王昊彦：《应急资源研究综述》，《中国公共安全》（学术版）2019 年第 4 期。

② 张禾、冒朝静：《山区高速公路工程项目突发事故可利用应急资源分析》，《科技视界》2013 年第 18 期。

③ Das Rubel, Shinya Hanaoka, "An agent-based model for resource allocation during relief distribution", *Journal of Humanitarian Logistics and Supply Chain Management*, Vol. 4, 2014, p. 21.

④ 成涛林：《基于新型城镇化视角的我国地方政府债务问题研究》，博士学位论文，苏州大学，2016 年。

⑤ 刘荣、陈华：《公共危机财政应急机制构建：以汶川地震为例》，《地方财政研究》2008 年第 6 期。

冷静地处理突发事件中的公共需求，有效保障人民群众的生命和财产安全。① 武玲玲等经研究认为我国公共卫生应急管理财政资金存在规模小、地方与中央分担机制不健全、支出结构不合理等问题。②

应急资金储备作为有效建立突发公共卫生应急反应机制的重要一环，是突发公共卫生风险时实现各级政府弥补市场缺陷、快速满足社会公共突发性需求的财力保障及物质基础。③ 如何提高应急财政资金的使用效益，以最优化的方式分配和利用，考验着我国应急资金的管理及运用能力。应急资金管理是一个长期、复杂且系统性很强的工程，应进一步深入研究应急资金的事前、事中及事后全过程的管理，深入研究如何将社会资源、政府资源、国际资源充分整合。应在基金预算中设立一定规模的风险基金，并明确重大公共卫生事件风险金在其中的比例及应该达到的规模。各省、市应按照现行事权、财权划分的原则，尽快开展卫生应急工作预防和处置经费需求的调研，各级政府将卫生应急工作预防和处置经费纳入本级公共财政预算优先安排，将卫生应急体系建设与发展规划的项目纳入省、市重点项目的内容。研究建立多元化应急资金筹集机制，将财政资金、专项基金、金融资金、保险资金以及社会团体、个人及国际的无偿捐赠等多渠道资金来源进行统筹、灵活分配，优化应急资金支出结构和投入比例，并完善应急资金使用和监督体系，探索形成中国特色的公共卫生应急管理的资金支持体系。

五　防控能力在全社会的储备

各个社会主体根据其在公共卫生应急管理链条中的角色与定位，采取相应的行动，提升其对公共卫生风险敏感性与应对能力，将“党、政、企、社、民、媒”有机结合，在党和政府的主导下，吸纳社会组织等多

---

①　闵志慧、何艳敏：《我国应急财政资金管理问题探讨——由新冠肺炎疫情引发的思考》，《财务管理研究》2020 年第 7 期。

②　武玲玲、常延岭、彭青：《完善我国应急财政资金管理的途径》，《河北经贸大学学报》2015 年第 4 期。

③　刘荣、陈华：《公共危机财政应急机制构建：以汶川地震为例》，《地方财政研究》2008 年第 6 期。

方治理主体参与到公共卫生应急管理的治理活动当中，通过社会共治赋能公共卫生应急能力的储备，增强全方位全链条应急响应能力的储备。

面对科学认知尚不完全明确并在不断变化中的突发性疫情，仅靠行政力量会出现治理失灵。目前我国尚未完全形成“党、政、企、社、民、媒”有机结合的治理结构体系，缺少面向全社会、全行业支持联防联控、群防群治的公共卫生健康宣传教育模式，政府信息公开、专业知识的宣教和公民对自身权利克减的服从没有形成最大合力。应急响应能力在全社会的储备不足，难以在最短时间内共同应对突发事件。

对此，其一是要通过“一案三制”的落实，利用应急预案演练机制以确定性应对不确定性，通过化不确定性的突发事件为确定性的常规事件来提升应急能力在全社会的储备。要强化风险意识，制定基于风险评估和情景构建基础的应急预案，模拟输入性新发传染病引发疾病大流行等场景，联合多个地区，协调“党、政、企、社、民、媒”各主体共同演练，并在演练后基于评估和回顾进行修订调整并指导各地市根据自身应急管理情况制定、修订预案，提升先期处置能力和效率。

其二，防控能力在医疗体系内的储备方面，要吸取武汉教训，加强传染病防控能力储备，对所有科室所有医护人员，尤其是非传染科医护人员、基层医护人员、药店工作人员进行传染病防控、感知预警、医疗救治知识的教育、培训与考核，提升医护群体对传染病的敏感度。组织开展全科医生规培、转岗培训和儿科医生培养等项目，把疾病防控作为全科医生、乡村医生培养培训的必修内容，将普及公共卫生风险防控知识、处置突发公共卫生事件纳入乡村医生绩效考核内容，促进基层尤其是农村地区卫生人员医疗救治和公共卫生风险防控能力。

其三，企业、政府机构、公共场所、社区和乡镇应加强自我规制，充分发挥自身的专业特点和资源优势，有效嵌入公共卫生风险治理主体网络之中，共同打造“多中心”治理的“健康守门人”网络，以“社会共治”理念夯实基层工作网底，减轻政府应对突发公共卫生事件的压力。各行业应充分发挥主体的社会责任和行业规制、自我监管的功能，参考食品安全、生产安全和市场监管领域的行业认证标准化的做法，针对企业、政府机构和公共场所制定突发公共卫生事件应对预案、演练和体系建设的认证标准，推动形成地方行业标准，指导其他企业公共卫生防控和应急体系的建立和监管。

其四，预防重于救灾，“举国救援不如全民预防”，要构建专门的卫生宣教架构，将公共卫生危机教育纳入全民教育课程，使其制度化、规范化、全民化。将提升国民应急综合素质作为一项重要任务，以全社会都具备基本的防护能力为目标，加强全民应急意识和知识储备。应加强公民自身的健康教育，关注如何通过传播知识、改变态度和规范行为三个阶段加强健康教育，帮助公民提高生命观和健康观，提升全社会的健康知识素养和健康行为规范，筑牢公共卫生应急管理体系在全社会的防控能力保障。

此外，应急资源配置能力是保障公共卫生应急管理工作有序进行、及时恢复常态的重要能力，是涉及医疗资源、公共部门资源、社会资源的在战时的一项系统分配能力。应急管理资源配置涉及多应急点、多约束、多目标、多运输工具和途径等方面，同时具有资源成本的不确定性、信息动态变化和资源共享性。应急资源的配置是否合理是提高救援效率的前提，是完成应急救援的重要环节。① 因此应进一步加强医疗资源、公共部门资源、社会资源在战时的系统性分配能力储备，提出实施急则治标的应急资源配置和缓则治本的长期资源配置具体策略，根据应急管理的制约因素和应急资源配置需求建立基于情景分析方法的资源配置②，同时在假设情景分析的基础上考虑与资源配置相关的人员、车辆及地理环境等因素以及各类灾害风险的演变等，不断地协调应急资源调度配置与应急需求的关系，建立应急资源调配模型③，实现公共卫生应急管理工作中应急资源配置的能力保障。

---

① 盛进路、王腾腾、王昊彦：《应急资源研究综述》，《中国公共安全》（学术版）2019 年第 4 期。

② 张禾、冒朝静：《山区高速公路工程项目突发事故应急救援制约因素分析》，《科技信息》2013 年第 23 期。

③ Das Rubel, Shinya Hanaoka, "An agent-based model for resource allocation during relief distribution" *Journal of Humanitarian Logistics and Supply Chain Management*, Vol. 4, 2014, p. 21; Li Xiang, Li Yongjian, "A model on emergency resource dispatch under random demand and unreliable transportation", *Systems Engineering Procedia*, Vol. 5, 2012.

第六章　公共卫生应急管理体系的制度创新与发展

完善公共卫生风险全过程动态防控体系，必须发挥应急管理体系的特色和优势，积极推进应急管理体系和能力现代化。数字化、网络化、智能化发展是健全公共卫生应急管理体系的迫切需要，是推进治理体系和治理能力现代化的重要支撑。积极推进新一代信息通信技术与管理技术的融合，贯穿监测预警、监管执法、智慧决策、救援实战及社会管理的各个环节，目标是提升智能管理的科学化、专业化和经济化水平。通过自上而下的整体设计结合各级政府和部门职能，构建信息化、数字化、智能化的科技手段全面推进公共安全领域预防和应对能力，以提升整体的社会治理效能。

第一节　公共卫生应急管理实践的机制创新

一　增强面向现代化的公共卫生应急管理体系韧性

党的十九届四中全会审议通过的《中共中央关于坚持和完善中国特色社会主义制度、推进国家治理体系和治理能力现代化若干重大问题的决定》强调“把我国制度优势更好转化为国家治理效能，为实现‘两个一百年’奋斗目标、实现中华民族伟大复兴的中国梦提供有力保证”。这是“国家治理效能”一词的首次出现，也是将制度优势转化为治理效能的首次提出。要实现国家治理体系和治理能力在公共卫生领域的现代化、有效应对复杂多变的突发公共卫生事件，就亟须按照国家治理体系和治理能力现代化的目标，建立要素齐全、平战结合、动态衔接、有韧性的突发公共卫生事件治理体系，从增强治理效能的软实力和硬实力方面入手，增强突发公共卫生事件的韧性治理效能。

（一）中国的制度优势对刚性应对制度短板的弥补

刚性治理拥有普遍性、安全感、方便、快捷等优点，通过制度化、规范化等方式在突发公共卫生治理体系中发挥着不可替代的作用，是现代社会治理中不可缺少的部分。但其在治理的过程中也存在一定的弊端，如容易出现决策迟滞、储备不足、分配调用滞后等问题。本部分将深入探讨在突发公共卫生事件治理的过程中刚性制度的优势与短板，进而探讨如何通过提升治理效能的韧性解决刚性制度实施所导致的问题，最终构建起刚韧结合的突发公共卫生事件治理体系。

1. 刚性治理

刚性治理，或称硬性治理，即在治理活动中体现出刚性的原则。

第一，制度至上。制度至上是刚性治理最明显的特征，在刚性治理中，治理者围绕治理内容制定相应明确具体的法律或制度，构建一种良好有序的治理环境，以便高效完成治理的目标。在这样的组织中，形成一种“有法可依，有法必依，执法必严”的境界。

第二，组织严密。在刚性治理工作中，不管是组织工作还是组织结构，都体现出其严密性、确定性。为了使制定的规章制度得以贯彻并有效实施，严密的组织是必须的，也是必然的。在严密的结构中完成既定的治理工作，从而确保各项活动协调一致，组织的总目标得以高效实现。

第三，权力集中。在严密的组织结构中实行刚性治理，使各项制度得以有效地执行与遵从，采取纵向高度集权的命令和指挥是必须的。

2. 突发公共卫生事件对刚性治理的挑战

刚性治理中的制度、组织和权利体系是突发公共卫生事件治理体系中不可缺少的部分，但其在突发公共卫生风险不断升级的背景下，治理的过程中也显示出了一定的综合性弊端。本部分在现有资料的基础上提出了两个背景因素，查明突发公共卫生事件暴发过程中刚性制度所暴露出来的问题，分析背后的成因，全方面多角度地总结刚性治理效能出现弊端的根源所在。

一方面，在“牵一发而动全身”的全球化背景下，科技的进步、信息技术的发展已使全球化变得不可逆转，不会终结，这是任何机构或组织、国家或个人都无法逆转或阻止的。实践证明，全球化是人类社会进步与发展的必然选择。全球化带来的高流动风险与高度城市化是各国都要面临的挑战。按照德国社会学家乌尔里希·贝克“风险社会”的说法，今天的人类社会是一个高度系统化的社会，每个人的一举一动，都镶嵌在整个“生活系统”当中。现代化程度越高，这种整合程度就越高，相应地，那种“牵一发而动全身”，因为一个不起眼的小毛病引起整个社会大动荡的可能性也会越高。任何一个不想自外于全球化、国家化的现代文明国家都必须共同应对突发公共卫生事件的挑战。

另一方面，城市化带来了全新的突发公共卫生事件危机。城市，自出现以来便被视为人类文明的象征，是社会经济发展的必然产物。然而，人口高度集中使城市资源和环境面临着巨大的压力，住房拥挤、交通堵塞、水源短缺、空气污染等成为全球面临的城市问题，而这些问题的存在又带来了生活行为方式改变、呼吸道和虫媒传染病暴发流行、饮用水卫生、食品安全、固体垃圾、卫生设施条件、健康公平、流浪人群生命健康保障等各类公共卫生事件。历史上众多著名的重大突发公共卫生事件往往发生于城市化、工业化进程中的重要城市，比如英国伦敦的霍乱流行和烟雾事件、洛杉矶光化学烟雾事件、日本痛痛病和水俣病等重大公共卫生事件，不仅影响到各主要城市几十万人的健康，还带来了严重的经济损失。各种类型的城市都将会面临公共卫生问题，由于城市存在明显的结构性、胁迫性和系统性脆弱，城市化程度越严重，面临的公共卫生风险也将越高，具有突发性、蔓延性、不可预测性等特点。中国城市突发公共卫生事件的演变具有以下特点，一是发生频率整体呈“下坡型”，二是产生的后果更加严重，三是治理难度逐渐加大，四是传播速度更加迅猛，且容易蔓延到农村地区。本次突发公共卫生事件就是城市重大公共卫生风险的一次典型表现。

3. 中国制度优势对新冠肺炎疫情治理的有效回应

制度优势是一个国家最重要的优势，中国是政府与社会深度融合的体制，拥有先进的制度支持。“中国之治”的制度优势体现在党的领导力、政府执行力、国家动员力和民族凝聚力3个重要维度，具体而言包括以下几个方面：其一，中国共产党具有集中统一领导的优势；其二，在于全国一盘棋集中力量办大事的优势；其三，在于人民当家作主，以人民为中心的优势。正是因为中国特色社会主义制度独特的制度优势、中央管控和国家统筹使得应对突发公共卫生事件时资源能够得到更合理的分配，各项措施才能够有力执行。

（1）集中统一领导和全国一盘棋集中力量办大事的优势

本次突发公共卫生事件发生后，我国在中国共产党集中统一领导和全国一盘棋集中力量办大事的优势带领下，成立了应对突发公共卫生事件工作领导小组，建立了联防联控机制，信息系统、疾病预防控制体系、应急医疗救治体系、卫生执法监督体系、应急卫生救治队伍、科研队伍和国际合作等系统联合运行，阻断了本次突发公共卫生事件扩散。财政方面，中央财政下拨15亿元支持湖北突发公共卫生事件防控工作，国家发改委下达中央预算内投资3亿元，支持武汉新建医院项目建设和必要医疗设备购置。人力资源方面，中央统筹调度全国医疗资源支援湖北，调派数万名医护人员援鄂。同时，国务院还建立了16个省份支援武汉以外地市的一一对口支援关系，以“一省包一市”的方式，全力支持湖北省加强病人的救治工作。这些都是在党中央统一领导、统一指挥、统一调度下，坚持全国一盘棋的具体措施。对比之下，本次突发公共卫生事件暴露出国外部分联邦制国家存在中央与地方、政府与卫生部门在自由、经济与健康权之间难以平衡的问题，导致突发公共卫生事件无法得到有效控制。比如美国，依据宪法，各州应承担公共卫生的主要责任，面对突发公共卫生事件时，需要依靠各州自身力量进行防控，但此次突发公共卫生事件远超出州政府的能力范围，需要联邦政府统一协调。此时便出现联邦政府和州政府想法不一致的问题，如二者在《国防生产法》（该法责令私营企业生产所需物资）的启动与否上产生分歧，导致各州只能自行筹集物资，严重影响早期的突发公共卫生事件控制效率。

（2）集体主义的价值观念

由于历史文化、价值观念和意识形态等方面的差异，我国人民在集体利益和个人利益之间倾向于重视集体利益，相较而言，我国民众更愿意听从国家的指令，在实行各种防控措施时，我们国家阻力较小，也就更能快速有效地实施。此外，中国人民的传统价值观使得我们可以因为道德感召而牺牲生命，所以我们有无数医护人员、社区工作者、警察等英雄，冒着生命危险去救援病人，保障民众安全。反观西方国家，人们过于注重个体的自由与权利，多元化的集体价值观念很难达成共识。拿美国举例来说，与我国想要打造“人类卫生健康共同体”的想法截然不同，美国一向推崇个人主义，这导致每个人按照自己的利益行事，而很难为他人或者为集体利益行事。同时，许多美国人是通过一些资本主义的成本效益分析做出决定的。虽然传染病学家福奇一早就提出停工停学，居家隔离，阻断社交等建议，但却因此被美国的社交媒体扣上危言耸听、干涉他人自由的帽子而未真正实施。又比如欧盟，虽然说是一个联盟，但却是相对松散的，在关键时刻缺乏应对危机的凝聚力。欧洲小邦国到联邦制的历史演进过程决定了它们在统一、协调方面并不能像中国有“全国一盘棋”的能力。

（3）系统调配资源缓解资源短缺和挤兑问题

本次突发公共卫生事件初期形势严重，各国医疗资源都不具备与之匹配的应对能力，都可能面临医疗资源挤兑问题，交叉感染风险增加，不利于传染病的防控。研究表明不发生重症挤兑的死亡率大约是0.8%，一旦发生重症挤兑，死亡率立即飙升。我国在本次突发公共卫生事件早期也面临着资源短缺和挤兑问题，如与武汉相距较近的黄冈，人口高达750万，但中心城区仅有两家公立三甲医院，供给与需求严重不匹配。然而我国在中央统一领导、群众积极响应的优势带领下，能够始终坚持硬打方式，及时追踪，及时检测，做到“应检尽检”。另外，我国武汉防治模式从“7+7”模式到分级分类就医模式，有效缓解了普通发热病人、疑似和轻症患者占用资源排挤重症患者的压力。上海作为国内率先建立完善家庭医生体系的省市之一，充分发挥基层医疗机构和家庭医生的分诊作用，守好“三道门”，从而缓解定点医院资源挤兑问题。所以我们应不断强化基层医疗机构建设，建立社区卫生服务中心医防结合的“一体化”健康管理体系。意大利作为发达国家，卫生系统一直受到高度重视，但面对此次突发公共卫生事件仍无法同时满足如此多的危重病人的需要，死亡率逼近7%，足以说明资源储备与科学利用的重要性。美国前期也出现护理重症患者所需的关键设备短缺的问题。面对医疗资源挤兑问题，各国处理方法各不相同，意大利和早期的武汉都采取软打方式，呼吁无监督下的居家隔离，但防控失败了，感染者基数猛增，挤兑医院，死亡率飙升；日本也一直采取软拖方式，实行无监督居家隔离，限制检测。

（4）“生命至上”的内涵凸显健康公平

由于本次突发公共卫生事件的进展十分迅猛，许多国家不惜牺牲脆弱人群和外籍人口的医疗权益，以缓解资源挤兑问题，这凸显了突发公共卫生事件下的健康不公平。相比之下，我国“生命至上”的核心内涵就显得尤为可贵。在本次突发公共卫生事件中，我国为了控制突发公共卫生事件，毅然对经济社会发展按下了暂停键，不惜付出很高的代价。正是在“人民至上”“生命至上”的理念指引下，我国才能及早控制住了本次突发公共卫生事件的扩散与蔓延，保障了公民的生命健康权。反观国外，意大利“为重症监护设置年龄上限”；英国多家养老院及诊所向老年人患者发放“放弃心肺复苏急救”同意书；瑞典部分医院在颁布的“特殊情况下重症监护优先级的原则”中也提到“生理年龄80岁以上不再进行重症治疗”。美国特朗普总统虽签署了突发公共卫生事件救助法案，但法案仅规定免费进行病毒检测，如不幸感染病毒，仍须自行承担治疗费用。新加坡未给予外籍劳工足够的重视，做到“一视同仁”，从2020年6月1日到6月10日，短短10天，共有25个劳工宿舍被列为新的感染群。这些都反映出国家制度存在的贫富差距和健康不均等的情况。

（5）决断迅速、信息透明的应急法则

我国在本次突发公共卫生事件初期的信息透明化使之在早期得以控制，降低了扩散风险。最高决策层果断的战略决策是控制重大突发公共卫生事件的基础和前提。深圳面对突发公共卫生事件时，“责任人”时刻警惕，决策层果断决策，敏锐捕捉传染病风险，及早开展防控工作，其加强监测和隔离的措施取得了积极成效。此外，潜江在官方口径仍是“未发现明确人传人”时就做出疑似病例集中收治、隔离治疗的决断，有效降低了当地突发公共卫生风险。对突发公共卫生事件信息的公开是对疫情最有效的控制办法之一。台湾在突发公共卫生事件早期，及时、准确和透明地公布流行病的信息来安抚公众，获取公众信任，为之后防控措施的进行奠定了基础。6月初北京突发公共卫生事件信息及时发布，不给谣言留下滋生空间，促使民众主动采取预防措施，配合医学医疗部门行动，最大限度抑制了恐慌。

（二）中国制度优势转化为增强治理效能的路径

公共卫生体系的能力和水平不仅是反映一个国家卫生事业发展水平的重要指标，而且关系到国民健康安全、国家公共安全、社会政治稳定和国民经济发展。公共卫生体系和服务能力现代化是健康中国建设的重要支撑，应对重大突发公共卫生事件是对国家治理体系和治理能力的考验，是中国特色社会主义制度优势的重要体现。① 亟须探索将制度优势转化为治理效能的实现路径，增强突发公共卫生事件的韧性治理效能，构建能够应对各种应急事件、有韧性、有迅速恢复能力的公共卫生治理体系。

在构建原则方面，充分考虑突发公共卫生事件治理流程的所有环节，探寻各个环节的核心原则，把构建原则概念化，从而形成一套完整的缜密的科学的原则体系。进而以该原则体系为基础发展韧性治理理论，并将其作为框架支撑突发公共卫生事件治理效能增强的实现路径。在具体实现路径构建方面，在前述治理效能范畴的厘清和内涵与原则凝练的基础上，判断哪些可以体现在路径设计中进而为制度和行动赋能。

1. 突发公共卫生事件治理体系的构建原则

突发公共卫生事件治理体系的构建与完善应遵守怎样的原则，是突发公共卫生事件治理体系研究的重要内容。

（1）刚性制度保障与韧性治理相结合原则

制度至上是刚性治理最明显的特征，“以工作为中心”“以制度为中心”是治理过程中刚性特点的重要标志。在突发公共卫生事件的治理过程中，法治体系的建设属于提高刚性治理效能的一部分。面对突发公共卫生事件，法治思维、法治方式能够为事件的应急治理提供制度保障，确保

---

① 吴超：《从卫生防疫到全民健康——新中国的疫病防控和公共卫生安全事业》，《中国井冈山干部学院学报》2020年第2期。

治理全流程能够井然有序地进行划分、实施，每一级组织都能够接受上级的监督控制，做到“有法必依，执法必严”，使各项制度得以有效的执行。

同时，制度的执行离不开韧性的保障。有韧性的突发公共卫生事件治理体系能够在面对灾害时快速响应、积极应对，也可以在事件发生后迅速恢复到正常的功能水平，将负面影响降至最低。这就需要我们增强储备能力，储备效能的提升能够增强突发公共卫生事件的韧性治理效能。

因此，突发公共卫生事件治理体系的构建要遵循刚性制度保障与韧性治理相结合的原则，既要保持治理的刚性，建设完善法治体系，又要增强治理的韧性，强化储备保障能力；增强治理体系的软实力和硬实力，建设刚韧互补、双管齐下的突发公共卫生事件治理体系。

（2）线上线下统筹原则

某些突发公共卫生事件——比如非典和本次突发公共卫生事件——作为主要由飞沫或者接触传播的呼吸道传染病，如果没有面对面的接触交流，病原体的传播途径就会被切断。通过线上方式既减少了流调人员询问确诊病例时被感染的风险，也减少了寻找接触者时大量与人互动产生的感染风险。公众大量使用互联网生产、生活，面对面活动骤减，自然对于切断病毒传播有着非凡的作用。同时，流行病学也应当从线下接触式流行病学调查扩展到线上智能化流调。① 因此突发公共卫生事件治理体系的构建要坚持“线上线下统筹”的原则，双线并行。对于患者的治疗采取线下医院内进行的方式，而寻找接触者、隔离期间的生产生活等方面采取线上方式能够在降低风险的同时提高效率，增强突发公共卫生事件的韧性治理效能。

2. 韧性治理理论在增强突发公共卫生事件应对治理效能中的应用

韧性治理是一种新型治理理念，是社会系统内的多元主体在风险应对过程中经历“开发、保护、释放、更新”4 个阶段时采取维持稳定措施和推进组织变革的治理方式。韧性治理理论主要强调的核心是要求系统不仅能够在风险应对时有效对抗外部冲击、迅速恢复原状，也要与社会要素之

① 吴少龙：《专栏导语：呼吁健康政治研究》，《公共行政评论》2018 年第 4 期。

间形成良性互动、迅速再生治理能力并能够在不断适应变化的过程中创新发展，最终将风险内化为社会发展中常态化的组成部分。韧性治理理论在治理空间上涵盖韧性城市、韧性社区、韧性社会3个层次，韧性城市作为韧性治理的重要平台，已发展出其特有的理论框架、建设规划和核心特性。本研究将以较为成熟的“韧性城市治理”理论为主要指导和研究基础，创新发展韧性治理理论，构建起公共卫生韧性治理框架以增强突发公共卫生事件应对的治理效能。

建设韧性城市，就是要在城市规划建设管理中充分考虑各类安全风险，采取趋利避害的有效适应行动，从城市空间到运营管理体系，建设能够应对各种风险、有韧性的、有迅速恢复能力的城市。韧性城市一方面强调应对外来冲击的缓冲能力和适应能力，从变化和不利影响中反弹的能力；另一方面强调对于困难情境的预防、准备、响应及快速恢复的能力。相较于传统的城市应急应变系统，韧性城市更具系统性、长效性，也更加尊重城市系统的演变规律。

以韧性城市的理念去审视城市突发公共卫生事件应对能力的时候，需要思考是否有充足的人力去应对、是否有完善的法治去支撑、是否有足够的应急场所去容纳、是否有足够的应急物资去支持、是否有高效的资源分配能力去组织、是否有强大智慧应对平台去支撑，这些都是突发公共卫生事件应对中的重要保障能力，也是一个城市的韧性治理效能高低的重要评判标准。

3. 增强突发公共卫生事件治理效能的实现路径

在分析一个国家的综合国力的构成要素时，通常将之分为有形力量与无形力量，或硬实力与软实力。硬实力是指人力、物资和经济等传统实力形式，软实力则是一种能力，是一个国家相对于综合实力中除传统城市基础设施、军事和经济等硬实力之外的另一组成部分，是指凝聚力、文化、价值观念、社会制度等影响自身发展潜力和感召力的因素。

（1）在韧性治理理论下增强韧性软实力

在韧性治理理论和韧性城市的理论下，我们认为软实力包括文化认同能力、法治体系保障能力、医疗保障能力、资源配置能力、全社会突发公共卫生事件应对和智慧应对能力等。一个大国要想真正成为公认的强国，除了拥有基础设施、重大工程、交通改造等硬实力，还要提升应对火灾水灾、疾病瘟疫乃至拥挤踩踏等突发性公共事件的软实力。软实力的提升将增强韧性城市的鲁棒性、可恢复性和智慧性，最终实现面向现代化的突发公共卫生事件保障效能，增强突发公共卫生事件韧性治理效能。

文化价值源于宗教和传统，对于一个国家来说，在历史中它所经历的事件，以及所继承的思想决定了其文化背景。在这样的文化背景下，各个国家分别确立了它们的政治制度，并用这种与文化相辅相成的政治制度来治理国家。在中华民族的传统思想中，人民在群体利益和个人利益之间更倾向于重视群体利益，更重视集体主义精神。健全的全链条法治体系是保障公共卫生应急管理体系有法可依、执行有力、系统有序、条块畅达的基础。要确保城市人流、物流、信息流和资金流的流动安全，就要加强公共卫生应急管理体系的法治保障体系建设。社会医疗保障体系是为居民提供因疾病所需医疗费用的一系列保障制度，其基本职能是分散疾病风险，弥补经济损失，其中社会医疗保险构成现代社会医疗保障体系的核心内容。应急资源配置能力是保障公共卫生应急管理工作有序进行、及时恢复常态的重要能力，是涉及医疗资源、公共部门资源、社会资源在战时的一项系统分配能力。数字化—智能化——体化的智慧卫健应对系统的建设是突发公共卫生事件应急举措的重要综合技术手段、公共卫生科学治理的抓手，也是提升韧性城市智慧性的关键。全社会应急响应能力是在各个社会主体根据其在公共卫生应急管理链条中的角色与定位的基础上采取相应的行动，提升其对公共卫生风险敏感性与应对能力，吸纳多方治理主体参与到公共卫生应急管理的治理活动当中，通过社会共治赋能公共卫生应急能力的储备，增强全方位全链条应急响应能力。

第一，研究增强意识形态保障效能。我国的社会主义制度具有先进的优势，中央的管理措施较其他国家更为有力且具有一定的强制性，政府的领导力体现得更加充分。必须要大力弘扬中华传统文化中关于团结一心、责任感、集体主义的部分，提高群众文化自信，增强文化软实力，以此提高文化保障能力。意识形态发挥效能取决于几个基础因素：当下人的信仰归属和精神追求、意识形态表达的话语认同度和内涵的明确性、意识形态的真实感与倡导者的言行一致性。① 推进国家治理体系和治理能力现代化，必须毫不动摇地坚持党的集中统一领导。党的集中统一领导是中国特色社会主义的政治优势，也是实现“中国之治”最大的政治优势。②

第二，研究增强法治体系保障效能。要坚持在法治轨道上推进国家治理体系和治理能力现代化，为全面建设社会主义现代化国家、实现中华民族伟大复兴的“中国梦”提供有力法治保障。要保证应对突发公共卫生事件时的治理体系能够顺畅运行，就需要更加健全和完善的法治体系作为保障和基石。我国一直高度重视公共卫生法治化建设，先后制定了多部法律，为应对突发公共卫生事件防控工作提供了具体依据和法律指导。以本次突发公共卫生事件为例，立法、执法、司法各部门全面发力，以法治思维、法治方式为抗击疫情提供了制度保障。但从整体来看，突发公共卫生事件治理的法律制度仍然存在一定问题。2021 年 1 月 1 日起开始实施的《民法典》就梳理了与疫情相关的民事法律制度，针对本次突发公共卫生事件中出现的问题，做出相关制度安排。本次突发公共卫生事件发生初期，一些未成年人因家人被收治或隔离，只能在家中独自留守。针对紧急情况下无人照料的被监护人的照料问题，《民法典》第 34 条规定：“因发生突发事件等紧急情况，监护人暂时无法履行监护职责，被监护人的生活处于无人照料状态的，被监护人住所地的居民委员会、村民委员会或者民政部门应当为被监护人安排必要的临时生活照料措施”。

在本次突发公共卫生事件时期，常态的医疗秩序受到巨大冲击。紧迫之时，政府采取征用措施征用了一些体育场和宾馆作为方舱医院和隔离场所，很好地维护了公共利益和公民的人身权利。

本次突发公共卫生事件暴发初期，医疗物资供应紧张，物资运输困难也是其所表现出的问题。基于公共卫生应急、维护社会公共利益的需要，我国对公共卫生应急物资的生产、销售，下达了指令性任务或者进行国家订货。结合公共卫生应急工作，《民法典》完善了国家订货合同制度，第

① 曹泳鑫：《意识形态发挥效能的基本因素分析》，《马克思主义研究》2013 年第 8 期。

② 张树华：《新中国道路独特而又彰显共同价值》，《环球时报》2019 年 9 月 23 日。

494 条规定："国家根据抢险救灾、疫情防控或者其他需要下达国家订货任务、指令性任务的，有关民事主体之间应当依照有关法律、行政法规规定的权利和义务订立合同。依照法律、行政法规的规定负有发出要约义务的当事人，应当及时发出合理的要约。依照法律、行政法规的规定负有作出承诺义务的当事人，不得拒绝对方合理的订立合同要求"。

在公共卫生应急的治理过程中，这些问题的解决依赖于党对全国的集中统一领导，在党领导下的"中国之治"能够优先于法律，因此很好地弥补了法律方面存在的缺陷。这些"中国之治"的优势在公共卫生应急中发挥了重大的作用，下一步就是要研究如何将其转化为突发公共卫生事件法治体系。习近平总书记强调："我国社会主义法治凝聚着我们党治国理政的理论成果和实践经验，是制度之治最基本最稳定最可靠的保障"。实践是检验真理的唯一标准，将实践经验转化至法治体系的一部分是中国特色社会主义法治体系的一大优势。

第三，研究增强人才支撑效能。公共卫生人才是突发公共卫生事件防控体系中质量保障的最小支撑单位。突发公共卫生事件的应对事关国家、城市的安全和发展，事关社会大局稳定，人才培养和队伍发展是建设强大和有效的突发公共卫生事件治理体系的重要基础，是维护国家公共卫生安全的常备军，是落实健康中国战略"预防为主"核心方针的主力军。① 然而现阶段现有公共卫生人才培养在投入、过程和产出阶段均存在不足。公共卫生领域人才培养质量有待提升、培养模式亟待更新，因缺乏统筹兼顾和系统考虑，衔接不顺畅，缺少层次化、系统化、可操作性，并未形成全面系统的公共卫生人才培养教育体系脉络；公共卫生专业人才储备不能覆盖突发公共卫生事件应对的全链条各环节，且专业人才的短缺和流失致使公共卫生人才队伍这一应对防控的后备资源配置形势更加严峻，严重削弱了突发公共卫生事件防控的中坚力量，成为突发公共卫生事件防控的一大短板。此外，我国的卫生事业是政府实行一定福利政策的社会公益性事业，但由于长期以来一直存在的"重治轻防"观念，政府对公共卫生经费的投入与发达国家相比仍相对较低。

---

① 常非凡、林坤：《公共卫生应急管理短板如何补》，《人民论坛》2020 年第 14 期。

第四，研究增强社会医疗保障效能。社会医疗保障体系是为居民提供因疾病所需医疗费用的一系列保障制度，其基本职能是分散疾病风险，弥补经济损失，社会医疗保险构成现代社会医疗保障体系的核心内容①。社会医疗保障与突发公共卫生事件治理均以保障居民健康为根本宗旨，二者具有目的的一致性，应对突发公共卫生事件的快速反应机制、医疗救治机制以及费用保障机制等，都与社会医疗保障制度相关，② 其是突发公共卫生事件应急处置的一项重要保障制度。但目前来看，中国的医疗保障体系虽然在日益健全，但在人口老龄化、疾病普变化、健康需求增加等挑战面前，仍存在法制不健全、体系残缺、内部领域不协调等多种问题，需要从理念、制度建构、政策落实各个层次对医保体系进行完善。③ 作为一种"常规性"制度，中国医疗保障体系主要通过各种渠道筹集资金，减轻人民群众的看病负担，但在"治未病"方面发挥的作用不够；同时，部分基本风险保障项目缺失或还很薄弱，现行制度在保基本、兜底线方面"履职"不到位。我国现行的医疗保障制度由于在覆盖面、管理原则和服务项目等方面的局限，在应对突发公共卫生事件时面临着一系列的困境，难以适应重大突发公共卫生事件治理工作的需要。

第五，研究增强应急资源配置效能。应急管理资源配置是一项系统工程，涉及医疗资源、公共部门资源、社会资源等在战时的分配能力，是保障突发公共卫生事件防控工作有序进行、及时恢复常态的重要能力。应急管理资源配置涉及多应急点、多约束、多目标、多运输工具和途径等方面，同时具有资源成本不确定性、信息动态变化和资源共享性。应急资源的合理配置是提高救援效率的前提，是完成应急救援的重要环节。④ 加强

---

① 王保真、李琦：《医疗救助在医疗保障体系中的地位和作用》，《中国卫生经济》2006 年第 1 期；李小华、杨哲、田燕：《军队医院建设 PACS 的实践与体会》，《解放军医院管理杂志》2002 年第 6 期。

② 王莉：《我国社会医疗保障制度的应急困境与完善路径——基于突发公共卫生事件的思考》，《江汉论坛》2020 年第 3 期。

③ 郑功成：《应对疫情要更好地发挥社会保障作用》，《中国社会保障》2020 年第 4 期。

④ 盛进路、王腾腾、王昊彦：《应急资源研究综述》，《中国公共安全》（学术版）2019 年第 4 期。

医疗资源、公共部门资源、社会资源在战时的系统性分配能力储备，根据应急管理的制约因素和应急资源配置需求建立基于情景分析方法的资源配置方法①，同时在假设情景分析的基础上考虑与资源配置相关的人员、车辆及地理环境等因素以及各类灾害风险的演变等，不断地协调应急资源调度配置与应急需求的关系，建立应急资源调配模型②，提升配置的韧性效能，加强突发公共卫生事件防控工作中应急资源配置的能力保障。

第六，研究增强全社会应对突发公共卫生事件响应效能。公共卫生防控能力在全社会的储备是实现突发公共卫生事件防控有序、快速响应的重要保障。应从宏观、中观和微观 3 个层次研究增强社会突发公共卫生事件响应效能。宏观上，应利用应急预案演练机制以确定性应对不确定性，化不确定性的突发事件为确定性的常规事件。制定突发公共卫生事件治理过程的应急预案，将全社会人群健康管理、疾病防控措施纳入应急预案制定过程的“情景构建”当中，同时建议形成多部门联合演练机制，并在演练后基于评估和回顾进行应急预案的修订调整，并指导各地市根据自身应急管理发展情况制定、修订预案。另外还可以模拟输入性新发传染病引发疾病大流行等场景，联合多个地区，协调各职能部门共同演练，提升先期处置能力和效率。中观上，可以参考食品安全、生产安全和市场监管领域的行业认证标准化的做法，针对企业、政府机构和公共场所制定突发公共卫生事件应对预案、演练和体系建设的认证标准，推动形成地方行业标准，指导其他企业公共卫生防控和应急体系的建立和监管，发挥各主体的社会责任和行业规制、自我监管功能。微观上，关注如何通过传播知识、改变态度和规范行为 3 个阶段加强健康教育，帮助国民提高生命观和健康观，提升全社会的健康知识素养和健康行为规范，提升突发公共卫生事件防控体系在全社会的防控保障效能。

---

① 张禾、冒朝静：《山区高速公路工程项目突发事故应急救援制约因素分析》，《科技信息》2013 年第 23 期。

② Li Xiang, Li Yongjian, “A model on emergency resource dispatch under random demand and unreliable transportation”, *Systems Engineering Procedia*, Vol. 5, 2012; Das Rubel, Shinya Hanaoka, “An agent-based model for resource allocation during relief distribution” *Journal of Humanitarian Logistics and Supply Chain Management*, Vol. 4, 2014, p. 21.

因此，应从战略层面构建满足平战转换的突发公共卫生事件所需的文化保障效能、法治体系保障效能、人才支撑效能、社会医疗保障效能、资源分配效能、智慧应对效能、全社会应急响应效能的最优提升策略，增强保障的韧性效能，为防控体系提供最高效的保障，这也是提升韧性城市鲁棒性、可恢复性和智慧性的关键。

（2）在韧性治理理论下增强韧性硬实力

硬实力是指看得见、摸得着的物质力量，是指支配性实力，包括基本资源（如土地面积、人口、自然资源）、军事力量、经济力量等。国家本身并不生产硬实力必备的资源要素，实际上资源也必须要取之于社会，也正是因为这个因素，它可以称为国家治理能力的物质来源。公共卫生应急管理的国家治理能力与物质资源之间的关系是呈正比例的，当资源很充足的时候，整个国家应对突发公共卫生问题的能力会显著提高。

第一，研究增强应急物资储备效能。完善国家储备体系是提高国家治理能力、保障国家安全、应对突发公共卫生事件的重要内容，突发公共卫生事件防控的制度保障需要强有力的综合性储备体系作为基础。这个体系应以应急物资、基础设施等“硬”（实物形式的储备）储备为核心要素，同时兼顾应急资金储备及调用能力、应急资源配置能力、防控能力在全社会的储备等“软”储备。本次突发公共卫生事件暴露了公共卫生应急物资储备平战结合机制不完善，物资品种规模有限、应对风险能力不足，储备模式单一、协同保障机制尚未建立，缺乏常态化轮换机制、储备运行和持有成本较高，决策管理薄弱、分发到达率低、社会参与度低、供应链信息不全等问题①；同时公共卫生应急管理基础设施整体建设和储备不能支持公共卫生风险暴发时的迅速响应和迅速恢复的弹性功能，无法配合分级分流救治；此外，我国突发公共卫生事件防控财政资金存在着规模小、地方与中央分担机制不健全、支出结构不合理等问题②，尚未建立起成熟的

① 张晶：《突发性公共卫生事件下城市应急物流的协同运作机制》，《物流技术》2020年第5期；杜剑：《建立科学、完备、优化的应急救灾物资储备体系》，《团结报》2020年第6期。

② 武玲玲：《应急财政管理机制建设研究述评》，《河北经贸大学学报》（综合版）2014年第2期。

突发公共卫生事件防控资金管理体系；且战时面临资源挤兑问题时医疗资源、社会资源、公共部门资源分配能力不协调；最后，应急能力常规化储备不足，应急演练形式化，未能真正体现群防群治。

第二，研究增强应急场所与设施平战转换效能。完善的突发公共卫生事件防控基础设施建设布局，是突发公共卫生事件防控的另一大重要保障。越来越庞大的城市规模与越来越高频的要素流动使得城市公共卫生风险的复杂度大幅提升，城市中与城市间的人流、物流、信息流的流动强度与频率都比从前有了指数级增长，这对城市公共卫生基础设施建设提出了更高的要求。公共卫生基础设施至少包含以下 3 类传统设施：一是通常所指的医疗卫生设施；二是与环境卫生相关的基础设施，如公共厕所、垃圾收集与转运设施等；三是市政设施中的给排水设施。此外，信息时代催生的全新的数字化基础设施，如远程医疗、人工智能诊疗、在线卫生服务等也在公共卫生领域发挥越来越重要的作用，成为新型数字公共卫生基础设施。① 目前的研究主要集中在医疗卫生设施如医疗救治场所、应急隔离场所等的改、扩、建方面，然而无论是公共卫生本身的职能要求，还是国际惯例，公共卫生基础设施的含义都更为广泛，涵盖与公共卫生相关的各类基础设施。突发公共卫生事件防控的职能除了对突发公共卫生事件尤其是传染病进行预防、监控和救治之外，还包括对公共环境卫生的监督与管制。

第三，研究增强突发公共卫生事件资金保障效能。资金储备作为有效应对突发公共卫生事件反应机制的重要一环，是突发公共卫生事件时实现各级政府弥补市场缺陷、快速满足社会公共突发性需求的财力保障及物质基础。② 如何提高突发公共卫生事件防控财政资金的使用效益，以最优化的方式分配和利用，考验着我国突发公共卫生事件防控资金的管理及运用能力。政府部门作为宏观调控的主体，应落实具体政策措施，以灵活应对

---

① 赵丽虹、王鹏：《浅议新基建背景下城市公共卫生基础设施建设趋势》，《上海城市规划》2020 年第 2 期。

② 陈华、吴澄清：《南京市社区公共服务实践的调查与思考》，《中共南京市委党校学报》2008 年第 5 期。

各类突发事件的出现，科学、冷静地处理突发事件中的公共需求，有效保障社会群众的生命和财产安全。①

突发公共卫生事件防控资金管理是一个长期、复杂且系统性很强的工程，国务院有关部门和地方各级人民政府应积极通过国际、国内等多渠道筹集资金，用于突发公共卫生事件应急处理工作，建立多元化突发公共卫生事件防控资金筹集机制，将财政资金、专项基金、金融资金、保险资金以及社会团体、个人及国际的无偿捐赠等多渠道资金来源进行统筹、灵活分配，优化突发公共卫生事件防控资金支出结构和投入比例，并完善突发公共卫生事件防控资金使用和监督体系，② 探索提高中国特色的突发公共卫生事件防控的资金保障效能。因此，构建突发公共卫生事件应急工作所需的物资储备能力、基础设施平战转换能力，建立医疗保障风险储备金制度和应对重大突发公共卫生事件时的医疗保障应急管理制度，来增强突发公共卫生事件全过程动态防控体系的应急医疗保障基金调剂和风险化解能力，在防控体系中实现动态的风险分担和紧急救助功能，增强保障的韧性效能，为防控体系提供最高效的保障，是提升韧性城市冗余性和适应性的关键。

二　构建城市群应急管理协作机制——广东探索

在城市化发展过程中，过多的优势资源往大城市集中，一些小城镇很难推动国家城市化的进程，因此我国开始采用国外成熟的“城市群建设”模式，即以一到三个大城市或特大城市为中心，在半径 300 公里的方位内，形成一个大城市带领中小城市协同发展的模式。各个大中小城市之间建设高密度的交通网路，通过高铁、地铁和高速公路串联，从而形成一小时生活圈。

（一）成立“健康城市”委员会

城市群可以运用省、设区的市制定规章的立法权限，探索检疫防控体

① 闵志慧、何艳敏：《我国应急财政资金管理问题探讨——由新冠肺炎疫情引发的思考》，《财务管理研究》2020 年第 7 期。

② 成涛林：《基于新型城镇化视角的我国地方政府债务问题研究》，博士学位论文，苏州大学，2016 年。

系，在疫病传播信息交流、传播病毒防治以及应急性自然灾害、疫病防控物资流通等方面，建立起城市群自然灾害、疫病防控应急联动机制，保证在自然灾害、疫病传播等紧急事故下的社会稳定，降低社会治安的风险。

为构建统一领导、权责匹配、权威高效、动态督察的公共卫生大应急管理格局，城市群内各市政府可牵头成立城市群应急管理协作委员会——"健康城市"委员会，作为集研判、评估、决策、协同、督察全链条功能为一体的应急协调管理最高常设机构，作为卫生专业信息与行政决策之间形成快速反应的递送和转化机制的主体，缩短决策迟滞和决策质差，即在尽可能短的时间内迅速有效地采取各种与实际情况相符的正确决策，落实国务院的统一部署，定期研究重大疫情防控等卫生健康工作，做到指令清晰、系统有序、条块畅达、执行有力。促进城市应急管理大数据综合平台的构建，统筹协调跨区域、跨部门应急管理总体工作，运用大数据技术及时将多源信息进行共享，完善城市群应急管理协作机制，从而有助于更加精准高效地应对突发公共卫生事件。

"健康城市"委员会下设常设机构、专家咨询小组、应急管理小组和监督管理小组。

常设机构负责报告整理、数据收集和会议召集等日常工作。

专家咨询小组设立多层级专家工作制度，加强公共卫生循证决策，发挥专家和智库的研判评估、决策咨询作用，以独立报告的形式确保专家参与行政决策的合法、中立和公平理性。

应急管理小组负责平时专题汇报、听证、论证制度及区域间协调联动应急处置机制的落实，战时作为联防联控指挥部的基础，一旦发生重大突发公共卫生事件，可马上以"一办+N 组"的形式集中商议重大事件，建立风险评估、风险决策和风险交流的对接机制，以专业、科学、高效、透明、多方参与和程序合法治理要素使决策转化扁平化，研判结果直达核心，决策部门在尊重专家意见的同时，应适用"客观、公正、审慎"的原则做出决定。

监督管理小组负责推进各项工作的实施，督促、评价各部门任务落实的进度，并汇总问题并定期汇报，解决问题，对公共卫生应急管理体系建设进行目标评价考核的制度规范，采取年度评价和五年考核相结合的方式，健全应急管理体系在研究—制定—实施—监督—解困—推进—落实各环节形成责任闭环，引导各地市党委和政府把“人民健康为中心”“生命至上”作为健康中国建设的出发点和落脚点，落实“全行业”联防联控和群防群治督导责任。

结合《“健康中国2030”规划》的要求，完善“市—区—街镇”三级卫生健康管理体系，强化属地管理责任，增强自上而下、自下而上运行机制的弹性。建议在健康中国行动推进委员会的指导下，以街道（镇）为单位设立“健康中国”基层办公室，整合基层疾控、医疗卫生服务等公共卫生资源，协调辖区内传染病防控、精神病防治、流行病调查、卫生监督、卫生应急处置、爱国卫生运动、老年健康与医养结合服务、人口监测和职业病监管等公共卫生行政管理职能，充任社区公共卫生应急资源物资储备与调配枢纽，推动服务于基层社区的“大公卫”体系建设。建立以居（村）党组织为核心，居（村）委会、业委会、物业公司、社区党员、志愿者、居民骨干等共同参与的基层社区公共卫生应急管理和公共卫生（健康）服务体系。固化战时基层防控三人小组的工作模式，设立社区公共卫生应急管理与卫生健康管理网格工作组，培养专业化的网格员。打造专业素养高、服务态度好与应变能力强的公共卫生“基层网底”。

一个有弹性的公共卫生应急管理体系在结构上需要有多元化、负责任的“党、政、企、社、民、媒”六位一体的治理主体，明确领导、部门协作和责任机制。无论是体制上的组织联动，还是领域上的多元参与，抑或专业上的“医防结合”，都应当通过协同并进来实现各司其职和功能互补，最大限度地发挥疫情防治的整体合力。因此构建统一领导、权责匹配、权威高效、动态督察的公共卫生大应急管理格局是必要的。

（二）建立首席公卫医师制度

公共卫生医师与普通公共卫生从业人员在角色定位上有显著差异，作为行业专家对公共卫生的整个过程（包括计划、提供以及管理等）进行大局把控，并负有向最高决策层及时谏言、参与制定健康促进政策的责任。而为了保证科学的风险研判能真正成为防控决策的核心基础，必须搭建疾控的科学研判结果直接到达核心决策层的机制和平台，以保证专业信息向决策层递送的机制通畅及时。

故此建议直接建立管理与专业合一的岗位，采取“内行治专”的治理模式。参照工信部门总经济师、建委总工程师的设置，在各级卫健委内设首席公卫医师，作为领导班子在技术层和执行层的纽带，是懂技术、会管理的复合型人才。先行先试进行《公共卫生医师条例》和《全科医生管理办法》的地方立法工作，明确界定公卫医师的法定职能、功能定位、能力要求、工作范围、执业范围和责任体系，全面规范公卫医师的培养、考核、准入、认证、使用、评价、激励制度，为全科医生和公卫医师在各级医疗卫生机构中以团队式服务加强健康管理和疾病预防的分工和协作确立依据并设定考核标准，完善公共卫生服务项目提供方式。使来自疾病预防控制机构的首席公共卫生医师成为政府核心决策团队的成员，直接参与应急防疫行政决策，从而建立风险评估、风险决策和风险交流在政府层面的对接，使风险评估向风险决策的转化扁平化，保证了决策的高效和科学，对解决公共卫生人才队伍的出口及标杆性管理有重大意义。

第二节　公共卫生应急管理实践的技术创新

习近平总书记指出“人类战胜大灾大疫离不开科学发展和技术创新”。2020 年初，工信部发文提出部署运用新一代信息技术支撑服务疫情防控和复工复产工作，特别提出支持运用人工智能、大数据、云计算等服务疫情监测分析、人员流动和社区管理等，对疫情开展科学精准防控。

一　公共卫生应急管理中技术创新的现状

技术赋能构建是从更透彻的感知（物联化）、更全面的互联互通（互联化）、更深入的智能处理（智能化）3 方面入手。物联化是指通过城市中遍布各处的智能设备将感测数据收集，使所有涉及突发公共卫生事件应对的各个重要方面都能够被有效地感知和监测起来；互联化是指通过网络及城市内各种先进的感知工具的连接，整合成一个大系统，使所收集的数据能够充分整合起来成为更加有意义的信息，进而形成关于突发公共卫生事件应对的全面影像，使突发公共卫生管理者和市民可以更好地进行管理和生活；智能化则是在数据和信息获取的基础上，通过使用传感器、先进的移动终端、高速分析工具等，实时收集并分析突发公共卫生事件应对中的所有信息，以便政府及相关机构及时做出决策并采取适当措施。然而，针对创新技术为突发公共卫生事件治理赋能的议题，不能仅谈论技术的能力，要放在公共管理视角去看这个问题，既需要思考以往突发公共卫生事件中技术赋能成功之处及影响因素，也需要思考技术伦理、数字包容以及数字鸿沟问题，不能让技术发展成为某些人行动的障碍。

二　公共卫生应急管理中的技术能力需求和问题

(一) 公共卫生应急管理中的治理需求

1. 数字化应急预案制定需求

数字化预案技术从概念提出到如今大致经历了电子化、可视化、智能化 3 个发展阶段。① 从国内外现状看，目前较为成功的数字化预案系统已经实现了应急预案流程的自动分析执行功能，能够根据突发事件后果模拟进行应急处置方案分析，并通过现场视频监控摄像头和三维仿真环境实现了事发现场的可视化。未来几年数字化预案技术的发展方向将体现在两个方面，即高度的智能化和实时化。（王波等，2014）② 以朝阳区为例，朝阳区数字化卫生应急预案已经完成电子化和可视化，一方面通过电子化，实现了预案的文本编辑、分类查询等功能；另一方面，通过可视化实现了综合运用文字、声音、图像、视频等要素，整合了辖区各种突发事件部门信息导人、GIS 自动定位功能等，与预案流程图关联，完成指令推送，能够快速获取突发事件现场信息，基本能够实现应急预案的结构化、流程化和精准化，根据类型快速自动匹配预案、启动并分发预案任务以及相关数据的统计和分析等功能。③

---

① 张超、裴玉起、邱华：《国内外数字化应急预案技术发展现状与趋势》，《中国安全生产科学技术》2010 年第 5 期。

② 王波、吕筠、李立明：《生物医学大数据：现状与展望》，《中华流行病学杂志》2014 年第 6 期。

③ 师伟、杨桦、崔树峰等：《基于大数据的区域卫生应急管理实践》，《中国急救复苏与灾害医学杂志》2016 年第 11 期。

2. 监测、预测能力需求

完善中国数字化公共卫生应急管理体系建设，需要强化公共卫生风险监测、预测与风险研判的人工智能技术，提高管控精准度和筛查效率。① 大数据技术的“嵌入”能够为职能部门精准预测社会动态提供坚实的技术基础，从而有助于更具针对性地开展应急防控。大数据技术“嵌于”应急防控治理系统主要有两个渠道：一是运用大数据技术进行描述性分析，即针对已产生的数据集合进行分析，以揭示重大社会事件发生的节点规律；二是进行预测性分析，即面向未来预测发展趋势。运用大数据技术开展实时的数据监测和科学的数据分析，能够使治理职能部门从宏观上把握社会发展趋势，以便及时采取措施处理潜在的社会风险，做到防微杜渐、防患于未然。②

3. 应急指挥决策能力需求

利用大数据技术的快速汇集和深度分析功能，更全面、准确地挖掘隐藏在数据背后的非常规信息，并将数据处理和分析的结果转化为支撑决策的基础，从而提高应急响应的速度和准确率。③ 有学者呼吁应急管理进入人工智能时代，大力推进智能化深度学习，提升决策研判能力。④ 政府对突发事件进行决策分析时，应广泛而实时地对政府业务数据、各类调查数据、网络挖掘数据以及传感设备数据进行关联性挖掘和收集，为决策分析提供数据基础；通过大数据存储和处理技术深度分析关键数据，发现数据间的内在联系，找出规律性，以此拟定突发事件决策框架，进行突发事件预测、应急方案制定和突发事件控制；依据交互反馈信息有针对性地完善

---

① 张新、林晖、王劲峰等：《中国数字化公共卫生应急管理体系建设的科技策略建议》，《武汉大学学报》（信息科学版）2020 年第 5 期。

② 丁壮、张云等：《从新冠疫情防控看大数据技术“赋能”应急信息治理》，《长江论坛》2020 年第 4 期。

③ 丁壮、张云等：《从新冠疫情防控看大数据技术“赋能”应急信息治理》，《长江论坛》2020 年第 4 期。

④ 郭宏彬：《人工智能助升应急管理水平》，《人民论坛》2019 年第 24 期。

突发事件决策，确保政府决策的科学性和有效性①。将“风险—应急”治理框架与大数据技术结合，运用信息技术改变突发公共卫生事件的治理状态，以大数据为基础实现整体性对接，并形成“大数据治理→突发公共卫生事件风险防范→突发公共卫生事件应急处置→突发公共卫生事件应急决策→实现治理目标”的一体化治理模式。②

4. 应急信息传播能力需求

在本次突发公共卫生事件中，数字化政务系统起到的最突出作用是对公共卫生应急信息和防控政策的及时发布。例如，此次公共卫生应急得以取得胜利的关键一步是广大人民群众严格按照政府的紧急防控安排及时进行的居家隔离，而他们及时获取公共卫生应急和相关防控政策信息的主要渠道，就是各地政府借助数字化政务平台以及其他公共信息平台（如微信公众号、官方微博、官方网站等）实施的信息推送。这种及时的信息推送带来的有序化的居家隔离，既有效遏制住了突发公共卫生事件的进一步恶化，又成功化解了潜在的社会恐慌风险。数字化政务平台还在下述两个方面起到了重要的作用。一是及时传递与公共卫生应急有关的公共服务信息，如社区就医引导、在线口罩预约、线上政务办理等便民服务信息；二是在突发公共卫生事件后期，各级政府借助这一平台及时发布了复工复产政策信息，并为企业提供了高效便捷的复工复产审批服务。其中，国务院办公厅依托全国政务一体化平台，为全力促进有序的复工复产，针对中小企业和个体工商户开通了绿色通道，优化了行政审批流程。各级地方政府则通过汇总本地疾控、电力、交通等部门提供的大数据，及时推出了“企业复工申报平台”“数字化防疫平台”等线上审批平台，统筹推进复工复产。③

---

① 田新玲、黄芝晓：《大数据时代突发危机事件噪音治理——基于行动者网络理论的视角》，《新闻大学》2015 年第 4 期。

② 赵发珍、赵官虎：《大数据环境下面向突发公共卫生事件的一体化治理研究》，《电子政务》2020 年第 5 期。

③ 丁壮、张云筝：《从新冠疫情防控看大数据技术“赋能”应急信息治理》，《长江论坛》2020 年第 4 期。

（二）公共卫生应急管理中的技术问题

根据近年来的公共卫生应急经验，尤其是本次突发公共卫生事件处置现状，暴露出以下一些核心问题。

1. 预警关口相对滞后

现行预警系统基于对临床确诊病例数据的分析，以出现聚集性病例“苗头”为预警“起点”，其预警时间关口明显滞后。此外，现行系统仅对已纳入国家法定报告管理的传染病出现聚集性“苗头”进行预警，限制了对新发和突发传染病监测预警的能力。

2. 预警信息来源相对单一

由于预警监测系统在卫生健康系统内部以及跨行业部门之间一直未能有效建立起信息共享机制，关联数据扩展、数据互联互通和整合分析无法实现，现行系统监测数据仅仅来源于医疗卫生机构，依靠临床医师在诊疗过程中采集；数据内容单一，仅包括患者个体基本信息、疾病名称和发病时间，缺少对早期监测预警具有重要意义的其他信息，比如症状、接触史、生活史、交通史等。这极大限制了系统对传染病的监测预警能力。

3. 预警技术相对落后

现行的传染病预警系统于 2008 年正式在全国运行，其平台架构、数据管理、模型构建是 10 年前的技术，比如数据管理仍然以中心服务器为主的集中式管理，预警模型以不具学习能力的确定型模型为主。而近年来迅速发展的机器学习、人工智能等新技术未在该系统中得到应用，其结果是系统的数据整合能力差，数据源未得到拓展，算法缺乏智能化学习能力，预警能力未得到有效的提高。

三　公共卫生应急管理中技术赋能的路径与机制

（一）公共卫生与行政决策“智慧卫健”平台的搭建

对于卫生专业信息向行政决策的高效递送和转化，同样也需要大数据在技术上给予有力的助力。在大数据时代，通过运用数据辅助重大行政决策，并借助技术革新决策的模式，能够很大程度提升决策能力的科学化与现代化，已经成为实现国家治理能力和治理体系现代化的重要途径。目前的决策主要通过决策机关通过对传统的技术方法收集到的信息进行分析整合，一方面信息的收集效率低下，另一方面决策相关信息收集的全面性也有所欠缺，引发决策效果不彰，而这也正是现阶段新发传染病的应对中所欠缺的（见图6-1）。

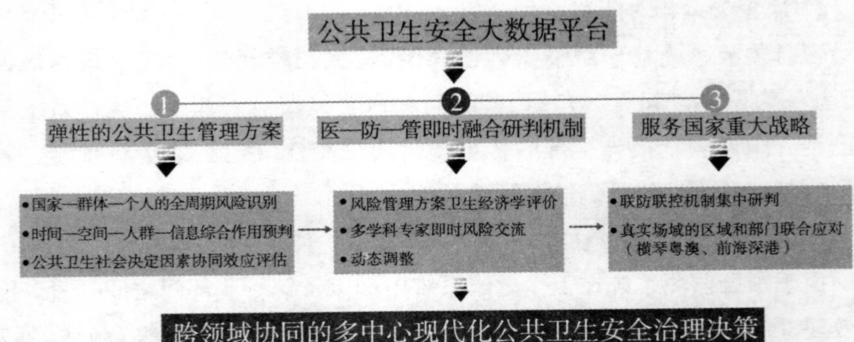

图6-1　重大突发公共卫生事件医—防—管“四维”协同治理决策路径

新一代信息技术需要进一步在卫生专业信息向行政决策的高效递送和转化中起到更加有力的支撑作用。其一，在“智慧卫健”平台的基础上，决策机关在应急状态下可在海量信息数据中挖掘出与决策相关的要素，经过构建基于流行病学理论科学分析的数学模型，将需要决策的内容代入其中并加以锁定，完成对未来趋势的精准预测；其二，公共卫生与行政决策“智慧卫健”平台的搭建，可以在一定程度上缓解条块分割又条块交叉行政组织体系带来的信息系统不联通、侧重于系统内部传递并呈现碎片化、分散化的问题，有助于打通公共卫生机构、医疗机构和政府部门等卫生系统与行政系统之间的信息壁垒，优化决策流程；其三，由于决策机关认知的有限性，在决策过程中难免存在疏漏，而在卫生决策领域构建集中的“智慧卫健”平台，能在海量信息和精准算法的基础上迅速揭示信息与决策目标之间的关联，更大程度地提升风险决策的科学性和准确性；其四，在新发传染病的应急应对中，病原检测、快速筛查、临床诊疗、新药（疫苗）研发与快速制备、个体防护标准等都随着认识的深入在不断变化，疫情发展更是往往瞬息万变，公共卫生与行政决策“智慧卫健”平台的建立能够给决策机构提供实时、动态的信息作为决策基础，多角度、全过程地审视决策方案的应用，并随之进行及时的调整。

（二）公共卫生应急管理的技术创新实践

1. 事前阶段的应用

此阶段主要是常态化预防和准备阶段，聚焦于社区治理。社区作为城市治理的基本单元，社区是政府实现源头防治的主战场，也是市民保障自我安全的“最后一公里”防线，具有管理上的自治性、功能上的综合性和管辖上的区域性等特质。通过研究信息化手段如何在社区治理过程中发挥纽带作用，对社区团体和市民技术赋能。在公共卫生风险难以预测的情况下做好应急准备，激发其主观能动性，动态地从不同环节切入到风险治理全过程，成为真正的利益相关者和执行者。

（1）统一平台解决跨政府多部门协作难题

公共卫生应急管理体系建设在很多情况下涉及规划、建设、运营管理 3 个环节，走完这 3 个环节不仅需要跨越不同的主管部门，通常也需要跨越很长的时间周期，落实到具体项目上可能出现建设不完全符合规划、运营管理阶段发现了问题也难以再回到规划阶段。以“时空一张图”为理念，统一平台、打通规划、建设、运营环节，“一张蓝图”多部门联动、建设与规划相互校对，项目建设阶段发现偏离规划的问题可以及时修正，建设过程发现规划阶段不周，反过来矫正规划，共同提升。以“智慧卫健”为统一平台，统一规划、建设、验收、运维、评价等流程各环节，很大程度上解决了项目主管部门割裂的问题。

（2）工作专班消解部门重复建设的乱象

信息化时代，部门平台、项目重复建设问题较为突出，各部门在缺乏前期沟通的前提下，通常根据自身需求各自立项，造成项目间相互重叠、重复。有的部门甚至为一项工作建立一个系统，致使部门内外系统林立、杂乱无章。建立工作专班，将和公共卫生应急管理紧密相关的部门相关人员成立专班。以往信息化建设项目以政府部门为单位，统一向财政部门申请立项，难免造成共同需求类似项目的重复建设，造成财政资金浪费。“智慧卫健”平台可利用工作专班，统一征集部门需求，整体立项，在立项前实现部门协同，避免出现各部门小项目林立、重复建设，以及新的数据烟囱。

（3）协同多方研究力量，研判促进技术与需求对接

政府多部门系统数据汇合在统一平台上，协同共振，不断碰撞出更

多需求。信息化时代，科技企业为政府提供信息技术支撑已经成为常态。以往部门分别采购企业信息化产品和服务容易出现企业的服务不能满足需求，而在采购之初单一部门可能由于专业量不足，不能及时发现潜在问题，导致使用服务过程中被企业的产品思路主导，偏离政府的实际需求。"智慧卫健"平台集中力量解决技术和需求的对接问题，判断技术和应用需求封装的贴合度，对市场提供的技术与政府实际需求的匹配度把关。

新一代信息科技产业联盟，形成长效支撑团队，打造企业生态链，将相关企业汇集建设企业库，共同协助支撑公共卫生应急管理体系的关键功能、拓展应用场景的落地和实现。鼓励相关行业领域有实力、有业绩、技术过硬的企业加入产业联盟，形成对"智慧卫健"平台建设持续支持的企业团队，在政企合作的过程中，造就一批企业，成就一批企业。

2. 事中阶段的应用

分析应急调度与指挥、应急处置、风险沟通等环节实践过程中存在的问题。探索通过5G、人工智能、遥感遥测、GIS系统等技术手段建立突发事件现场与指挥中心的联系，让指挥人员直接观察到一线实情，做出对突发事件有利的决策，让应急人员更快前往一线进行应急处置工作，并及时就特殊事件进行沟通，减轻损失。通过对应急管理事中阶段的信息化手段，实现应急处置全过程资料信息化，有效实现上下联动，以及跨部门跨单位信息共享利用，打破"信息壁垒"，为重大疾病多部门联防联控工作和全过程动态化防控提供信息技术和决策辅助支撑。

3. 事后阶段的应用

新一代信息技术在应急管理事后应用的主要功能分析包括物资调度、应急处置遗留问题与违法违规信息的传输与反馈、社会舆论引导等环节实践过程中存在的问题。利用人工智能遥感遥测、GIS系统等技术合理高效地调配物资，开展资源整合，提升事后恢复的速度与效率；向政府执法部门提供管理过程中发现或出现的违法违规信息，为政府各执法部门加强行政执法提供执法或监管依据；抓取突发事件相关的舆情信息，及时进行权威回应，有针对性开展舆论引导，促进和推动社会公众和企事业单位积极参与事后恢复。

参考文献

（一）中文参考文献

习近平：《切实把思想统一到党的十八届三中全会精神上来》，《人民日报》2014 年 1 月 1 日。

习近平：《全面提高依法防控依法治理能力　健全国家公共卫生应急管理体系》，《求是》2020 年第 5 期。

习近平：《习近平关于统筹疫情防控和经济社会发展重要论述选编》，中央文献出版社 2020 年版。

习近平：《协同推进新冠肺炎防控科研攻关　为打赢疫情防控阻击战提供科技支撑》，《旗帜》2020 年第 3 期。

[美] 劳伦斯·高斯汀、林赛·威利：《公共卫生法：权力·责任·限制》，苏玉菊、刘碧波、穆冠群译，北京大学出版社 2020 年版。

[美] 埃里克·施密特、乔纳森·罗森伯格、艾伦·伊格尔：《重新定义公司：谷歌是如何运营的》，靳婷婷译，中信出版社 2020 年版。

[美] 埃莉诺·奥斯特罗姆：《公共事务的治理之道》，余逊达、陈旭东译，上海译文出版社 2012 年版。

[美] 埃米·波蒂特、马可·詹森，埃莉诺·奥斯特罗姆：《共同合作——集体行为、公共资源与实践中的多元方法》，路蒙佳译，中国人民大学出版社 2012 年版。

安红昌：《健全中国特色应急管理体系的思考》，《工业安全与环保》2020 年第 11 期。

白茹梦、王谦：《数字赋能搭建智能资源管理系统——物联网技术在应急资源管理领域的应用前景初探》，《中国应急管理》2020 年第 7 期。

邴启亮：《建设韧性城市，应对重大突发公共卫生事件》，《城乡建设》2020 年第 6 期。

蔡文成、朱荣康：《理念・体系・能力：基层社区疫情防治与危机治理》，《江苏海洋大学学报》（人文社会科学版）2020 年第 3 期。

曹傧、林亮、李云等：《区块链研究综述》，《重庆邮电大学学报》（自然科学版）2020 年第 1 期。

陈晋：《人工智能技术发展的伦理困境研究》，吉林大学出版社 2016 年版。

陈明：《大数据概论》，科学出版社 2015 年版。

陈强、郭岩、万明等：《全球公共卫生情报网及对我国的启示》，《医学信息学杂志》2011 年第 3 期。

陈雯艾、罗义国、廉养杰等：《新时代基层医疗机构全科医生人力资源现状思考》，《中国农村卫生》2020 年第 11 期。

陈云良：《卫生法学》，高等教育出版社 2019 年版。

陈志军：《浅析我国海上搜救管理的体制创新》，《天津航海》2020 年第 2 期。

仇蕾洁、马桂峰、张雪文等：《农村基层突发公共卫生事件应急能力评价指标体系构建研究》，《中国卫生事业管理》2017 年第 11 期。

仇蕾洁、张雪文、马桂峰等：《基于供给侧视角的基层医疗机构卫生人力资源短缺问题研究》，《中国卫生事业管理》2018 年第 11 期。

丛亚丽：《公共卫生伦理核心价值探讨》，《医学与哲学》2015 年第 10 期。

丛亚丽：《论“守望相助”作为公共卫生伦理的核心价值之一——基于传染病伦理问题的思考》，《中国医学伦理学》2020 年第 3 期。

代涛、陈瑶、韦潇：《医疗卫生服务体系整合：国际视角与中国实践》，《中国卫生政策研究》2012 年第 9 期。

邓爱民：《防患于未然：旅游公共卫生体系的缺失与构建》，《社会科学家》2020 年第 4 期。

丁朝刚：《卫生法学》，北京大学出版社 2015 年版。

丁新宇、李振：《国家治理现代化需要进行中国特色之诠释——基于适应市场经济发展需要的视角》2017 年第 1 期。

丁壮、张云筝：《从新冠疫情防控看大数据技术“赋能”应急信息治理》，《长江论坛》2020 年第 4 期。

董立人、李作鹏：《树立“全周期管理”意识提高城市应急管理水平》，《中共郑州市委党校学报》2020 年第 3 期。

董文勇：《论基础性卫生立法的定位：价值、体系及原则》，《河北法学》2015 年第 2 期。

杜晶晶、胡登峰、张琪：《数字化赋能视角下突发公共事件应急管理系统研究——以新型冠状病毒肺炎疫情为例》，《科技进步与对策》2020 年第 20 期。

杜仕林：《卫生法学》，中山大学出版社 2012 年版。

方俊杰、雷凯：《面向边缘人工智能计算的区块链技术综述》，《应用科学学报》2020 年第 1 期。

方正：《系统论视域下中国疫情防控体系的建设与优化》，《北方民族大学学报》2020 年第 4 期。

冯艳飞、黄宏纯：《基于危机周期理论的应急管理技术创新体系》，《武汉理工大学学报》（信息与管理工程版）2012 年第 6 期。

符丽媛、朱玲玲、秦泓等：《对中国口岸核心能力建设现状的思考》，《口岸卫生控制》2012 年第 5 期。

高丽茹、彭华民：《中国困境儿童研究轨迹：概念、政策和主题》，《江海学刊》2015 年第 4 期。

关健：《从伦理和法理角度谈突发公共卫生实践及研究中的个体权益》，《中国医学伦理学》2020 年第 9 期。

郭宏彬：《人工智能助升应急管理水平》，《人民论坛》2019 年第 24 期。

郭天武、吕嘉淇：《粤港澳大湾区法治合作的立法路径》，《地方立法研究》2020 年第 4 期。

郭晓斐、姚晓曦、高翠巧等：《社会组织在贫困地区健康教育与健康促进中的作用》，《中国健康教育》2019 年第 4 期。

韩大元、莫于川：《应急法制论》，北京法律出版社 2005 年版。

韩锋：《基于应急体系视角下的我国突发公共卫生事件应急管理的特点、原则及重要意义》，《改革与开放》2014 年第 23 期。

何田田：《“现有科学证据”规则与全球卫生法的完善》，《中国社会科学院研究生院学报》2020 年第 6 期。

何阳、高小平：《“双线”考评机制：技术赋能下基层政府绩效评估新途径》，《理论与改革》2020 年第 6 期。

贺全兵：《可视化技术的发展及应用》，《中国西部科技》2008 年第 4 期。

贺昱辰、张泽宇：《政府治理现代化与公共卫生法治建设——中国行政法学研究会 2020 年年会综述》，《行政法学研究》2021 年第 3 期。

侯国文：《依法行政原则的内涵及其应用》，《区域治理》2019 年第 51 期。

侯玉文、王娜、王麒齐等：《基于大数据技术提升京津冀地区工业应急支撑能力的研究与综述》，《天津科技》2020 年第 7 期。

胡鞍钢：《中国国家治理现代化的特征与方向》，《国家行政学院学报》2014 年第 3 期。

胡博远：《论比例原则对突发事件应对中行政紧急权力的规制》，硕士学位论文，天津师范大学，2015 年。

胡春丽：《突发事件应对的地方立法研究》，硕士学位论文，西南政法大学，2011 年。

胡广宇、邱五七：《从指南到实践：推动新型冠状病毒肺炎（COVID-19）防控风险沟通和社区参与》，《中国循证医学杂志》2020 年第 6 期。

胡宁生：《国家治理现代化：政府、市场和社会新型协同互动》，《南京社会科学》2014 年第 1 期。

胡世锋、谷世红：《基于物联网技术的应急物流管理系统的设计与实现》，《物流技术》2014 年第 5 期。

胡智鹏、李瑶、宋绍成等：《突发公共卫生事件大数据分析与防控策略研究》，《情报科学》2020 年第 11 期。

黄建始：《公共卫生的价值和功能》，《中国健康教育》2006 年第 1 期。

黄晓林：《突发公共卫生事件政府信息公开规定中的不足与完善》，《中国卫生法制》2020 年第 5 期。

黄卓泳、苏焕群、贺莲等：《科技创新对突发公共卫生事件应急管理能力的作用》，《现代医院》2016 年第 11 期。

江林：《突发事件应对之地方立法质量研究——基于 22 部省级地方立法文本的考察》，《四川轻化工大学学报》（社会科学版）2020 年第 4 期。

姜明安：《行政法与行政诉讼法》，北京大学出版社 2011 年版。

姜长云、姜惠宸：《新冠肺炎疫情防控对国家应急管理体系和能力的检视》，《管理世界》2020 年第 8 期。

解志勇：《卫生法基本原则论要》，《比较法研究》2019 年第 3 期。

金自宁：《风险视角下的突发公共卫生事件预警制度》，《当代法学》2020 年第 3 期。

靳彬、骆达、詹引等：《医疗机构卫生应急体系建设现状研究》，《中国卫生事业管理》2019 年第 1 期。

孔建芬、邵浙新、袁菁鸿：《重大突发公共卫生事件中医疗机构应急防控的难点与对策分析》，《卫生经济研究》2020 年第 8 期。

孔晓明、张丽、雷艳等：《社区公共卫生应急能力 SWOT 分析与对策——以杭州市余杭区社区为例》，《中国农村卫生事业管理》2019 年第 5 期。

兰月新：《智慧应急科学管理——兼评〈应急管理——整合与重塑〉》，《中国管理信息化》2018 年第 7 期。

李飞：《中华人民共和国突发事件应对法释义及实用指南》，中国民主法制出版社 2014 年版。

李海青：《治理现代化视野中的中国改革》，人民出版社 2017 年版。

李健、宋昱光、张文：《区块链在突发事件应急管理中的应用研究》，《经济与管理评论》2020 年第 4 期。

李江、陶沙、李明等：《健康管理的现状与发展策略》，《中国工程科学》2017 年第 2 期。

李林：《依法治国与推进国家治理现代化》，《法学研究》2014 年第 5 期。

李玲：《探索全民健康体系的中国方案》，《人民日报》2020 年 6 月 9 日。

李乔、郑啸:《云计算研究现状综述》,《计算机科学》2011 年第 4 期。
李泉:《治理思想的中国表达——政策、结构与话语演变》, 中央编译出版社 2014 年版。
李素艳:《加拿大应急管理体系的特点及其启示》,《理论探讨》2011 年第 4 期。
李维安、张耀伟、孟乾坤:《突发疫情下应急治理的紧迫问题及其对策建议》,《中国科学院院刊》2020 年第 3 期。
李文钊:《制度分析与发展框架: 传统、演进与展望》,《甘肃行政学院学报》2016 年第 6 期。
李旭东、王耀球、王芳:《突发公共卫生事件下基于区块链应用的应急物流完善研究》,《当代经济管理》2020 年第 4 期。
李雪松:《技术赋能综合行政执法改革: 基于"智慧城管"的实证分析》,《四川行政学院学报》2020 年第 1 期。
李耀华、赵金香、何晅扬:《健康中国视域下基层医疗机构突发公共卫生事件应急管理问题研究》,《中国初级卫生保健》2020 年第 8 期。
李业昆、姜樊:《互联时代如何给组织赋能》,《经济研究参考》2018 年第 47 期。
李贞、李栋:《重大突发公共卫生事件下的风险治理研究——基于"两微"舆论风险的视角》,《云南财经大学学报》2020 年第 12 期。
李紫娟:《国家治理理论的马克思主义源流》, 浙江人民出版社 2015 年版。
厉以宁、孟晓苏、李克强:《走向繁荣的战略选择》, 经济日报出版社 2013 年版。
梁思园、何莉、宋宿杭等:《我国医疗联合体发展和实践典型分析》,《中国卫生政策研究》2016 年第 5 期。
梁梓晖、张亚丽、陆泽源等:《新型冠状病毒肺炎暴发疫情下流行病学关键概念理解偏差及其对防控的影响》,《热带医学杂志》2020 年第 3 期。
林富明、袁晓宏、周源等:《地理信息系统在新冠肺炎疫情防控中的应用思考》,《测绘与空间地理信息》2020 年第 9 期。

刘波、李娜：《网络化治理——面向中国地方政府的理论与实践》，清华大学出版社 2014 年版。

刘国恩：《以放开医疗市场倒逼公立医院改革》，《中国医药报》2014 年第 6 期。

刘鹏飞、翟薇、吴汉华：《新冠肺炎疫情中的新闻发布与舆论引导》，《青年记者》2020 年第 15 期。

刘琪琪：《法的价值冲突及解决方法》，《法制与社会》2016 年第 21 期。

刘湘国：《卫生治理体系和治理能力现代化研究》，《管理观察》2015 年第 36 期。

刘鑫、连宪杰：《论基本医疗卫生法的立法定位及其主要内容》，《中国卫生法制》2014 年第 3 期。

刘玉兰、彭华民：《社区抗逆力培育：流动人口聚居区治理的社会工作策略研究》，《人文杂志》2019 年第 8 期。

刘智慧、张泉灵：《大数据技术研究综述》，《浙江大学学报》（工学版）2014 年第 6 期。

路爱国：《加拿大全民医疗体系的建立、运作和调整》，《经济研究参考》2007 年第 45 期。

吕景胜：《〈紧急状态法〉立法研究》，《中国人民大学学报》2003 年第 5 期。

吕世伦、文正邦：《法哲学论》，中国人民大学出版社 1999 年版。

吕同舟：《政府职能转变的理论逻辑与过程逻辑——基于国家治理现代化的思考》，《国家行政学院学报》2017 年第 5 期。

马亮：《技术赋能、数据驱动与精准防疫》，《社会科学报》2020 年第 4 期。

梅扬：《比例原则的适用范围与限度》，《法学研究》2020 年第 2 期。

聂恩琼、夏尧、汪涛等：《One Health——应对新发传染病的新理念》，《微生物与感染》2016 年第 1 期。

欧阳家庆、扬胜刚：《“粤港澳大湾区”三地制度建设路径探索》，《陕西行政学院院报》2020 年第 1 期。

欧阳桃花、郑舒文、程杨：《构建重大突发公共卫生事件治理体系：基于中国情景的案例研究》,《管理世界》2020 年第 8 期。
彭成义:《国外吹哨人保护制度及启示》,《政治学研究》2019 年第 4 期。
彭国强、吴伟、黄杰等:《开展家庭医生式社区健康管理主路径探索》,《中国初级卫生保健》2015 年第 3 期。
蒲海涛:《物联网环境下基于上下文感知的智能交互关键技术研究》,博士学位论文,山东科技大学,2011 年。
齐峰:《人类卫生健康共同体:理念、话语和行动》,《社会主义研究》2020 年第 4 期。
钱玲:《人工智能技术风险研究》,硕士学位论文,南昌大学,2018 年。
钱晓军、范冬萍:《GIS 技术及物联网在城市物联应急平台构建中的应用》,《现代电子技术》2015 年第 24 期。
秦江梅:《国家基本公共卫生服务项目进展》,《中国公共卫生》2017 年第 9 期。
清华大学公共管理学院危机管理课题组:《国外公共卫生突发事件应对体系》,《医院管理论坛》2003 年第 8 期。
邱泽奇:《技术与组织的互构——以信息技术在制造企业的应用为例》,《社会学研究》2005 年第 2 期。
曲广娣:《论法律体系的概念及其构建的一般条件——综合系统论和分析法学视角》,《中国政法大学学报》2015 年第 3 期。
屈腾佼、谷仕艳、李萌竹等:《中国卫生应急管理发展现状及面临挑战》,《中国公共卫生管理》2019 年第 4 期。
渠慎宁、杨丹辉:《突发公共卫生事件的智能化应对:理论追溯与趋向研判》,《改革》2020 年第 3 期。
任颖:《从“后果控制”到“风险规制”:公共卫生事件法律应对模式转型》,《中南民族大学学报》(人文社会科学版)2020 年第 3 期。
容志:《结构分离与组织创新:“城市大脑”中技术赋能的微观机制分析》,《行政论坛》2020 年第 4 期。
阮博:《城市扩张中的公共服务均等化困境:基于广州市的实证分析》,《社会主义研究》2015 年第 4 期。
闪淳昌、周玲、秦绪坤等:《我国应急管理体系的现状、问题及解决路径》，《公共管理评论》2020 年第 2 期。
商寅泉：《北京新疫情印证常态化防疫不可放松》，《中国产经新闻》2020 年第 1 期。
申梦晗、李亚青：《医疗保险干预能否缓解三级医院的“虹吸效应”？——基于某大城市的实证研究》，《公共行政评论》2021 年第 2 期。
申曙光、彭浩然：《全民医保的实现路径——基于公平视角的思考》，《中国人民大学学报》2009 年第 2 期。
申卫星：《公共卫生法治的价值取向和机制建设》，《人民周刊》2020 年第 8 期。
师伟、杨桦、崔树峰等：《基于大数据的区域卫生应急管理实践》，《中国急救复苏与灾害医学杂志》2016 年第 11 期。
石东风、万兵华、叶琳等：《构建我国公共卫生法律体系框架的探讨》，《中国公共卫生》2004 年第 1 期。
宋佳宁、张容：《重大突发公共卫生事件防控中比例原则的适用与完善》，《阅江学刊》2020 年第 4 期。
宋林飞：《国家公共卫生应急管理原则与指标体系》，《社会学研究》2020 年第 4 期。
苏宇：《风险预防原则的结构化阐释》，《法学研究》2021 年第 1 期。
隋梦芸、叶迎风、苏锦英等：《国内外社区健康管理模式研究》，《医学与社会》2020 年第 4 期。
孙敏：《基于大数据技术的保障性安居工程跟踪审计研究》，硕士学位论文，西南政法大学，2019 年。
孙祁祥、周新发：《为不确定性风险事件提供确定性的体制保障——基于中国两次公共卫生大危机的思考》，《东南学术》2020 年第 3 期。
孙其博、刘杰、黎羴等：《物联网：概念、架构与关键技术研究综述》，《北京邮电大学学报》2010 年第 3 期。
孙秀民：《中国共产党推进国家治理现代化研究综述》，《学习论坛》2015 年第 5 期。
谭日辉：《风险视角下城市街道社区公共卫生治理研究》，《杭州师范大学学报》（社会科学版）2020 年第 2 期。

唐桂娟：《美国应急管理全社区模式的实施及对中国的启示》，《中国行政管理》2017 年第 6 期。

唐犀、张培田、周倩琳：《国家及广东省应对突发重大传染病疫情立法检视》，《法治论坛》2020 年第 2 期。

陶莹、李程跃、于明珠等：《公共卫生体系要素的确认与研究》，《中国卫生资源》2018 年第 3 期。

田肖配：《突发公共卫生事件背景下地方应急法律体系研究——以新冠肺炎疫情发展为例》，《中国卫生法制》2021 年第 1 期。

田新玲、黄芝晓：《大数据时代突发危机事件噪音治理——基于行动者网络理论的视角》，《新闻大学》2015 年第 4 期。

汪建荣：《我国卫生法的概念、特征和基本原则》，《中国卫生法制》2001 年第 3 期。

汪玉凯：《改革没有回头箭》，安徽人民出版社 2013 年版。

汪志豪、陈馨、李小宁等：《国家基本公共卫生服务项目人才队伍现状分析》，《中国公共卫生》2019 年第 6 期。

王彬、杨露：《世界一流湾区经验与粤港澳大湾区协同发展》，《理论视野》2020 年第 5 期。

王波、吕筠、李立明：《生物医学大数据：现状与展望》，《中华流行病学杂志》2014 年第 6 期。

王超、赵发珍、曲宗希：《从赋能到重构：大数据驱动政府风险治理的逻辑理路与价值趋向》，《电子政务》2020 年第 7 期。

王晨光：《论以保障公民健康权为宗旨打造医药卫生法治的坚实基础》，《医学与法学》2016 年第 1 期。

王晨光：《突发公共卫生事件中公民权利保障与限制》，《中国卫生》2020 年第 3 期。

王晨光：《疫情防控法律体系优化的逻辑及展开》，《中外法学》2020 年第 3 期。

王晨光：《为完善我国公共卫生法治提供参考》，《北京日报》2021 年 3 月 15 日。

王晨光、饶浩：《国际法中健康权的产生、内涵及实施机制》，《比较法研究》2019 年第 3 期。

王春水、翟晓梅、邱仁宗：《试论公共卫生伦理学的基本原则》，《自然辩证法研究》2008 年第 11 期。

王丹、刘祖云：《乡村“技术赋能”：内涵、动力及其边界》，《华中农业大学学报》（社会科学版）2020 年第 3 期。

王高玲、别如娥：《社会管理视角下突发公共卫生事件中政府职能的探析》，《中国行政管理》2011 年第 1 期。

王红漫：《突发公共卫生事件应急管理体系和能力及其评价体系研究进展》，《卫生软科学》2020 年第 11 期。

王宏伟：《总体国家安全观下的公共安全与应急管理》，《社会治理》2015 年第 4 期。

王锴、司楠楠：《新的一般法与旧的特别法的冲突及其解决——以〈突发事件应对法〉与〈传染病防治法〉为例》，《首都师范大学学报》（社会科学版）2020 年第 3 期。

王坤、毛阿燕、孟月莉等：《我国公共卫生体系建设发展历程、现状、问题与策略》，《中国公共卫生》2019 年第 7 期。

王利明：《法律解释学》，中国人民大学出版社 2011 年版。

王明成：《论〈传染病防控法〉基本原则的重构——基于新型冠状病毒肺炎疫情防控的思考》，《社会科学研究》2020 年第 3 期。

王浦劬：《新时代中国政府治理现代化的逻辑主线和实施战略》，《国家治理现代化研究》2018 年第 1 期。

王浦劬、汤彬：《论国家治理能力生产机制的三重维度》，《学术月刊》2019 年第 4 期。

王奇才：《应对突发公共卫生事件的法治原则与法理思维》，《法制与社会发展》2020 年第 3 期。

王绍光、何焕荣、乐园：《政策导向、汲取能力与卫生公平》，《中国社会科学》2005 年第 6 期。

王亚华：《对制度分析与发展（IAD）框架的再评估》，《公共管理评论》2017 年第 1 期。

王延川：《区块链赋能突发事件应急物资保障系统探析》，《北京理工大学学报》（社会科学版）2020 年第 5 期。

王艳珍、颜俊儒：《国家治理现代化视域下全面从严治党效能提升的路径研究》，《理论探讨》2016 年第 3 期。

卫健委：《2016 年我国卫生和计划生育事业发展统计公报》。

卫健委：《2018 年我国卫生健康事业发展统计公报》。

卫健委：《2019 年我国卫生健康事业发展统计公报》。

吴忠民：《社会矛盾新论》，山东人民出版社 2015 年版。

夏俊杰、杨明：《关于科技在应对重大突发公共卫生事件中发挥统筹协同作用的思考》，《中国科学院院刊》2020 年第 8 期。

肖群鹰、刘慧君：《COVID－19 疫情的生命周期模型与分期应急管理》，《城市治理研究》2020 年版第 1 期。

肖巍、刘子怡：《新冠肺炎疫情下卫生应急管理的伦理探索》，《昆明理工大学学报》（社会科学版）2020 年第 3 期。

谢琪、郝义彬、田庆丰：《社区健康管理在城市社区慢性病管理中的应用及对慢性病控制率影响分析》，《智慧健康》2019 年第 4 期。

谢宇、于亚敏、佘瑞芳等：《我国分级诊疗发展历程及政策演变研究》，《中国医院管理》2017 年第 3 期。

谢宇、于亚敏、佘瑞芳等：《我国分级诊疗发展历程及政策演变研究》，《中国医院管理》2017 年第 3 期。

徐国栋：《民法基本原则解释》，中国政法大学出版社 1992 年版。

徐文标、楼菲莉、徐文新：《推进应急管理体系和能力现代化的实践——浙江温州、杭州“智慧应急系统”建设调查报告》，《中国应急管理》2020 年第 9 期。

徐竹：《理解社会：从规范到机制》，华夏出版社 2016 年版。

许耀桐、刘祺：《当代中国国家治理体系分析》，《理论探索》2014 年第 1 期。

薛澜：《顶层设计与泥泞前行：中国国家治理现代化之路》，《公共管理学报》2014 年第 4 期。

薛澜：《学习四中全会〈决定〉精神，推进国家应急管理体系和能力现代化》,《公共管理评论》2019 年第 3 期。

薛澜:《应急管理体系现代化亟待解决的问题》,《北京日报》2020 年 3 月 30 日。

薛澜、刘冰:《应急管理体系新挑战及其顶层设计》,《国家行政学院学报》2013 年第 1 期。

薛澜、张帆、武沐瑶:《国家治理体系与治理能力研究:回顾与前瞻》,《公共管理学报》2015 年第 3 期。

薛腾飞:《区块链应用若干问题研究》,博士学位论文,北京邮电大学,2019 年。

薛小荣:《重大公共卫生事件中市域社会治理的数字赋能》,《江西师范大学学报》(哲学社会科学版)2020 年第 3 期。

晏月平、李忠骥:《新冠肺炎感染人群的人口学分析——以我国 10 省市区为例》,《人口与发展》2020 年第 3 期。

燕继荣:《国家治理体系现代化的变革逻辑与中国经验》,《国家治理》2019 年第 3 期。

杨宸铸:《基于 HADOOP 的数据挖掘研究》,硕士学位论文,重庆大学,2010 年。

杨登峰:《从合理原则走向统一的比例原则》,《中国法学》2016 年第 3 期。

杨开峰:《国家治理的制度逻辑:一个概念性框架》,《公共管理与政策评论》2020 年第 3 期。

姚明、桂群:《我国公共卫生地方立法研究——基于 32 部地方法律规范的实证分析》,《中国卫生事业管理》2020 年第 3 期。

叶必丰:《地方政府在突发传染病事件中的法律应对》,《上海交通大学学报》(哲学社会科学版)2020 年第 5 期。

于安:《制定紧急状态法的基本问题》(上),《法学杂志》2004 年第 4 期。

于梦根、袁蓓蓓、孟庆跃:《基层医疗卫生服务整合的国际经验及对我国的启示》,《中国卫生政策研究》2018 年第 6 期。

俞可平:《论国家治理现代化》,社会科学文献出版社 2015 年版。

俞可平：《国家治理的中国特色和普遍趋势》，《公共管理评论》2019年第1期。

俞可平、［德］海贝勒、［德］安晓波：《中共的治理与适应：比较的视野》，中央编译出版社2015年版。

袁勇、王飞跃：《区块链技术发展现状与展望》，《自动化学报》2016年第4期。

岳经纶、程璆：《新中国成立以来社会福利制度的演变与发展——基于社会权利视角的分析》，《北京行政学院学报》2020年第1期。

岳经纶、黄博函：《健康中国战略与中国社会政策创新》，《中山大学学报》（社会科学版）2020年第1期。

张超、裴玉起、邱华：《国内外数字化应急预案技术发展现状与趋势》，《中国安全生产科学技术》2010年第5期。

张锋：《大数据视域下特大城市应急管理模式反思与重构》，《城市发展研究》2020年第9期。

张锋军：《大数据技术研究综述》，《通信技术》2014年第12期。

张凤阳：《科学认识国家治理现代化问题的几点方法论思考》，《政治学研究》2014年第2期。

张浩：《国家治理现代化的动力学分析》，《黑龙江社会科学》2014年第4期。

张检、何艳玲、唐贵忠：《重大传染病疫情社区综合干预：问题与改进》，《辽宁行政学院学报》2020年第2期。

张健：《中国社会历史变迁中的乡村治理研究》，中国农业出版社2012年版。

张俊、许建华：《突发事件应对中地方政府的处置原则研究》，《灾害学》2014年第1期。

张康之：《为了人的共生共在》，人民出版社2016年版。

张雷、郝纯毅、廖红舞等：《公共卫生伦理学的主要问题与核心价值》，《中国医学伦理学》2019年第1期。

张敏、肖月、袁静等：《我国慢性病社区健康管理现状研究》，《成都医学院学报》2019年第5期。

张鸣春：《从技术理性转向价值理性：大数据赋能城市治理现代化的挑战与应对》，《城市发展研究》2020 年第 2 期。

张青：《加拿大基本医疗卫生服务的体制、标准及其启示》，《中国质量万里行》2016 年第 9 期。

张青、朱艳玲、王安安等：《广州市社区卫生服务机构人力资源配置现状分析》，《中国卫生资源》2018 年第 1 期。

张瑞利、丁学娜：《“互联网+”背景下突发公共卫生事件中社区应急管理研究》，《兰州学刊》2020 年第 7 期。

张守文：《公共卫生治理现代化：发展法学的视角》，《中外法学》2020 年第 3 期。

张树剑、谷志军：《智慧城市、信息共享与大湾区应急管理协作机制的完善》，《中国应急管理报》2019 年第 7 期。

张顺祥、李雪梅、罗念慈等：《大众新闻媒体对突发公共卫生事件相关报道的现场流行病学研究》，《中华流行病学杂志》2013 年第 12 期。

张文显：《依法治疫长治久安》，《法制与社会发展》2020 年第 2 期。

张小进、左昌盛：《公共危机全球治理的困境及路径选择》，《经济与社会发展》2008 年第 7 期。

张新、林晖、王劲峰等：《中国数字化公共卫生应急管理体系建设的科技策略建议》，《武汉大学学报》（信息科学版）2020 年第 5 期。

张新庆、王明旭、蔡笃坚：《新冠肺炎疫情防控中的“相称性原则”解析》，《中国医学伦理学》2020 年第 3 期。

张学清、吕艳、沙磊等：《中国疾病预防控制机构人力资源现状分析》，《中国公共卫生管理》2015 年第 3 期。

张怡民：《中国卫生五十历程》，中国古籍出版社 1999 年版。

张瑜：《大数据环境下大型科研院所基于人工智能的档案知识服务应用研究》，《机电兵船档案》2020 年第 6 期。

张兆曙、方劲：《国家带动型法团主义与国家治理现代化》，《社会学评论》2014 年第 4 期。

赵辰霖、徐菁媛：《粤港澳大湾区一体化下的粤港协同治理———基于三种合作形式的案例比较研究》，《公共行政评论》2020 年第 2 期。

赵鼎新：《机制解释的诠释学挑战和回应》，《社会学评论》2020年第6期。

赵鼎新：《论机制解释在社会学中的地位及其局限》，《社会学研究》2020年第2期。

赵发珍、赵官虎：《大数据环境下面向突发公共卫生事件的一体化治理研究》，《电子政务》2020年第5期。

赵建新：《大数据和人工智能在突发公共卫生事件中的应用研究》，《中国应急管理科学》2020年第3期。

赵磊：《把生物安全纳入国家安全体系》，《理论探索》2020年第4期。

赵路：《加强我国公共卫生管理的若干建议》，《中国科学院院刊》2020年第2期。

赵鹏宇、尤莉莉、刘远立：《基于Donabedian质量理论国家基本公共卫生服务项目实施效果评价》，《中国公共卫生》2020年第5期。

赵茜、陈华东、伍佳等：《我国基层医疗体系的发展与展望》，《中华全科医学》2020年第3期。

赵巍博：《基于危机生命周期理论的城市突发公共事件处置研究》，硕士学位论文，青岛大学，2015年。

郑彬睿、韩克庆：《如何协同福利体制与应急体系？——新冠肺炎疫情跨界危机中的制度衔接》，《公共行政评论》2020年第3期。

郑功成、桂琰：《中国特色医疗保障制度改革与高质量发展》，《学术研究》2020年第4期。

郑吉峰：《国家治理体系的基本结构与层次》，《重庆社会科学》2014年第4期。

郑佳斯：《迈向共建共享新格局：广东探索社会治理创新》，中山大学出版社2017年版。

郑永年：《技术赋权：中国的互联网、国家与社会》，东方出版社2014年版。

郑永年：《中国模式经验与挑战》，中信出版社2014年版。

中国卫生监督协会：《建国70年我国卫生法制建设成效》，《中国卫生法制》2019年第5期。

钟开斌：《中国应急管理机构的演进与发展：基于协调视角的观察》，《公共管理与政策评论》2018 年第 6 期。

钟开斌：《国家应急管理体系：框架构建、演进历程与完善策略》，《改革》2020 年第 6 期。

周安平：《行政程序法的价值、原则与目标模式》，《比较法研究》2004 年第 2 期。

周芳检：《大数据时代的重大突发公共卫生事件预警创新》，《云南民族大学学报》（哲学社会科学版）2020 年第 5 期。

周光清、付晶、夏瑶等：《城市社区健康管理理论与实践经验探讨》，《中国全科医学》2018 年第 36 期。

周光清、夏瑶、崔华欠：《我国城市社区健康管理的问题与对策研究》，《中国全科医学》2018 年第 7 期。

周葭蔚、付航、王若溪等：《我国公共卫生医师培养现状及影响因素研究》，《中国卫生政策研究》2020 年第 2 期。

周津：《物联网环境下信息融合基础理论与关键技术研究》，博士学位论文，吉林大学，2014 年。

周军、赵飞、邓俊琼等：《基于 5G 创新智慧应急》，《电子世界》2020 年第 21 期。

周锐、黄静、范嘉祺：《突发公共卫生事件大数据画像构建研究》，《电子政务》2020 年第 6 期。

周慎、朱旭峰、薛澜：《人工智能在突发公共卫生事件管理中的赋能效用研究——以全球新冠疫情防控为例》，《中国行政管理》2020 年第 10 期。

周小梅、陈靓：《大数据驱动下提高政府公共卫生应急管理能力——新冠疫情期间地方政府人口信息管理启示》，《价格理论与实践》2020 年第 2 期。

周佑勇：《行政法总则中基本原则体系的立法构建》，《行政法学研究》2021 年第 1 期。

朱扬勇、熊赟：《大数据是数据、技术，还是应用》，《大数据》2015 年第 1 期。

卓泽渊：《法的价值论》，法律出版社2006年版。

邹蕾、张先锋：《人工智能及其发展应用》，《信息网络安全》2012年第2期。

（二）英文参考文献

Adrian Levy, Sarah Goring, Constantine Gatsonis, et al, Health Services Evaluation.

Baker M. , 2020, "New Zealand's elimination strategy for the COVID-19 pandemic and what is required to make it work", *New Zealand medicaljournal*, Vol. 133, No. 1512.

Creighton Connolly, S. Harris Ali, Roger Keil, 2020, "On the relationships between COVID-19 and extended urbanization", Vol. 10, No. 2.

Das Rubel, Shinya Hanaoka, 2014, "An agent-based model for resource allocation during relief distribution", *Journal of Humanitarian Logistics and Supply Chain Management*, Vol. 4, No. 2.

David A. Bradt, Christina M. Drummond, 2020, Pocket Field Guide for Disaster Health Professionals.

D-Y Go, Park J. , 2018, "A Comparative Study of Infectious Disease Government in Korea: What we Can Learn from the 2003 SARS and the 2015 MERS Outbreak", *Journal of the Korea Association for Policy Studies*, Vol. 1, No. 27.

Emilie Alirol, Laurent Getaz, Beat Stoll, et al. , 2011, "Urbanisation and infectious diseases in a globalised world", Vol. 11, No. 2.

Ernst-Ulrich Petersmann, 2002, "Time for a United Nations 'Global Compact' for Integrating Human Rights into the Law of Worldwide Organizations: Lessons from European Integration", Vol. 13, No. 3.

Farid-Wajdi-Akashah-Aniza Nur Farhani Ab Aziz, 2019, "Conceptual framework for risk communication between emergency response team and management team at healthcare facilities: A Malaysian perspective", *International Journal of Disaster Risk Reduction*.

Galea Sandro, Vlahov David, 2005, *Handbook of Urban Health: Populations*,

Methods, *and Practice*.

Green M. S., Zenilman J., Cohen D., et al., 2007, "Risk Assessment and Risk Communication Strategies in Bioterrorism Preparedness", Nato Security Through ence.

Haffajee, R. L., & Mello, M. M., 2020, "Thinking Globally, Acting Locally — The U. S. Response to Covid-19", *New England Journal of Medicine*, Vol. 382, No. 22.

Hodge, G. J., Gostin L-O, et al., 2007, "The Pandemic and All-Hazards Preparedness Act: Improving Public Health Emergence Response", JAMA, Vol. 15, No. 297.

Jia Wang, Yuan Beibei, Li Zhengmao, et al., 2019, "Evaluation of Public Health Emergency Management in China: A Systematic Review", *International journal of environmental research and public health*, Vol. 18, No. 16.

Kieny M. P., 2014, "World Health Organization media centre commentary: Ebola and health systems: now is the time for change".

Krishna Regmi, Ivan Gee, 2016, Public Health Intelligence.

Koplan J. P., Bond T. C., Merson M. H., et al., 2009, "Towards a common definition of global health", Lancet, Vol. 373, No. 9679.

La Porte T., 2006, *Organizational strategies for complex system esilience*, *reliability*, *and adaptation*, Cambridge: Cambridge University Press.

Li Xiang, Li Yongjian, 2012, "A model on emergency resource dispatch under random demand and unreliable transportation", *Systems Engineering Procedia*, Vol. 5.

Mattias Kumm, 2004, "The Legitimacy of International Law: A Constitutionalist Framework of Analysis", *The European Journal of International Law*, Vol. 15, No. 5.

Mbuso Precious Mabuza, 2020, Evaluating International Public Health Issues.

Nguyen THD, Vu DC, 2020, "Summary of the COVID-19 outbreak in Vietnam—Lessons and suggestions", *Travel Medicine and Infectious Disease*.

Parmet, W. E., & Sinha, M. S, 2020 "Covid-19 — The Law and Limits of

Quarantine", *New England Journal of Medicine*, Vol. 382, No. 15.

Ranney M. L., Griffeth V., Jha A. K., 2020, "Critical Supply Shortages - The Need for Ventilators and Personal Protective Equipment during the Covid-19 Pandemic", *New England Journal of Medicine*, Vol. 382, No. 18.

Rebecca L. Haffajee, Michelle M. Mello, 2020, "Thinking Globally, Acting Locally — The U. S. Response to Covid-19", *New England Journal of Medicine*, Vol. 382, No. 22.

Roger Noll, 1996, "Reforming Risk Regulation" Brookings Institution Domestic Economics, Working Papers.

Rosenbaum L., 2020 "Facing Covid-19 in Italy - Ethics, Logistics, and Therapeutics on the Epidemic ′s Front Line", *New England Journal of Medicine*, Vol. 382, No. 20.

Ruan L., Wen M., Zeng Q., et al., 2020, "New Measures for the CoronavirusDisease 2019 Response: A Lesson From the Wenzhou Experience", Clin InfectDis, Vol. 71, No. 15.

See-Robert-Baldwin et al., 1997, "Law and Uncertainty: Risks and Legal Processes", *Kluwer Law International.*

Simiao Chen, Zongjiu Zhang, Juntao Yang, Jian Wang, Xiaohui Zhai, Till Bärnighausen, Chen Wang, 2020, "Fangcang shelter hospitals: a novel concept for responding to public health emergencies", The Lancet, Vol. 395, No. 10232.

Sturmberg J. P., Martin C. M., 2013, Handbook of Systems and Complexity in Health, Springer New York.

Swaan, M. C., Ory A-V, et al., 2018, "Ebola Preparedness in The Netherlands: The Need for Coordination between the 'Public Health and the Curative Sector' ", *Journal of Public Health Management and Practice*, Vol. 1, No. 24.

The Lancet, 2020, "COVID-19 in the USA: a question of time", Lancet, Vol. 395, No. 10232.

Tuli, Karunesh, 2010, "Epidemiology and the Delivery of Health Care

Services: Methods and Applications", *JAMA*, Vol. 303, No. 15.

World Health Organization, 2016, "A strategic framework for emergency preparedness".

后　　记

2003年，“非典”疫情肆虐下的广州，我开始参与广州市行政审批制度改革过程，进行课题研究的同时，在行政审批制度改革领导小组办公室担任社会组经办人，负责科教文卫等15个市级行政部门的行政审批项目的清理及改革工作，从而开始了对卫生行政部门的权力运作过程的研究之路。“非典”使卫生行政部门对社会公共领域的管制地位骤然提升，对本来就弊端重重的医疗体制带来了沉重一击。研究公共卫生和医疗体系的政府管制17年后，2020年初的新冠肺炎疫情，让我再次打破自己的既有学科体系，重新思考国家安全、公共卫生安全、生物安全和应急管理的这些不同概念之间的关系和内涵。公共卫生体系涉及政治、经济、社会、文化、法律等多个方面，事关国家治理、民生福祉和公平正义等重大议题。2020年2月14日，习近平总书记在中央全面深化改革委员会第十二次会议发表重要讲话指出，“这次疫情应对暴露出我国在重大疫情防控体制机制、公共卫生应急管理体系等方面存在的明显短板，要总结经验、吸取教训，深入研究如何强化公共卫生法治保障、改革完善疾病预防控制体系、改革完善重大疫情防控救治体系、健全重大疾病医疗保险和救助制度、健全统一的应急物资保障体系等重大问题。”这15个体系、9种机制和4项制度的改革，提出了许多迫切问题，需要我们共同努力，不断解决完善。

公共卫生的内涵不仅有“卫生”，还更应有“公共”，这十数载在公共卫生学院工作的日子里，我都希望把行政法之“行政”，公共管理之“公共”，用于卫生管理学的研究，不负“医病医身医心，救人救国救世”

的理念。在这期间，我动摇过，后悔过，一度怀疑自己走交叉学科的这条路是否应该放弃。本科硕士期间的法学基础，让我在跨越到公共管理的博士学习阶段还是多一个视角，从理解政策制定到执行过程的共性规律中探寻权利的救济和公平效率等价值的实现路径。然而在面对社会医学、流行病学、卫生统计学和涵盖了三大基本法律关系的卫生法学的研究和教学时，我不得不走上医学专业的兼修之路。作为一个文科生，最终要天天与模型、数据、疾病、人群、生物科技这些考验理科思维的事物打交道，并以申报自然科学课题，撰写 SCI 为生存依托，此种痛苦不亚于炼狱。为了符合医科评价体系而奋斗的日子，荆棘丛生，寸步难行，常感叹“昨夜西风凋碧树，独上高楼，望尽天涯路”。幸得尊师挚友章剑生教授一路搀扶、提携，一次次跌跌撞撞之后给予我安慰鼓励，聆听他对行政法基本原理和判例研究的深刻见解，是我得以与行政法学同行始终保持对话的最坚强后盾。

从我出版的第一本专著开始，我便相信顺势而为，命运所致。故《易经》之二十六卦中“上九，何天之衢，亨。《象》曰：‘何天之衢’，道大行也。”这仍是到现在我仍坚持走交叉学科这一道路的期盼。大路朝天，天路在上，不能足行，只可肩负。从疫情发生后到本书成稿的 10 个月间，我与大年初一就开始奋斗在一线的家人，医生同行，卫健委里工作的同行，学院承担相关研究的同事，每天交流研讨，撰写各种政策和法律适用问题的报告和文章，承担全省“开学第一课”的录制，战战兢兢出入各种医疗场所和公共场所，在这场没有硝烟的战争里学会做一个真正的公卫人。在本书付梓之时，遇上父亲手术，最后的修订、斟酌和核校是在手术等候大厅煎熬的 5 个小时中完成的，读书能让人心境平和，原来读自己写的书也是如此，不知不觉地一字一句读完了，便迎来手术顺利完成的消息。父亲从我进入中山大学军训的第一天开始便一直陪伴，本硕博的毕业典礼，父母从无缺席，没有他们的付出和陪伴，难以成就今日之我。而已经习惯了写行政文体的我，要重拾当年用散文表达对父母的感激和想念的写作功底，却发现思绪凝结良久，迟迟无法落笔，直至本书二校之际，父亲却因脑梗心梗去世，重创之下我无法工作，幸儿子王境嘉同学承担了本书所有表格及数据统计分析工作，协助完成二校。唯以本书献给最爱我和我最爱的家人，愿父亲天堂安好，母亲快乐安康，余生无恙。

感谢我院党委范瑞泉书记，在我的职业瓶颈期给予真诚的关怀，为我寻找解决困难的方案，尊重我的研究领域和内容，并提供各种必要的协助。感谢我院郝元涛及夏敏院长一直支持我申报国家社科基金和开展社科类研究，制度的包容始于决策者的眼界，相信卫生管理学在我院的发展会带给我更多惊喜。感谢我院陈维清教授对我一直以来的支持和指导，他带领我走入流行病学研究的世界，手把手教我改标书，让我获得了入职后得到的第一个重大项目“精神卫生立法实证研究”，并成为我设计问卷，开展调查和分析数据的重要导师。在本书的撰写过程中，参与写作框架的讨论，为课题组提供了公共卫生防疫史和公共卫生安全及公共卫生风险灾害的重要文献，使本书的内容更为丰满。感谢我院匡莉教授一直与我深度合作基本医疗和社区卫生服务，她对学术的严谨治学和硬科学的规范研究方法，对我国医疗体制和全科医疗特征功能的深刻见解，为我思考软科学和硬科学的结合点提供了宽广的视野和基础。感谢中山大学附属第一医院张诗军教授和程超教授，不仅为我及家人的健康保驾护航，还与我进行实质性的课题合作，让我把卫生政策投入—过程—产出框架真正与临床决策和中医全科健康管理融合，使本书在“医防结合”体系设计及中医支撑应急管理的研究部分有更多的实证素材。

感谢我的学生贺宁和吴兢兰，在疫情期间蛰居在家的日子里，每天日夜颠倒，分秒必争地查阅资料，更新国家和各省市的最新疫情动态和政策信息，每一稿提交之时都是在腾讯会议从早上到深夜凌晨，展示了作为一名公卫人应有的专业意理和社会责任，与她们之间的交流是一剂不可缺少的提神良药。值得欣慰的是她们也各自形成自己的学术论文，得到同行前辈的认可，把应急管理的方向做下去。感谢我的学生卢俊峰和吴婷婷，为本书的订正、修改和整合做出了重要的贡献，展示了作为课题组最年轻的生力军应有的担当和治学的热情。感谢我的同事刘汝青老师，作为一名医学出身的资深研究者，与我在卫生法学的教学和研究过程中结下深厚的革命友谊，让我实现了即便离开了校园，也能找到闺蜜的美好想象。他们既然成为我课题组的一员，必然要走上交叉学科这条困难重重的道路，不断在医学、统计学、流行病学、法学、管理学等学科范式和研究内容中调整适应，通过本书的撰写和课题的开展，我也看到了这些同学和同事的能力和态度，成为我“熬最晚的夜”的最大动力。

感谢我的博士同学华南师范大学颜海娜教授及其团队刘劲宇老师，广东省疾病预防与控制中心办公室副主任刘隽医师，杨宇威医师参与本书撰写，因为申报国家社科基金重大项目而走在一起的实质性合作，在会议室一边工作餐一边讨论的难忘暑假，是本书真正实现交叉学科融合的最强支撑。颜海娜及刘汝青两位同仁在本次课题合作过程中分别获得2020年国家社科基金一般项目和国家自然科学基金面上项目，都是在各自深耕领域经过多年沉淀和默默积累得到的认可，展示了课题组成员的扎实功底和深厚潜力。感谢中国社会科学出版社许琳老师一直对我的研究的关注和支持，与我时常讨论如何运用国家治理体系和治理能力现代化的框架解释和分析公共卫生体系的运行机制，推动公共卫生应急管理体系的理论和实证研究，本书的成稿离不开她的付出。

本书的写作得到了广东省政府发展研究中心社会处任红伟处长及其团队的帮助与支持，在疫情期间仍然每周开会讨论，对我的学术研究给予最大的尊重和包容。那些一起去广东省各厅局、各地市调研、访谈、开会、收集数据的日子，不仅为本书提供了可靠和翔实的实证素材，更让我看到了政府对公共卫生应急管理高度的重视，看到了社会处各位同仁的严谨和担当。感谢广东省卫生健康委员会周紫霄副主任、应急处李灵辉师兄、广东省卫生监督所谭德平所长为课题开展提供的便利和帮助。感谢挚友张一愚处长10年来的无条件信任和支持，真正履行了作为国家社科基金项目成员的义务，让我安心在卫生法学的研究路上得到实践支撑，也因为他的督促和鼓励，我一直没有放弃撰写不纳入业绩评价体系的中文专著。感谢许多素未谋面且无法得知其姓名，或者因为研究需要不便公开其姓名的热心人士，他们为我的书稿撰写和调研工作提供了帮助。

以上这些在我工作和生活各个阶段与我进行深入交流的同路人，是他们教我如何从一个懵懵懂懂甚至有些心高气傲的学生转变成为一名既能在现实中生存又不失却心中正义理想和对美好制度的追求的研究者，而知己与孩子的陪伴、呵护与遮风挡雨，使这一艰辛的过程虽苦却甜，每当挑灯夜战之时，总以“衣带渐宽终不悔，为伊消得人憔悴”自勉。

正所谓“劫波渡尽续公法”，从新冠肺炎疫情应对的团结抗疫，到现在的疫情防控常态化下我国开始建立有弹性的公共卫生应急的国家治理体系，我们所看到的是一个信息公开和践行“人民至上、生命至上”的中国政府，我们有理由相信，为了社会福祉而来的良法之治的追求和努力已在国人手中，但愿将来真有那么一天，可以无悔地说一句：众里寻他千百度，蓦然回首，那人却在，灯火阑珊处。

胡汝为

庚子年立冬日　于广州康乐园